HANDBUCH DER EXPERIMENTELLEN PHARMAKOLOGIE

BEGRÜNDET VON A. HEFFTER

ERGÄNZUNGSWERK

HERAUSGEGEBEN VON

W. HEUBNER UND J. SCHÜLLER

PROFESSOR DER PHARMAKOLOGIE
AN DER UNIVERSITÄT BERLIN

PROFESSOR DER PHARMAKOLOGIE
AN DER UNIVERSITÄT KÖLN

ACHTER BAND

ENTHALTEND BEITRÄGE VON

G. HECHT-WUPPERTAL-VOHWINKEL

W. LAUBENDER-FRANKFURT A. M.

MIT 29 ABBILDUNGEN

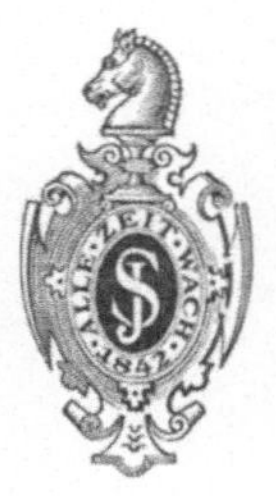

BERLIN
VERLAG VON JULIUS SPRINGER
1939

ISBN-13: 978-3-642-88938-7   e-ISBN-13: 978-3-642-90793-7
DOI: 10.1007/978-3-642-90793-7
ALLE RECHTE, INSBESONDERE DAS DER ÜBERSETZUNG
IN FREMDE SPRACHEN, VORBEHALTEN.

Inhaltsverzeichnis.

Lokalanaesthetica.

Von

W. LAUBENDER-Frankfurt a. M.

A. Einleitung.

Die vorliegende Abhandlung stellt die Fortsetzung des Artikels „*Die Cocain-gruppe*" von E. POULSSON[1] in diesem Handbuch dar. Es war dem verdienten Pharmakologen nicht vergönnt, diese Fortsetzung, seinem Willen entsprechend, selbst zu schreiben. Um trotzdem den Zusammenhang nach Möglichkeit aufrecht-zuerhalten, war ich bemüht, an die Gedankengänge von E. POULSSON anzu-knüpfen und dann aufzuzeigen, in welcher Richtung sich die Probleme auf diesem Gebiete weiter entwickelt haben. Im Interesse der Raumersparnis habe ich es vermieden, bei jedem einzelnen Kapitel und Abschnitt auf die entsprechenden Stellen in der Schilderung von E. POULSSON hinzuweisen. Auch das nochmalige Zitieren dort genannter Arbeiten ist möglichst unterlassen worden. Für alle Teile meiner Abhandlung sei allgemein auf die diesbezüglichen Stellen in POULSSONS Artikel hingewiesen.

In den zwei Dezennien, die seit dem Abschluß von POULSSONS Arbeit nahezu verstrichen sind, hat sich bei der praktischen Anwendung der Mittel der Cocain-gruppe eine bemerkenswerte Verschiebung ergeben: Das Cocain ist im Arznei-gebrauch weitgehend zurückgedrängt und durch die synthetischen, mehr oder minder nahe verwandten Stoffe ersetzt worden. Zu dieser Entwicklung hat, rein äußerlich betrachtet, die in vielen Ländern durchgeführte Cocaingesetzgebung[2] nicht unwesentlich beigetragen.

Wenn POULSSON seiner Zeit mit Recht das Cocain in den Vordergrund der Betrachtung rückte und die sog. Ersatzmittel an zweiter Stelle und gesondert abhandelte, schien bei der neuen Sachlage ein solches Vorgehen nicht durchaus zweckmäßig, zumal auch die Wirkungsunterschiede zwischen Cocain und den übrigen Lokalanaesthetica nicht so tiefgreifend sind, wie es ursprünglich den An-schein hatte. Ich habe daher versucht, unter jeweiligem Hinweis auf die Be-sonderheiten des Cocains, die Gruppe der „Lokalanaesthetica" gemeinsam zu besprechen.

B. Zusammensetzung und Wirkung auf höhere Tiere.

I. Chemie der Lokalanaesthetica.

1. Benzoesäureester von cyclischen (und acyclischen) Alkaminen.

a) Synthetisches Cocain und Cocainabwandlungsprodukte.

Wenige Jahre nach dem Erscheinen von POULSSONS Artikel veröffentlichte WILLSTÄTTER Arbeiten[3], denen zufolge es ihm gelungen war, nicht nur das natür-

---

[1] POULSSON, E.: Heffters Handb. exp. Pharmak. **2 I**, 103. Berlin: Julius Springer 1920.

[2] Für Deutschland: Gesetz über den Verkehr mit Betäubungsmitteln vom 10. Dezember 1929; Reichsgesetzbl. I, S. 215, 1929 (s. a. Reichs-Gesundheitsblatt 1930, S. 19). — Ver-ordnung über das Verschreiben Betäubungsmittel enthaltender Arzneien und ihre Abgabe in den Apotheken vom 19. Dezember 1930; Reichsgesetzbl. I, S. 635, 1930 (s. a. Reichs-Gesundheitsblatt 1930, Nr. 52 vom 24. XII. 30, 6. Beiheft).

[3] WILLSTÄTTER, R., O. WOLFES u. H. MÄDER: Liebigs Ann. **434**, 111 (1923). — WILL-STÄTTER, R.: Münch. med. Wschr. **71**, 849 (1924).

liche linksdrehende Blättercocain, sondern auch das sog. Rechtscocain und einige weitere Cocainisomere synthetisch aufzubauen.

Bereits 1901/02 sowie 1914/17 waren zwei Synthesen durchgeführt worden, von denen die erste[1] über einen langwierigen Aufbau des Tropins, die zweite[2] über einen innermolekularen Ringschluß eines verhältnismäßig einfachen Pyrrolderivates zum Ziele führte. In beiden Fällen war ein optisch inaktives (racemisches) Cocain gewonnen worden, dessen Zerlegung nicht gelang.

Die dritte, in den Jahren 1920/23 durchgeführte Synthese[3], schuf die Grundlage des Cocainmoleküls durch Kondensation von drei verhältnismäßig einfachen Bausteinen: Bernsteinsäurealdehyd, Methylamin und Acetondicarbonestersäure:

$$\begin{array}{l} CH_2\!-\!CHO \\ |\qquad\qquad + NH_2CH_3 + \\ CH_2\!-\!CHO \end{array} \begin{array}{l} CH_2\!-\!COOCH_3 \\ | \\ CO \\ | \\ CH_2\!-\!COOK \end{array} \rightarrow \begin{array}{l} \qquad\qquad COOCH_3 \\ \qquad\qquad | \\ CH_2\!-\!CH\!-\!C\!-\!H \\ |\qquad NCH_3\ CO \\ CH_2\!-\!CH\!-\!CH_2 \end{array}$$

Es gelang auch, das Syntheseprodukt in *zwei* racemische Alkaloide zu trennen, die durch die verschiedene räumliche Anordnung der Hydroxylgruppe im Tropinmolekül (cis-trans-Isomerie) unterschieden sind.

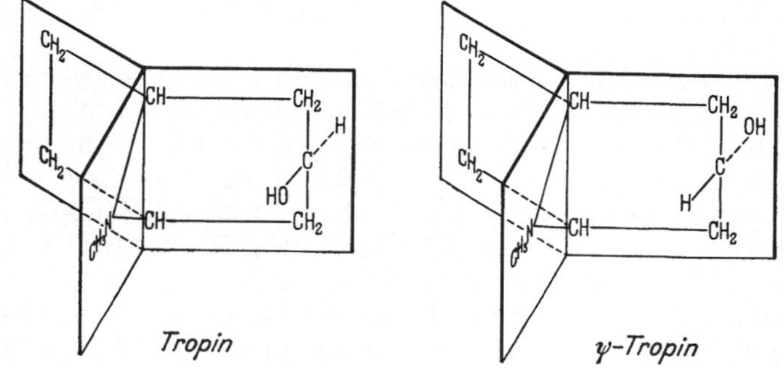

Jedes der beiden Racemate ließ sich weiter in seine optisch aktiven Komponenten zerlegen, so daß nunmehr folgende 6 Körper vorliegen:

Normalreihe: d,l-Cocain, d-Cocain, l-Cocain.

Pseudoreihe: d,l-ψ-Cocain, d-ψ-Cocain, l-ψ-Cocain.

Das natürliche Blättercocain erwies sich als identisch mit l-Cocain, das sog. Rechtscocain der Pflanze identisch mit d-ψ-Cocain. Das primäre Tartrat des d-ψ-Cocains, das nach der pharmakologischen Prüfung[4] als besonders günstig befunden wurde, wurde unter dem Namen *Psicain* in den Handel gebracht[5].

Auch die Bemühungen, durch chemische Abwandlung des Cocainmoleküls genaueren Einblick in die für die Wirkung ausschlaggebenden Strukturelemente zu bekommen, wurden fortgesetzt. Im *Eccain* war die Benzoylgruppe, statt direkt an den Ring des Ekgonins bzw. Ekgonidins angefügt zu sein, vermittels einer Seitenkette an den Stickstoff des Ekgonidins angelagert; die Kohlenstoffzahl dieser Seitenkette war drei, so daß die Benzoylgruppe auch bei dieser Seiten-

[1] Willstätter, R.: Liebigs Ann. **317**, 204, 267, 307 (1901); **326**, 1, 23 (1902).

[2] Willstätter, R., Pfannenstiel u. Bommer: Liebigs Ann. **422**, 1, 15 (1920).

[3] Willstätter. R., O. Wolfes u. H. Mäder: Zit. S. 1.

[4] Gottlieb, R.: Arch. f. exper. Path. **97**, 113 (1923).

[5] *Psicain-Neu* ist kein Isomeres, sondern ein höheres Homologon des Cocains; *Psicain-Neu = Hydrochlorid* des *d-ψ-Benzoylekgonin-n-propylesters*. Vgl. Mercks Jahresber. **47**, 251 (1933).

kettenanlagerung in derselben Entfernung vom N-Atom stand wie bei ihrer natürlichen Stellung im Ringsystem. Variiert man nun die Länge dieser Seitenkette auch bei den Benzoylderivaten der Nor-Tropanreihe[1], so zeigt sich, daß das Optimum wiederum bei der Kohlenstoffzahl drei, oder anders ausgedrückt bei der γ-Stellung des Hydroxyls liegt.

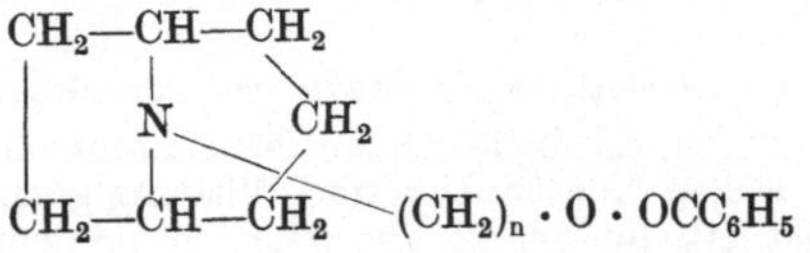

$$\begin{array}{ccc}
CH_2-CH-CH_2 & & \\
\Big| & N & CH_2 \\
CH_2-CH-CH_2 & & (CH_2)_n \cdot O \cdot OCC_6H_5
\end{array}$$

Benzoylderivate von:

β-Oxäthyl-nortropan; γ-Oxypropyl-nortropan; ε-Oxyamyl-nortropan
$n = 2$ $n = 3$ $n = 5$

Bei der Darstellung der entsprechenden Tropidinderivate verschiebt sich das Optimum; es liegt hier bei der Kohlenstoffzahl zwei:

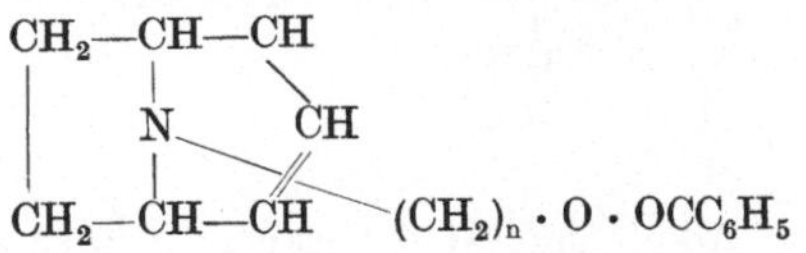

$$\begin{array}{ccc}
CH_2-CH-CH & & \\
\Big| & N & CH \\
CH_2-CH-CH & & (CH_2)_n \cdot O \cdot OCC_6H_5
\end{array}$$

Benzoylderivate von:

β-Oxyäthyl-nortropidin; γ-Oxypropyl-nortropidin
$n = 2$ $n = 3$

Eine Weiterentwicklung des Eccainprinzips in einer zweiten Richtung lag darin, daß an Stelle der Benzoylgruppe die veresterte Carboxylgruppe vermittels einer Seitenkette angefügt wurde[2]. Aus Gründen, die in der Schwierigkeit der Synthese liegen, konnte allerdings die Benzoylgruppe nicht genau an derselben Stelle wie im Cocainmolekül bleiben.

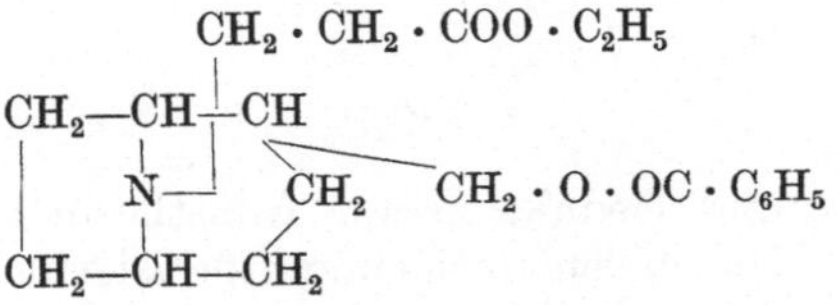

$$\begin{array}{cc}
CH_2 \cdot CH_2 \cdot COO \cdot C_2H_5 & \\
CH_2-CH-CH & \\
\Big| \quad N \quad CH_2 & CH_2 \cdot O \cdot OC \cdot C_6H_5 \\
CH_2-CH-CH_2 &
\end{array}$$

Diese Verbindung zeigte merkwürdigerweise überhaupt keine Analogie mehr mit Cocain, ihre lokalanästhesierende Wirkung war ganz gering. J. v. BRAUN zog daraus den Schluß, daß die Gruppierung $N \cdot CH_2 \cdot CH_2 \cdot COO \cdot C_2H_5$ einen stark abschwächenden Einfluß auf die anästhesierende Wirkung von Lokalanaesthetica habe. Denn auch bei einfacher gebauten Stoffen, die statt des bicyclischen Tropanskelets nur das monocyclische Piperidinskelet besitzen, ja sogar auch bei offenen Ketten wurde ein ähnlich schwächender Einfluß obiger Gruppierung festgestellt.

b) Piperidin- und Pyrrolidinderivate.

Die Benzoesäureester von Oxypiperidinderivaten (Eucaingruppe) lieferten bekanntlich die ersten synthetischen Ersatzstoffe für Cocain. In Fortsetzung dieser Körperklasse haben STRONG und Mc. ELVAIN[3] durch Reduktion von

[1] v. BRAUN, J., u. K. RÄTH: Ber. dtsch. chem. Ges. **53**, 601 (1920). — v. BRAUN, J.: Ber. dtsch. pharmaz. Ges. **30**, 295 (1920).

[2] v. BRAUN, J.: Ber. dtsch. chem. Ges. **65**, 888 (1932).

[3] STRONG, F. M., u. S. M. Mc. ELVAIN: J. amer. chem. Soc. **55**, 816 (1933).

4   W. LAUBENDER: Lokalanaesthetica.

β-Acetylpyridin eine Reihe von lokalanästhetischen Verbindungen von folgendem Typ aufgebaut:

$$CH_2—CH—CH \cdot O \cdot COC_6H_5$$
$$R—N \quad CH_2 \quad CH_3$$
$$CH_2—CH_2$$

Anhang: Ätherartige Verbindungen von Alkaminen.

Wenngleich die Erfahrungen, die beim Abbau des Cocainmoleküls über den Zusammenhang zwischen seiner chemischen Konstitution und Wirkung gesammelt wurden, darauf hinwiesen, daß der lokalanästhetische Effekt auf dem Zusammentritt der Benzoesäure mit einem N-haltigen Komplex beruht[1], so war doch die Frage berechtigt, ob die Verknüpfung des Benzolkernes mit dem N-haltigen Molekülanteil notwendigerweise in einer Esterbindung bestehen muß. Die Frage war auch praktisch bedeutsam, da die Ester beim Sterilisieren leicht verseift und damit unwirksam werden. BOEDECKER und LUDWIG[2] haben nun gefunden, daß auch bei einer ätherartigen Verknüpfung des Benzolkernes mit dem Alkamin lokalanästhetisch wirksame Stoffe entstehen.

$$O—CH_2—CH—CH_2 \cdot N(C_2H_5)_2 \cdot HCl$$
$$OH$$

Durch Substitution von Alkyl- und Alkoxygruppen in den Benzolkern wurden Stoffe von beträchtlicher Wirksamkeit erhalten.

2. Aminobenzoesäureester (Orthoformreihe).

Durch Veränderung der Aminogruppe im Anästhesinmolekül haben THOMS und RITSERT[3] eine Reihe von Anästhesinderivaten dargestellt. Unter diesen kam eine nennenswerte anästhesierende Wirkung lediglich dem p-Carbäthoxyphenylhydrazin,

$$NH—NH_2$$
$$COOC_2H_5$$

das durch Diazotierung und Reduktion aus Anästhesin gewonnen wurde, und seinem Chlorhydrat zu. Die vielen übrigen synthetisierten Verbindungen waren entweder nur schwach wirksam oder gänzlich unwirksam.

Anhang: Acylanilinderivate.

Stellt man sich vor, daß im Anästhesin die Verknüpfung des Alkyls mit dem Aminobenzol nicht durch die Gruppe —COO—, sondern durch die Gruppe —CO— erfolge,

$$NH_2 \qquad NH_2$$
$$COOR \qquad COR$$

so kommt man zu einer Klasse von Stoffen, die, entsprechend ihrer Darstellung aus Anilin und Säurehalogenid, als Acylanilinderivate bezeichnet werden können.

---

[1] Nach RASTELLI ist das einfachste Lokalanaestheticum das Benzamid ($C_6H_5CONH_2$). Siehe RASTELLI, G.: Arch. internat. Pharmacodynamie **43**, 363 (1932).

[2] BOEDECKER, FR., u. H. LUDWIG: Arch. f. exper. Path. **175**, 307 (1934).

[3] THOMS, H., u. K. RITSERT: Ber. dtsch. pharmaz. Ges. **31**, 65 (1921). — MORGENROTH, J.: Ber. dtsch. pharmaz. Ges. **31**, 76 (1921). — THOMS, H., u. K. RITSERT: Arb. pharmaz. Inst. Berl. **12**, 140 (1921). — MORGENROTH, J.: Arb. pharmaz. Inst. Berl. **12**, 149 (1921).

Von solchen Stoffen wurden dargestellt[1] einerseits das m-Aminobutyrophenon (1) und m-Aminovalerophenon (2)

$$\text{NH}_2 \quad (1) \qquad \text{NH}_2 \quad (2)$$
$$CO \cdot CH_2 \cdot CH_2 \cdot CH_3 \qquad CO \cdot CH_2 \cdot CH_2 \cdot CH_2 \cdot CH_3$$

und andererseits eine homologe Reihe von entsprechenden Toluidinderivaten

$$\text{NH}_2$$
$$CH_3 \qquad CO \cdot R; \quad R = C_2H_5; \ C_3H_7; \ C_4H_9.$$

Die stärkste lokalanästhesierende Wirkung zeigten die n-Butyl- und Isobutylverbindungen. Injiziert man die Hydrochloride dieser Stoffe subcutan, so kommt es zu starker Reizwirkung, die von den Autoren auf die bekannte starke Dissoziation der Anilinsalze bezogen wird.

3. Aminobenzoesäureester von acyclischen Alkaminen (Novocainreihe).

Die Tatsache, daß Novocain (= Procain, Scurocain), trotz seiner großen praktischen Bedeutung als Infiltrations- und Leitungsanaestheticum das Bedürfnis nach einem universell anwendbaren Cocainersatzmittel keineswegs befriedigt hat, hat zur Synthese einer großen Reihe von Novocainanalogen geführt. Die Erreichung des Zieles wurde fast durchweg auf dem Wege versucht, Radikale mit höherer Kohlenstoffzahl als Seitenkette einzuführen.

Für diese Einführung längerer C-Ketten ins Novocainmolekül bestanden vor allem drei Möglichkeiten.

$$N$$
$$COO \cdot CH_2 \xrightarrow{\ 1\ } N \underset{CH_2}{\overset{CH_2}{\big\langle}}$$

Erstens konnte die die Aminogruppe mit der Carboxylgruppe verbindende C-Kette verlängert werden, zweitens konnten in die Aminogruppe selbst Radikale mit höherer Kohlenstoffzahl substituiert werden, und drittens konnten C-reiche Radikale in die andere, am Benzolkern sitzende Aminogruppe eingeführt werden.

Nachdem KAMM[2] den γ-Diäthylaminopropylester der p-Aminobenzoesäure

$$\text{NH}_2$$
$$COO \cdot CH_2 \cdot CH_2 \cdot CH_2 \cdot N(C_2H_5)_2$$

synthetisiert und geprüft hatte, entstanden in Fortsetzung dieses Weges eine große Zahl von Verbindungen, von denen bei uns insbesondere Tutocain[3], Larocain[4] und Panthesin[5] in den Handel kamen.

---

[1] HARTUNG, W. H., u. J. C. MUNCH: J. amer. chem. Soc. **51**, 2570 (1929).

[2] KAMM, O.: J. amer. chem. Soc. **42**, 1030 (1920).

[3] SCHULEMANN, W.: Klin. Wschr. **3**, 676 (1924).

[4] FROMHERZ, K.: Arch. f. exper. Path. **158**, 368 (1930).

[5] GRAF, H.: Arch. f. exper. Path. **99**, 315 (1923). — ROTHLIN, E.: Arch. f. exper. Path. **144**, 197 (1929)

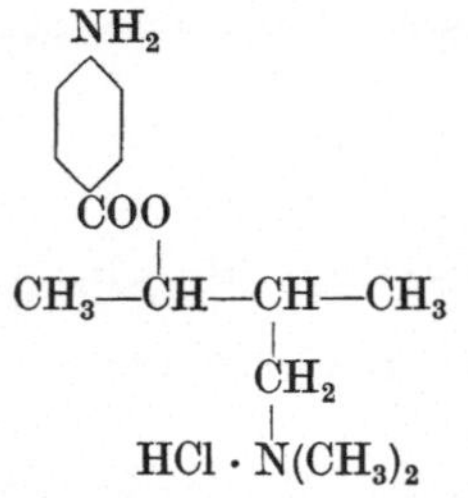

$$NH_2$$

$$COO$$

$$CH_3—CH—CH—CH_3$$

$$CH_2$$

$$HCl \cdot N(CH_3)_2$$

Chlorhydrat des p-Aminobenzoyl-α-dimethylamino-β-methyl-γ-butanols. Tutocain.

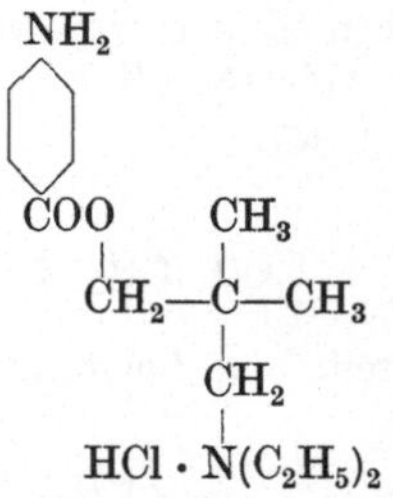

$$NH_2$$

$$COO \quad CH_3$$

$$CH_2—C—CH_3$$

$$CH_2$$

$$HCl \cdot N(C_2H_5)_2$$

Chlorhydrat des p-Aminobenzoyl-α-diäthylamino-β-dimethyl-γ-propanols. Larocain.

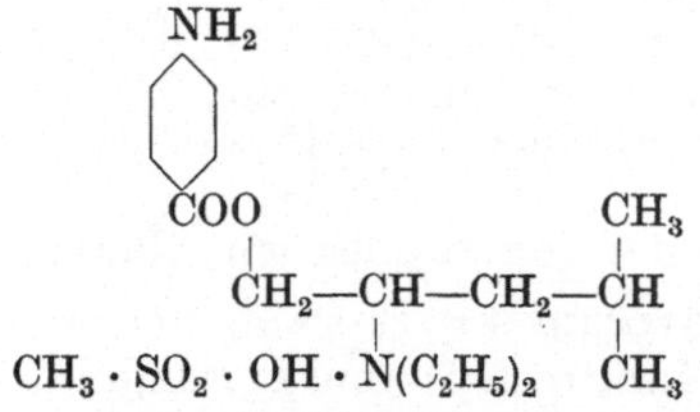

$$NH_2$$

$$COO \qquad CH_3$$

$$CH_2—CH—CH_2—CH$$

$$CH_3 \cdot SO_2 \cdot OH \cdot N(C_2H_5)_2 \quad CH_3$$

Methansulfonat des p-Aminobenzoyl-N-diäthylleucinols. Panthesin.

Der zweite Weg, nämlich durch Verlängerung der C-Kette der beiden am Stickstoff des Esteralkohols sitzenden Alkyle zu wirksameren Verbindungen zu gelangen, wurde vor allem von amerikanischen Autoren gegangen[1]; er führte dazu, die beiden Körper, Isocain und Butyn, für die Praxis zu empfehlen.

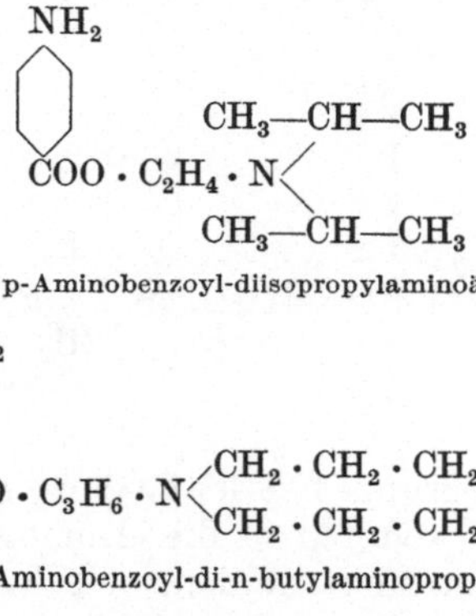

$$NH_2$$

$$CH_3—CH—CH_3$$

$$COO \cdot C_2H_4 \cdot N{<}$$

$$CH_3—CH—CH_3$$

Hydrochlorid des p-Aminobenzoyl-diisopropylaminoäthanols. Isocain.

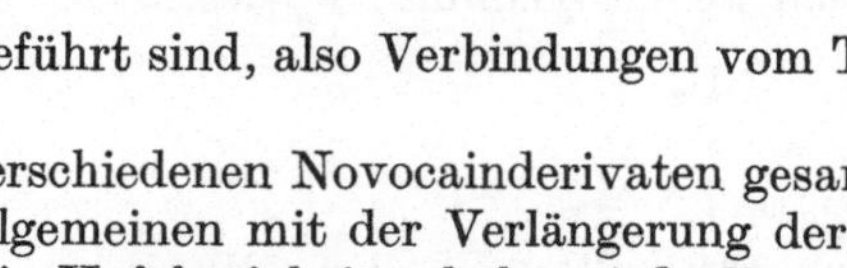

$$NH_2$$

$$CH_2 \cdot CH_2 \cdot CH_2 \cdot CH_3$$

$$COO \cdot C_3H_6 \cdot N{<}$$

$$CH_2 \cdot CH_2 \cdot CH_2 \cdot CH_3$$

Sulfat des p-Aminobenzoyl-di-n-butylaminopropanols. Butyn.

Auch Präparate, in denen zwei verschiedene Radikale in die Aminogruppe des Esteralkohols eingeführt sind, also Verbindungen vom Typ $—O(CH_2)_n \cdot N{<}{}^{R_1}_{R_2}$ wurden dargestellt[2].

Aus den bei den verschiedenen Novocainderivaten gesammelten Erfahrungen ergibt sich, daß im allgemeinen mit der Verlängerung der C-Ketten sowohl die Wirkungsstärke wie die Haftfestigkeit erhöht wird. Das gilt besonders für den die Aminogruppe mit der Carboxylgruppe verbindenden Kohlenwasserstoffrest. Umgekehrt scheint die Verkürzung dieser Kohlenstoffkette auf 1 C-Atom nicht

---

[1] Kamm, Adams u. Volweiler: Chem. Abstr. 15, 412 (1920). — Schmitz, H. L., E. A. Rygh u. S. A. Loevenhart: J. of Pharmacol. 21, 195 (1923). — Schmitz, H. L., u. A. S. Loevenhart: J. of Pharmacol. 24, 159 (1925), 24, 167 (1925). — Mc. Guigan, H. S. Cohen u. W. J. R. Heinekamp: J. Labor. a. clin. Med. 11, 173 (1925). — Cohen, S. J.: J. Labor. a. clin Med. 11, 174 (1925). — Meeker, W. R.: J. Labor. a. clin. Med. 11, 468 (1926). — Cohen, S. J.: J. Labor. a. clin. Med. 12, 983 (1927).

[2] Brill, C. H.: J. amer. chem. Soc. 54, 2484 (1932).

nur zur Herabsetzung der lokalanästhetischen Kraft, sondern auch zu einer Erhöhung der lokalen Reizwirkung zu führen. Deshalb wurde die praktische Anwendung von Stoffen vom Typ[1]

$$NH_2$$
$$COO \cdot CH_2 \cdot N{<}^R_R$$

und ähnlich gebauten widerraten.

Die dritte Möglichkeit, C-reiche Radikale ins Novocainmolekül einzuführen, ist beispielsweise im Pantocain[2] verwirklicht worden, bei dem die am Benzolkern sitzende NH_2-Gruppe durch den C_4H_9-Rest substituiert ist.

$$N{<}^H_{CH_2 \cdot CH_2 \cdot CH_2 \cdot CH_3}$$
$$COO \cdot C_2H_4 \cdot N(CH_3)_2$$
$$HCl$$

Chlorhydrat des p-Butylaminobenzoyl-dimethylaminoäthanols. Pantocain.

Eine abweichende Art, die Verlängerung der Kohlenstoffkette zu bewirken, kommt in Verbindungen zum Ausdruck, bei denen (durch Anwendung von Äthylenoxyd) Äthoxygruppen zum Aufbau verwandt wurden[3].

$$NH_2$$
$$COO \cdot (CH_2 \cdot CH_2 \cdot O)_n - CH_2 \cdot CH_2 \cdot N(C_2H_5)_2$$

Nur die erste dieser Verbindungen (n = 1) erwies sich als vorteilhaft; die höheren Glieder zeigten zu starke lokale Reizwirkungen. Deshalb wurde auch in dieser Reihe die Weiterentwicklung so versucht, daß die Äthylgruppe im Diäthylamino-rest durch Radikale mit höherer Kohlenstoffzahl ersetzt wurden[4].

Eine Verstärkung der Wirksamkeit des Novocains ist schließlich noch dadurch versucht worden[5], daß ein zweiter Benzolkern ins Novocain eingeführt wurde. Die wirksamste Verbindung dieser Stoffgruppe war das Hydrochlorid der β-Diäthyl-aminoäthyl-2-phenyl-4-aminobenzoesäure.

$$NH_2$$
$$COO \cdot CH_2 \cdot CH_2 \cdot N(C_2H_5)_2$$

Durch die Diazotierung des Novocains gelang es, einige gefärbte Lokal-anaesthetica[6] darzustellen, durch die das Studium der Bindung an verschiedene Gewebsarten ermöglicht wird.

[1] LYNN, E. V., u. F. V. LOFGREN: J. amer. pharmaceut. Assoc. **21**, 541, 761 (1932).
[2] FUSSGÄNGER, F., u. O. SCHAUMANN: Arch. f. exper. Path. **160**, 53 (1931).
[3] HORNE, W. H., u. R. L. SHRINER: J. of Pharmacol. **48**, 371 (1933).
[4] RUBERG, L. A., u. R. L. SHRINER: J. amer. chem. Soc. **57**, 1581 (1935).
[5] BRAKER, W., u. W. G. CHRISTIANSEN: J. amer. pharmaceut. Assoc. **24**, 358 (1935).
[6] GARDNER, J. H., u. L. JOSEPH: J amer. chem. Soc. **57**, 901 (1935).

Wirkung und Toxizität werden erheblich abgeschwächt durch Überführung von Novocain in sein Oxyd, wobei die Wasserlöslichkeit der freien Base ansteigt[1].

$$\text{NH}_2\text{—}\langle\text{C}_6\text{H}_4\rangle\text{—COO}\cdot\text{CH}_2\cdot\text{CH}_2\cdot\text{N}{\small\begin{matrix}\text{C}_2\text{H}_5\\(\text{OH})_2\\\text{C}_2\text{H}_5\end{matrix}}$$

Novocainoxyd.

Anhang: Aminobenzoesäureester von cyclischen Alkaminen.

Auch die Ester von cyclischen Alkaminen mit der Aminobenzoesäure sind lokalanästhetisch wirksam. Das ist leicht verständlich, wenn man die nahe Verwandtschaft bedenkt, die beispielsweise entsprechende Derivate von 2(β-hydroxyäthyl)-Piperidin[2] mit kettenförmig gebauten Novocainanalogen aufweisen.

$$\text{NH}_2\text{—}\langle\text{C}_6\text{H}_4\rangle\text{—COO}\cdot\text{CH}_2\cdot\text{CH}_2\cdot\text{CH}_2\cdot\text{N}{\small\begin{matrix}\text{H}_3\text{C}{-}\text{CH}_2{-}\text{CH}_2\\\text{CH}_2\\\text{C}_2\text{H}_5\end{matrix}}\xrightarrow{-2\,\text{H}}\text{NH}_2\text{—}\langle\text{C}_6\text{H}_4\rangle\text{—COO}\cdot\text{CH}_2\cdot\text{CH}_2\text{—CH}{\small\begin{matrix}\text{H}_2\text{C}{-}\text{CH}_2\\\text{CH}_2\\\text{N}\\\text{C}_2\text{H}_5\end{matrix}}$$

Man braucht sich für ihre Genese nur vorzustellen, daß das eine am Stickstoff der Seitenkette sitzende Radikal mit der die Amino- und Carboxylgruppe verbindenden C-Kette oder mit dem anderen Radikal unter Ringschluß zusammentritt. Die Synthese, die natürlich im einen und anderen Fall von verschiedenem Ausgangsmaterial ausgeht, hat dabei zu Stoffen geführt, die verhältnismäßig wenig toxisch sein sollen.

Weiterhin hat der Ringschluß der beiden am Stickstoff des Novocains sitzenden Äthylgruppen durch Sauerstoff (Morpholin-Ring) zu lokalanästhetisch wirksamen, angeblich wenig toxischen Stoffen geführt[3].

$$\text{NH}_2\text{—}\langle\text{C}_6\text{H}_4\rangle\text{—COO}\cdot\text{CH}_2\cdot\text{CH}_2\cdot\overset{\displaystyle\overset{\text{HCl}}{\vdots}}{\text{N}}{\small\begin{matrix}\text{CH}_2\text{—CH}_2\\\text{CH}_2\text{—CH}_2\end{matrix}}\!\!\text{O}$$

β-4-Morpholin-Äthyl-p-aminobenzoathydrochlorid.

4. Ester anderer aromatischer Säuren mit Alkaminen.

Die schon früher häufig unternommenen Versuche, Lokalanaesthetica zu schaffen, die an Stelle des Benzoyls einen anderen aromatischen Säurerest enthalten, wurden fortgesetzt.

Im Jahre 1918/19 wurde der Zimtsäureester des Diäthylaminopropanols unter dem Namen Apothesin als Lokalanaestheticum eingeführt[4].

$$\langle\text{C}_6\text{H}_5\rangle\text{—CH}=\text{CH—COO}\cdot\text{CH}_2\cdot\text{CH}_2\cdot\text{CH}_2\cdot\overset{\displaystyle\overset{\text{HCl}}{\vdots}}{\text{N}}(\text{C}_2\text{H}_5)_2$$

Chlorhydrat des Cinnamyl-γ-diäthylaminopropanols. Apothesin.

Es wurde dann noch eine große Zahl von Alkylaminestern mit anderen aromatischen Säuren dargestellt. Dabei wurde an Stelle der Zimtsäure einerseits verwandt Phenylessigsäure, β-Phenylpropionsäure, Phenylpropiolsäure und ähn-

<hr>

[1] Keil, W.: Arch. f. exper. Path. **179**, 425 (1935).
[2] Marvel, C. S., u. R. S. Shelton: J. amer. chem. Soc. **51**, 915 (1929).
[3] Gardner, J. H., u. E. O. Haenni: J. amer. chem. Soc. **53**, 2763 (1931).
[4] Sollman, T.: J. of Pharmacol. **11**, 69 (1918).

liche[1], andererseits die Piperonylacrylsäure und die Piperinsäure[2]. Ein Beispiel für die letztgenannte Gruppe von Verbindungen ist das Piperocain.

$$\text{O}\!-\!\!-\!\!\text{CH}_2$$

HCl

$$\text{CH} = \text{CH}\!-\!\text{COO} \cdot \text{CH}_2 \cdot \text{CH}_2 \cdot \text{N(C}_2\text{H}_5)_2$$

Chlorhydrat des Piperonyl-acryl-β-diäthylaminoäthanols. Piperocain.

Ersetzt man im Novocain, Stovain und β-Eucain die Benzoyl- bzw. Aminobenzoylgruppe durch den Rest der 2-Pyrrolcarbonsäure[3], so entstehen ebenfalls lokalanästhetisch wirksame Stoffe; ja selbst die einfachen Alkylester der 2-Pyrrolcarbonsäure[4] wirken noch lokalanästhetisch.

Der Ersatz der Benzoesäure im Stovain oder ähnlichen Verbindungen durch Salicylsäure oder Acetylsalicylsäure schwächt nach FOURNEAU und MATTI[5] die lokalanästhetische Kraft. Andererseits haben ROHMANN und SCHEURLE[6] berichtet, daß unter den Alkaminestern der p-Oxybenzoesäure sich recht brauchbare Lokalanaesthetica finden lassen, wenn nur die phenolische Hydroxylgruppe mit einem Alkohol von hinreichender Kohlenstoffzahl veräthert wird.

$$\text{O}\!-\!\text{R}$$

$$\text{COO} \cdot (\text{CH}_2)_x \cdot \text{N(C}_2\text{H}_5)_2$$

Auch Verbindungen, in denen an Stelle der Benzoesäure aliphatische Säurereste mit dem Diäthylaminoäthylalkohol verkoppelt sind, wurden dargestellt[7]. Die biologische Prüfung dieser Stoffe ist jedoch scheinbar nicht mit Hinblick auf ihre lokalanästhetische, sondern bezüglich ihrer allgemein narkotischen Wirkung erfolgt (Versuche an Goldfischen); über ihre Brauchbarkeit als Lokalanaesthetica läßt sich somit nichts aussagen.

5. Phenylurethanderivate.

Durch Einführung einer alkylierten Stickstoffgruppe erhält das narkotisch wirkende Phenylurethan die Eigenschaften eines Lokalanaestheticums, eine Tatsache, die zuerst von FROMHERZ[8] mitgeteilt worden ist.

$$\text{NH}_2$$

$$\text{COO} \cdot \text{C}_2\text{H}_4 \cdot \text{N(C}_2\text{H}_5)_2$$
Novocain.

$$\text{NH} \cdot \text{COO} \cdot \text{C}_2\text{H}_4 \cdot \text{N(C}_2\text{H}_5)_2$$
Phenylurethanderivat (I).

Diese Körperklasse, deren Stammsubstanz (I) man sich aus dem Novocain dadurch entstanden denken kann, daß die Aminogruppe von ihrer endständigen

---

[1] LEFFLER, M. T., u. H. C. BRILL: J. amer. chem. Soc. 55, 365 (1933). — BRILL, H. C., u. CL. F. COOK: J. amer. chem. Soc. 55, 2062 (1933).

[2] KUWAHATA, K., A. OCHIAI u. Y. NUKITA: Fol. pharmacol. jap. 7, 11 und deutsche Zusammenfassung 2 (1928); 7, 30 und deutsche Zusammenfassung 3 (1928).

[3] BLICKE, F. F., u. E. S. BLAKE: J. amer. chem. Soc. 53, 1015 (1931).

[4] BLICKE, F. F., u. E. S. BLAKE: J. amer. chem. Soc. 52, 235 (1930).

[5] FOURNEAU, E., u. J. MATTI: J. Pharmacie VIII 18, 247 (1933).

[6] ROHMANN, C., u. B. SCHEURLE: Arch. Pharmaz. 274, 110 (1936).

[7] BRILL, H. C., u. TH. A. BULOW: J. amer. chem. Soc. 55, 2059 (1933).

[8] FROMHERZ, K.: Arch. f. exper. Path. 76, 257 (1914); 93, 34 (1922).

Stellung im Benzolkern weg zwischen Benzolkern und Carboxylgruppe getreten
ist, enthält also statt der Benzoesäure die Phenylcarbaminsäure, einen Stoff,
der im Gegensatz zur stabilen Benzoesäure außerordentlich leicht hydrolisiert
wird, und zwar zu Anilin und Kohlensäure. Es mag sein, daß dieser Umstand zu
der Hoffnung Veranlassung gegeben hat, so zu besonders leicht entgiftbaren
Lokalanaesthetica gelangen zu können. Jedenfalls ist weiterhin eine große Zahl
von analog gebauten Stoffen synthetisiert worden[1], von denen beispielsweise
Diothan in den Handel gekommen ist.

$$\text{NH} \cdot \text{COO} \quad \text{NH} \cdot \text{COO} \qquad\qquad \text{HCl}$$
$$\text{CH}_2\text{---------}\text{CH}_2\text{---------}\text{CH}_2 \cdot \text{N} \begin{array}{c} \text{CH}_2\text{---}\text{CH}_2 \\ \\ \text{CH}_2\text{---}\text{CH}_2 \end{array} \text{CH}_2$$

Chlorhydrat des Piperidin-propandiol-di-Phenylcarbaminats. Diothan.

Durch Aneinanderlagerung zweier Moleküle eines Dimethylaminophenylure-
thans kann man sich jene Gruppe von Verbindungen entstanden denken, die
als Phenylurethane des Piperazins beschrieben sind.

$$\text{NH} \cdot \text{COO} \cdot \text{CH}_2 \cdot \text{CH}_2$$
$$\text{N}$$
$$\text{CH}_2 \quad \text{CH}_2$$
$$\text{H} \quad \text{H}$$
$$\text{H} \quad \text{H}$$
$$\text{CH}_2 \quad \text{CH}_2$$
$$\text{N}$$
$$\text{NH} \cdot \text{COO} \cdot \text{CH}_2 \cdot \text{CH}_2$$

Piperazin-di-äthyl-phenyl-carbaminat.

Verbindungen dieser Art sind mehrere dargestellt worden[2,3], ohne jedoch
anscheinend praktische Bedeutung erlangt zu haben.

Durch Einführung einer weiteren Aminogruppe in den aromatischen Kern
der Phenylurethane entstehen die Para-Aminophenylurethane[4], die ebenso wie
ihre $-\text{NR}_2$-Derivate lokalanästhetisch wirksam sind, jedoch starke lokale Reizwirkungen entfalten.

$$\text{NH}_2$$
$$\text{NH} \cdot \text{COO(CH}_2)_n \cdot \text{NR}_2$$

[1] Rider, T. H.: J. amer. chem. Soc. 52, 2115 (1930) — J. of Pharmacol. 39, 457 (1930).
— Scott, E. W., u. T. H. Rider: J. amer. chem. Soc. 55, 804 (1933). — Rider, T. H.: J. of
Pharmacol. 47, 255 (1933). — Pieroni, A.: Atti Accad. Sci. med. e natur. Ferrara 7/8 II,
91 (1932).
[2] Gardner, J. H., u. J. H. Schneider: J. amer. chem. Soc. 55, 3823 (1933).
[3] Braker, W., u. W. G. Christiansen: J. amer. pharmaceut. Assoc. 22, 950 (1933).
[4] Horne, W. H., R. F. B. Cox u. R. L. Shriner: J. amer. chem. Soc. 55, 3435 (1933).

Da diese letzteren Verbindungen in gleicher Weise wie jene, in denen die NR_2-Gruppe fehlt, lokal reizend wirken, kann diese Wirkung nicht auf dem etwaigen sauren Charakter der Salze beruhen, sondern muß nach den Autoren auf die p-Phenyldiaminstruktur selbst zurückgeführt werden. Zum Beweis dieser Ansicht haben MA und SHRINER[1] weiterhin Stoffe dargestellt, in denen die p-Phenylendiamingruppe durch die Äthylendiamingruppe ersetzt war.

$$\begin{array}{l} CH_2 \cdot NH \cdot COOR \\ | \\ CH_2 \cdot NH \cdot COOR \end{array} \qquad R = C_2H_5 \ bzw. \ C_5H_{11}$$

Diese Stoffe übten in der Tat keine lokalen Reizwirkungen mehr aus, jedoch war auch ihre lokalanästhetische Wirksamkeit sehr gering.

Stellt man sich vor, daß auch das zweite H-Atom des Stickstoffes der Phenylcarbaminsäure durch Phenyl ersetzt ist und daß die beiden Phenylgruppen durch neuen Ringschluß zusammentreten, so kann man die dann gewonnenen Ester mit Alkaminen, die auch lokalanästhetisch wirken, ebenfalls zur Gruppe der Lokalanaesthetica vom Urethantyp rechnen. Ein solcher Körper ist unter dem Namen Carbacain[2] beschrieben worden.

$$\cdot \ COO \cdot C_2H_4 \cdot N(C_2H_5)_2$$

Diäthylaminoäthyl-carbazol-N-carboxylat. Carbacain.

6. Schwefelhaltige Lokalanaesthetica.

Denkt man sich im Benzolkern eine —CH = CH—Gruppierung durch —S— ersetzt, so kommt man bekanntlich zu Verbindungen, die trotz der Einführung eines ganz andersartigen Atoms einander sehr ähneln: Benzol entspricht in seinen physikalischen und chemischen Eigenschaften fast vollkommen dem Thiophen, die Benzoesäure fast vollkommen der 2-Thiophencarbonsäure. Es ist daher verständlich, daß man den Einfluß einer derartigen Moleküländerung auch auf die Wirkungsweise dieser Stoffe, beispielsweise die der Lokalanaesthetica, studiert hat.

Es wurde zunächst neben den entsprechenden Alkaminestern der 2-Furan- und 2-Pyrrolcarbonsäure der der 2-Thiophencarbonsäure dargestellt[3].

$$\overset{HCl}{\underset{S}{\square}}—COO \cdot CH_2 \cdot CH_2 \cdot N(C_2H_5)_2$$

Chlorhydrat des β-Diäthylaminoäthylesters der 2-Thiophencarbonsäure.

Weiter wurden Derivate von Cocain, Eucain-A und Stovain durch Vertauschung des Benzoesäureradikals mit dem 2-Thiophencarbonsäurerest gewonnen[4].

Die lokalanästhetische Kraft der gewonnenen Verbindungen entsprach weitgehend der der Benzoylderivate, ihre Giftigkeit war vielfach etwas geringer.

[1] MA, S. Y., u. R. L. SHRINER: J. amer. chem. Soc. 56, 1630 (1934).
[2] KNOEFEL, P. K.: J. of Pharmacol. 47, 69 (1933).
[3] GILMAN, H., u. R. M. PICKENS: J. amer. chem. Soc. 47, 245 (1925).
[4] STEINKOPF, W., u. W. OHSE: Liebigs Ann. 448, 205 (1926). — STEIDLE, H.: Arch. f. exper. Path. 120, 100 (1927).

Eine etwas andere Rolle kommt dem Schwefel in einer Verbindung zu, die man sich aus Novocain durch Ersatz des Ester-Sauerstoffatoms durch das verwandte S-Atom entstanden denken kann, und die Thiocain[1] genannt wurde.

Chlorhydrat des Diäthylaminoäthyl-p-amino-thiobenzoats. Thiocain.

Die Verbindung soll stärker wirken und weniger giftig als Cocain sein.

Von der gewöhnlichen Struktur der Lokalanaesthetica schon recht abweichend gebaut ist das Chlorid des 2-Amino-6-Äthoxybenzthiazols[2], das in seiner Wirkung nach Angaben des Autors dem Novocain nahesteht.

Hydrochlorid des 2-Amino-6-Äthoxybenzthiazols. „Thiazol".

7. Chinolinderivate.

Es war schon längere Zeit bekannt, daß auch andere Alkaloide, deren Bau völlig von dem des Cocains abweicht, lokalanästhetisch wirken können. Insbesondere haben Schepelmann, Schäfer sowie Morgenroth und Ginsberg[3] auf die starke lokalanästhetische Wirksamkeit von Chinin und Hydrocupreinderivaten (Hydrochinin, Optochin, Eucupin) hingewiesen.

Es ist daher nicht verwunderlich, daß unter den zahlreichen Chinolinderivaten, die zum Teil in der Absicht dargestellt worden sind, neue Antipyretica zu gewinnen, sich Stoffe mit recht bedeutender lokalanästhetischer Wirkung befinden. Eines der bekanntesten Präparate dieser Körperklasse ist das Diäthylaminoäthylamid der Butyloxychinolincarbonsäure, das unter dem Namen Percain[4] in den Handel kam.

Chlorhydrat des 2-Butyloxy-4-chinolincarbonsäure-diäthylaminoäthylamid. Percain.

Im Percain ist die Verbindung zwischen der Alkoxycinchoninsäure und dem Alkamin eine amidartige. Daneben sind aber auch esterartige Verbindungen der 2-Alkoxycinchoninsäure mit einem Alkamin, speziell mit dem Morpholinäthanol[5], als lokalanästhetisch wirksame Stoffe beschrieben worden.

Dem Percain in Bau und Wirkung ferner nicht unähnlich ist ein von Bovet[6] beschriebenes Diäthylamino-alkylamino-äthoxychinolin.

[1] Fosdick, L. S., u. H. L. Hansen: J. of Pharmacol. **50**, 323 (1934).
[2] Ballowitz, K.: Arch. f. exper. Path. **163**, 687 (1932).
[3] Siehe Rohde, E.: Heffters Handb. exp. Pharmak. **2 I**, 66 (1920).
[4] Miescher, K.: Helvet. chim. Acta **15**, 163 (1932).
[5] Gardner, J. H., u. W. M. Hammel: J. amer. chem. Soc. **58**, 1360 (1936).
[6] Bovet, D.: Arch. internat. Pharmacodynamie **41**, 103 (1931).

$$C_2H_5O$$

$$(C_2H_5)_2N \cdot CH_2 \cdot C(CH_3)_2 \cdot CH_2 \cdot NH$$

Dichlorhydrat des 3-(1-diäthylamino, 2-2-dimethylpropylamino) 6-äthoxychinolin. Präp. Nr. 665 F.

Zwischen dieser Substanz und Percain besteht vor allem dadurch ein Unterschied, daß im Falle des Percains das aliphatische Diamin vermittels einer Carboxylgruppe mit dem Chinolinkern verbunden ist, während bei Präp. Nr. 665 F diese Seitenkette direkt angelagert ist. Nach den Untersuchungen von WOJAHN[1] ist jedoch das Vorhandensein der Carboxylgruppe für die lokalanästhetische Wirkung der 2-Alkoxycinchoninsäurederivate bedeutungslos. Die den Alkoxychinolinkern in Verbindung mit einem Alkamin enthaltenden Stoffe dürfen daher wohl auf eine Stufe gestellt werden. Sie sind vielleicht als ein neuer Typ von Lokalanaesthetica zu betrachten, der vor kurzem noch durch eine Reihe von Verbindungen[2] von der allgemeinen Formel

$$R_1 \atop R_2 \rangle N\!\!-\!\!CH_2$$

Derivate des 8-aminomethyl-Chinolin.

erweitert worden ist.

Von dieser Gruppe von den Chinolinkern enthaltenden Lokalanaesthetica recht verschieden sind eine Reihe von Verbindungen, die BAILEY und MC. ELVAIN[3] beschrieben haben und die sich ebenfalls vom Chinolin bzw. Isochinolin ableiten, z. B.

$$COO \cdot CH_2 \cdot CH_2$$

β-Tetrahydrochinolin-äthylbenzoat.

Es handelt sich hierbei offenbar um die typische Gruppe von Benzoesäureestern von Alkaminen, ähnlich dem Eucain und Stovain. Statt des aliphatischen Amins ist allerdings ein fettaromatisches Amin ins Molekül eingebaut. Die Ähnlichkeit in der Struktur mit dem Cocainprinzip ist noch größer bei den von den gleichen Autoren dargestellten Dekahydrochinolinalkylbenzoaten, bei denen vom vollständig hydrierten Chinolin ausgegangen wurde.

8. Lokalanaesthetica verschiedenartiger Struktur.

a) Blutdrucksteigernde Lokalanaesthetica.

Die bekannte anämisierende Wirkung des Cocains fehlt fast allen seinen Ersatzmitteln. Die gleichzeitige Anwendung von Adrenalin hat diesen Übelstand in einer nicht voll befriedigenden Weise beseitigt: die im Beginn der Lokalanästhesie gelegentlich immer wieder zu beobachtenden Shockerscheinungen werden gerade auf Adrenalinresorption zurückgeführt. Es ist daher das Bestreben verständlich, Lokalanaesthetica zu schaffen, bei denen anästhesierende und gefäßkontrahierende Eigenschaften in einem Molekül vereinigt wären. Man hat diese Aufgabe dadurch zu lösen versucht, daß man Stoffe synthetisierte, in

[1] WOJAHN, H.: Arch. Pharmaz. **274**, 83 (1936).
[2] SINHA, H. K.: J. of Pharmacol. **58**, 62 (1936).
[3] BAILEY, C. F., u. S. M. MC. ELVAIN: J. amer. chem Soc. **52**, 4013 (1930).

denen sowohl die Struktur eines vasoconstrictorischen Mittels (Adrenalin, Ephedrin, Tetrahydronaphthylamin) wie die eines Lokalanaestheticums (Alkaminbenzoesäureester) enthalten ist.

Das konnte am einfachsten dadurch erreicht werden, daß beispielsweise die Alkoholgruppe des ephedrinähnlichen Körpers mit Benzoesäure verestert wurde.

Einer der ersten Versuche dieser Art war die Synthese des Allocain S, eines Mittels, das aber bezüglich der erwarteten gefäßconstrictorischen Eigenschaften enttäuschte[1].

Allocain S (soluble).

Weiter haben Marvel und du Vigneaud[2] neben anderen Estern das α-Phenyl-β-diäthylamino-äthyl-p-aminobenzoat-chlorhydrat dargestellt.

Sowohl dieser wie die übrigen synthetisierten Ester besaßen jedoch keine nennenswerte blutdruckerhöhende Wirkung.

---

[1] Kubota, S.: J. of Pharmacol. **12**, 361 (1919)
[2] Marvel, C. S., u. V. du Vigneaud: J. amer. chem. Soc. **46**, 2093 (1924).

ALLES und KNOEFEL[1] fanden, daß bei der Veresterung des β-Hydroxy-β-phenyläthylamins mit Benzoesäure zwar die anästhetische Wirkung verstärkt, die Blutdruckwirksamkeit dagegen vermindert wurde. Die Benzoesäureverbindung des am Stickstoff dimethylierten Körpers dagegen war sowohl lokalanästhetisch wie blutdruckwirksam.

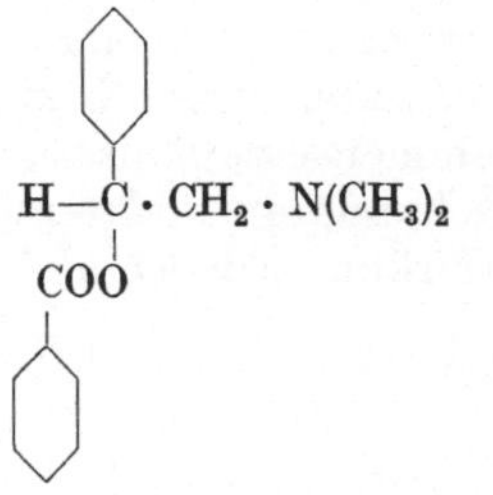

$$H-\overset{|}{\underset{COO}{C}}\cdot CH_2\cdot N(CH_3)_2$$

Bei den nächsthöheren Homologen, den Ephedrinderivaten, divergierten aber vasoconstrictorische und anästhetische Wirkung wieder sehr.

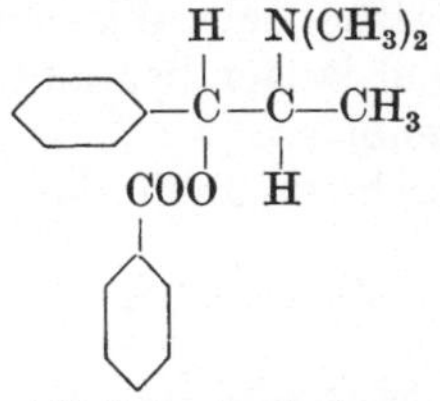

$$\overset{H}{\underset{COO}{\overset{|}{C}}}-\overset{N(CH_3)_2}{\underset{H}{\overset{|}{C}}}-CH_3$$

1-Methyl-ephedrin-benzoat.

Das 1-Methylephedrinbenzoat, das die stärkste Gefäßwirksamkeit aufwies, war kaum mehr lokalanästhetisch wirksam.

Auch eine weitere Gruppe von Stoffen[2], in denen Tetrahydronaphthylaminoäthanol mit Benzoesäure, Aminobenzoesäure usw. verestert wurde, führte nicht zu praktisch brauchbaren Mitteln: die gefäßverengernde Wirkung ging stets verloren, wenn auch lokalanästhetische Eigenschaften vorhanden waren.

b) N-freie Lokalanaesthetica.

Trotz der großen Mannigfaltigkeit der chemischen Struktur der Lokalanaesthetica im einzelnen handelt es sich doch fast durchweg um N-haltige Stoffe von Alkaloidnatur. Die Frage, ob auch N-freien Stoffen eine ähnliche elektive Wirkung auf periphere Nervenfasern und Nervenendigungen zukommen kann, ist bis jetzt nicht klar entschieden. Immerhin wurden auch bei einigen N-freien aliphatischen und aromatischen Kohlenwasserstoffderivaten lokalanästhetische Wirkungen beschrieben, die allerdings bis jetzt keine größere praktische Bedeutung erlangt haben.

Nachdem SCHROEDER und MACHT[3] gefunden hatten, daß unter den zahlreichen isomeren Oktylalkoholen im Gegensatz zu den tertiären fast alle primären Alkohole starke lokalanästhetische Wirkung zeigen, haben MACHT und DAVIS[4] die primären Alkohole der aliphatischen Reihe systematisch untersucht. Sie fanden, daß die lokalanästhetische Wirksamkeit beim Oktylalkohol ihr Maximum

[1] ALLES, G. A., u. P. K. KNOEFEL: J. of Pharmacol. 48, 268 (1933). — ALLES, G. A., PH. D. KNOEFEL u. P. K. KNOEFEL: Arch. internat. Pharmacodynamie 47, 96 (1934). — ALLES, G. A., u. P. K. KNOEFEL: J. of Pharmacol. 51, 132 (1934).
[2] COLES, H. W., u. W. A. LOTT: J. amer. chem. Soc. 58, 1989 (1936).
[3] SCHROEDER, H., u. D. I. MACHT: Arch. f. exper Path. 158, 53 (1930).
[4] MACHT, D. I.: Amer. J. Physiol. 105, 68 (1933). — MACHT, D. I., u. M. E. DAVIS: Proc. Soc. exper. Biol. a. Med. 30, 1294 (1933).

hat und sowohl nach oben hin über den Nonyl-, Dezyl-, Undezyl- zum Duodezyl-
wie nach unten hin über den Heptyl- zum Hexylalkohol absinkt. Die Glieder
mit 2—5 sowie mit 13—18 Kohlenstoffatomen hatten keine lokalbetäubenden
Wirkungen.

Im Anschluß an die Mitteilung von MACHT[1], daß der Benzylalkohol eine
beträchtliche und praktisch verwendbare lokalanästhetische Wirkung entfaltet,
berichteten HIRSCHFELDER, LUNDHOLM und NORRGARD[2], daß das dem Benzylalkohol in der chemischen Zusammensetzung nahestehende Saligenin noch stärker
anästhetisch wirkt. Bei den sekundären und tertiären aromatischen Alkoholen
sinkt die lokalanästhetische Wirkung wieder ab[3].

$$CH_2OH \qquad\qquad CH_2OH$$

Benzylalkohol.   Saligenin.

Die Befunde über die lokalanästhetische Wirksamkeit des Saligenins schließen
sich andererseits an die schon viel länger bekannte lokalanästhetische Wirkung
von Phenol, Guajacol und Eugenol an.

Nach HJORT und KAUFMANN[4] ist auch das Benzoylcarbinol stark lokalanästhetisch wirksam.

$$CO \cdot CH_2OH$$

Benzoylcarbinol.

II. Physikalisch-Chemisches über Lokalanaesthetica.

1. Der Einfluß des p_H auf die Wirksamkeit.

Durch Erhöhung der OH-Ionenkonzentration wird die Wirkung von Alkaloid-
salzlösungen gesteigert; das gilt ganz allgemein für die Wirkung von Alkaloiden
an den verschiedensten Testobjekten[5]. Für Cocainhydrochlorid im besonderen
hat RÉGNIER[6] an der Kaninchencornea gezeigt, daß seine lokalanästhetische
Kraft in 1proz. Lösung bei Verschiebung des p_H von 3,2 auf 8,4 im Verhältnis
1 : 7,8 ansteigt. Der Hauptanstieg erfolgte zwischen p_H 6,9 und 7,8, während
zwischen p_H 3,2 und 6,9 die Wirkung nur wenig zunahm. Die Wirkungssteigerung
des Cocains durch Alkalisierung, die analog auch bei vielen anderen Lokalanaesthetica gefunden wurde[7], wird meist folgendermaßen erklärt: durch die Alkalisierung
steigt die Konzentration an freier, nicht dissoziierter Base. Der freie Basenanteil
ist aber, sei es auf Grund seiner hohen Lipoidlöslichkeit, sei es auf Grund seiner
starken Adsorbierbarkeit, das eigentliche wirksame Prinzip. Dieser Erklärung
sucht RÉGNIER zu widersprechen. Er fand[8] nämlich, daß einerseits das An-

<hr>

[1] MACHT, D. I.: J. of Pharmacol. **11**, 263 (1918).
[2] HIRSCHFELDER, A. D., A. LUNDHOLM u. H. NORRGARD: J. of Pharmacol. **15**, 261 (1920).
[3] QUIGLEY, J. P., u. A. D. HIRSCHFELDER: J. of Pharmacol. **24**, 405 (1924).
[4] HJORT, A. M., u. CH. E. KAUFMANN: Proc. Soc. exper. Biol. a. Med. **17**, 79 (1920).
[5] OVERTON: Z. physik. Chem. **22**, 189 (1897). — TRAUBE, J.: Biochem. Z. **42**, 470 (1912); **98**, 177 (1919). — LABES, R.: Biochem. Z. **130**, 14 (1922).
[6] RÉGNIER, J.: C. r. Acad. Sci. Paris **179**, 354 (1924) — Bull. Sci. pharmacol. **31**, 513 (1924).
[7] GERLOUGH, T. D.: J. of Pharmacol. **41**, 307 (1931). — FOSDICK, L. S., H. J. HANSEN u. C. A. DRAGSTEDT: Proc. Soc. exper. Biol. a. Med. **27**, 529 (1930). — GAUDIO, V.: Rass. Ter. e Pat. clin. **7**, 331 (1935).
[8] RÉGNIER, J.: C. r. Soc. Biol. Paris **92**, 605 (1925).

ästhesierungsvermögen einer Cocainsalzlösung beträchtlich mehr zunimmt als der Menge der freiwerdenden Cocainbase entspricht, und daß andererseits auch die Alkalisierung einer Lösung von Cocain*base* die Wirkung erhöht. Auch die Veränderung der Oberflächenspannung[1] von Cocainsalzlösungen durch p_H-Verschiebung geht nicht Hand in Hand mit der Wirkungssteigerung. Im Gegensatz zu RÉGNIER haben TREVAN und BOOCK[2] sowie GARDNER und SEMB[3] die Auffassung, daß die Wirkungssteigerung von Lokalanaestheticalösungen durch Verschiebung des p_H nach der alkalischen Seite auf Zunahme der Konzentration an freier Base beruhe, erneut zu stützen versucht.

Die praktische Ausnutzung der Wirkungssteigerung von Lokalanaestheticalösungen durch Alkalisierung für die Infiltrations- und Leitungsanästhesie scheint allerdings auf Schwierigkeiten zu stoßen, da sie offenbar durch die hohe Pufferungskapazität des Gewebes rasch zunichte gemacht werden kann; nur wo größere Mengen an eine umschriebene Stelle gespritzt werden, können sich diese anscheinend einige Zeit gegen die Abpufferung durch die Gewebssäfte halten[4].

Die häufig den Lokalanaesthetica anhaftende Eigenschaft, örtliche Gewebsschädigung hervorzurufen, kann bisweilen, wie lange bekannt, durch eine zu starke Acidität der angewandten Salze, oder anders ausgedrückt, durch eine zu geringe Basizität der im Lokalanaestheticumsalz enthaltenen Base bedingt sein. Den Zusammenhang zwischen der chemischen Konstitution und der Stärke der Basennatur bei einer Reihe von Benzoesäurealkaminestern haben genauer VLIET und ADAMS[5] untersucht. Sie fanden unter anderem, daß eine Zunahme der Anzahl der C-Atome zwischen den N- und O-Atomen in der Hauptkette ein Anwachsen, in der Seitenkette dagegen eine Abnahme der Basizität bedingt. Die Dimethylaminoverbindungen bilden insofern eine Ausnahme, als sie weniger basisch sind als die Diäthylaminoverbindungen.

2. Der Einfluß des salzbildenden Säureanions auf die Wirksamkeit.

Beim Vergleich von Lösungen verschiedener Salze des Cocains, die auf den gleichen Gehalt an Cocainbase (0,892%) und auf dasselbe p_H (4,0) eingestellt waren, fanden RÉGNIER und Mitarbeiter[6] an der Kaninchencornea folgendes relative Wirkungsstärkeverhältnis: Citrat 0,2, Lactat 0,4, Tartrat 0,6, Sulfat 0,8, Phosphat 1,0, Hydrochlorid 1,0, Hydrojodid 1,2, Rhodanid 1,5, Formiat 2,5, Acetat 2,9, Salicylat 4,0, Benzoat 5,0, Phenylacetat 12,0. Die auffallende Ähnlichkeit dieser Reihe mit der von HOFMEISTER für die Gelatinequellung und Eiweißflockung gefundene Anionenreihe führte die Autoren zu der Vorstellung, daß die unterschiedliche Wirkung der untersuchten Cocainsalze durch ihr dementsprechend verschiedenes Verhalten zum biologischen Substrat zustande kommt. Sie stellen sich damit in Gegensatz zu der älteren von GROS[7] und anderen vertretenen Ansicht, daß das lokalanästhetisch wirksame Prinzip lediglich die Alkaloidbase sei und daß der salzbildenden Säure nur insoweit eine Rolle für die Wirksamkeit zukomme, als von ihrer Natur der Grad der hydrolytischen Abspaltung der freien Base abhänge. Die am Nervenendapparat mit verschiedenen Cocainsalzen erhobenen Befunde konnten durch gleichsinnige, mit verschiedenen

---

[1] RÉGNIER, J., u R. DAVID: C. r. Soc. Biol. Paris **93**, 936 (1925) — Bull. Sci. pharmacol. **32**, 513 (1925).
[2] TREVAN, J. W., u. E. BOOCK: Brit. J. exper. Path. **8**, 307 (1927).
[3] GARDNER, J. E., u. J. SEMB: J. of Pharmacol. **54**, 309 (1935).
[4] GISSEL, H.: Narkose u. Anästh. **2**, 203 (1929).
[5] VLIET, E. B., u. R. ADAMS: J. amer. chem. Soc. **48**, 2158 (1926).
[6] RÉGNIER, J., u. R. DAVID: C. r. Acad. Sci. Paris **200**, 1428 (1935) — Anesth. et Analg. **1**, 285 (1935) — J. Pharmacie, VIII. s. **22**, 16 (1935).
[7] GROS, O.: Arch. f. exper. Path. **67**, 126, 132 (1912).

Salzen des Novocains gewonnene, Ergebnisse an der Nervenfaser[1] ergänzt werden.

Es liegen indessen auch hier Arbeiten vor, die den Ansichten von Régnier und seiner Mitarbeiter widersprechen oder wenigstens nicht ohne weiteres mit ihnen vereinbar sind[2].

3. Diffusionsvermögen, Adsorbierbarkeit, Lipoidlöslichkeit.

Das *Diffusionsvermögen* einer Reihe von Lokalanaesthetica, nämlich von Cocain, Eucain, Alypin, Novocain und Tutocain in reine und lecithinhaltige Gelatinegallerte mit und ohne Alkalizusatz hat Yumikura[3] im Traubeschen Institut geprüft. Yumikura bestimmte in passenden Zeitabständen die Konzentrationsabnahme, die 1proz. Lösungen der verschiedenen Lokalanaesthetica, welche über ein Gelatinegel geschichtet waren, erfuhren und schloß daraus auf die Größe der Diffusionsgeschwindigkeit sowie auf das Verteilungsgleichgewicht. Yumikura[3, 4] fand u. a., daß bei solchen Lokalanaestheticalösungen, die stark oberflächenaktive Alkaloidbasen enthalten, wie Cocain und Alypin, ein wesentlich größerer Einfluß eines Lecithingehaltes des Gelatinegels auf die aufgenommene Alkaloidmenge festgestellt werden kann als bei einem weniger oberflächenaktiven Alkaloid wie Novocain. Der naheliegende Schluß, daß demgemäß Lokalanaesthetica mit stark oberflächenaktivem Basenanteil ein besseres Diffusionsvermögen in lipoidreiche Medien besitzen als solche mit schwach oberflächenaktivem Basenanteil, ist von Liesegang[5] einer kritischen Betrachtung unterzogen worden. Liesegang[5] wies darauf hin, daß man Diffusionsgeschwindigkeiten auf zwei grundverschiedene Weisen messen kann, nämlich einerseits durch die Weglänge, die ein eindiffundierender Stoff in dem Gel in einer bestimmten Zeit zurücklegt, und andererseits durch die eingedrungene Menge; beide Methoden können zu geradezu gegensätzlichen Resultaten führen. Yumikura hat nur die Menge des eindiffundierten Lokalanaestheticums bestimmt; Liesegang glaubt daher, daß die Schlüsse von Traube und Yumikura unsicher sind.

Bei der Diffusion der Lokalanaesthetica durch (für Mineralsalze impermeable) Lipoidmembranen treten anscheinend nur die Basenanteile durch die Membran hindurch (Fourneau). Thieulin[6] hat dann weiterhin gefunden, daß beim Einbringen von Novocain- (Syncain-) Salzen mit verschiedenem Anion in Ricinusöl- und Lecithin-Collodium-Säckchen das Heraustreten der Novocainbase aus dem Säckchen um so ausgiebiger erfolgt, je schwächer die salzbildende Säure ist. Er fand folgende aufsteigende Reihe für das Diffusionsvermögen der verschiedenen Novocainsalze durch die genannten Membranen: Chlorhydrat < Sulfat < Tartrat < Acetat < Bicarbonat < Borat.

Die *Adsorbierbarkeit* einiger gebräuchlicher Lokalanaesthetica (Novocain, Tutocain, Pantocain, Cocain) sowie von homologen Estern einer verätherten p-Oxybenzoesäure mit Alkaminen wurde von Rohmann und Scheurle[7] am Tierkohlemodell geprüft. Diese Autoren fanden weder bei den Derivaten der p-Oxybenzoesäure, noch bei den genannten übrigen Lokalanaesthetica einen Zusammenhang zwischen Adsorbierbarkeit und relativer Wirksamkeit. Beispielsweise wurde

---

[1] Régnier, J., u. A. Quevauviller: C. r. Soc. Biol. Paris **122**, 251 (1936) — Bull. Sci. pharmacol. **43**, 401 (1936).

[2] Gardner, J. H., J. Semb u. H. T. Graham: Proc. Soc. exper. Biol. a. Med. **31**, 1195 (1934).

[3] Yumikura, S.: Biochem. Z. **157**, 359 (1925).

[4] Traube, J., u. S Yumikura: Biochem. Z. **157**, 383 (1925).

[5] Liesegang, R. E.: Münch. med. Wschr. **73**, 320 (1926).

[6] Thieulin, R.: C. r. Soc. Biol. Paris **83**, 1347 (1920).

[7] Rohmann, C., u. B. Scheurle: Arch. Pharmaz. **274**, 225 (1936).

das stark oberflächenaktive und hochwirksame Pantocain schlechter von Tierkohle adsorbiert als das wenig oberflächenaktive und viel schwächer wirksame Novocain. Dagegen fanden die Autoren bei Messung der sog. Verdrängungsadsorption, d. h. bei Messung derjenigen Glucosemenge, die bei gleichzeitiger Gegenwart von Lokalanaesthetica noch adsorbiert wurde, einen gewissen Parallelismus zwischen Verdrängungsadsorption und Wirksamkeit. Je oberflächenaktiver und wirksamer ein Mittel war, um so weniger Glucose wurde an die Tierkohle gebunden vorgefunden.

Tabelle 1.

	Adsorbiert %	Adsorbierte Glucose %	Relative Oberflächenspannung	Wirkungskonzentration %
Novocain	61,1	27,4	0,922	4,00
Tutocain	52,1	26,4	0,914	—
Pantocain.	53,8	18,3	0,653	0,04
Cocain	36,3	—	0,911	0,50

Verfasser hat zusammen mit K. MONDEN[1] die Adsorbierbarkeit von Novocain, Cocain, Pantocain und Percain ebenfalls am Tierkohlemodell untersucht. Wir arbeiteten in einem etwa eine Zehnerpotenz tieferen Konzentrationsbereich als ROHMANN und SCHEURLE und fanden einen gewissen Parallelismus zwischen der Wirkungsstärke genannter Mittel und ihrer Adsorbierbarkeit.

Auch andere Oberflächen, bei denen im Gegensatz zum Tierkohlemodell die disperse Phase flüssig oder halbflüssig ist, vermögen anscheinend Cocain zu adsorbieren. So fanden STORM VAN LEEUWEN und EERLAND[2], daß Serum von Mensch, Hund, Kaninchen und Meerschweinchen, Hirnsubstanz von Kaninchen und Katzen sowie ätherisches Katzenhirnextrakt und Lecithin, zu Cocainlösungen zugesetzt, die narkotische Kraft dieser Lösungen aufs Nervmuskelpräparat herabsetzen. Daß dabei keine chemische Veränderung des Cocains stattfindet, konnte dadurch dargetan werden, daß durch Extraktion mit salzsaurem Alkohol die gesamte (adsorbierte?) Cocainmenge in wirksamer Form wiedergewonnen wurde.

ROHMANN und SCHEURLE[3] haben weiter, um ein Maß für die relative *Lipoidlöslichkeit* der Lokalanaesthetica zu gewinnen, die Verteilung von Novocain, Tutocain, Pantocain und Cocain neben der von homologen Estern einer Alkoxybenzoesäure mit Alkaminen zwischen Wasser und Äther untersucht. Aus ihren Ergebnissen läßt sich u. a. entnehmen, daß der Verteilungskoeffizient Äther/Wasser bei $p_H = 7{,}3$ für Novocainbase 1,15 und für Pantocainbase 16,0 beträgt. Die Pantocainbase wäre danach rund 14mal besser äther- bzw. lipoidlöslich als die Novocainbase. EISENBRAND und PICHER[4] bestimmten dann mit besonderer Genauigkeit den Verteilungskoeffizienten von Pantocain- und Novocainbase zwischen Äther und Wasser so, daß gleichzeitig die Wasserstoffionenkonzentration der wässerigen Phase vor und nach erfolgter Verteilung mitgemessen wurde. Es zeigte sich, daß durch das Abwandern der Base in den Äther trotz Pufferung beträchtliche Änderungen der Wasserstoffzahl eintreten können. Bezogen auf gleiches p_H (7,3) *nach* erfolgter Verteilung fanden EISENBRAND und PICHER den Verteilungskoeffizienten zwischen Äther und Wasser für Novocain zu rund 1,3 und für Pantocain zu rund 70. Pantocain ist hiernach 54mal besser äther- bzw. lipoidlöslich als Novocain. SCHAUMANN[5] hat diese Befunde für Cocain und Per-

---

[1] LAUBENDER, W., u. K. MONDEN: erscheint im Arch. f. exper. Path.
[2] STORM VAN LEEUWEN, W., u. L. EERLAND: Arch f. exper. Path. **88**, 287 (1920).
[3] ROHMANN, C., u. B. SCHEURLE: Arch. Pharmaz. **274**, 236 (1936).
[4] EISENBRAND, J., u. H. PICHER: Arch. Pharmaz. **276**, 1 (1938).
[5] SCHAUMANN, O.: Verh. dtsch. pharmak. Ges. 1938 — Arch. f. exper. Path. **190**, 30 (1938).

cain ergänzt und fand einen weitgehenden Parallelismus zwischen der Wirksamkeit der genannten Mittel (geprüft an den sensiblen Nervenendigungen des Frosches) und ihrer Äther- bzw. Lipoidlöslichkeit.

Tabelle 2. (Nach SCHAUMANN.)

Präparat	Wirksame Grenzkonzentration		Relative Wirksamkeit		Verteilungskoeffizient		Molare Konzentration pro Liter	Relative molare Wirksamkeit der undiss. Base
	%	molar		molar	p_H 7,3	Nov. =1	1 Lip. p_H 7,3	
Novocain . .	4		1	1	1,3	1	0,192	1
		0,148						
Cocain. . . .	0,3		13,3	16,7	16,8	12,9	0,146	1,32
		0,00885						
Pantocain . .	0,04		100	111	70	54	0,093	2,06
		0,00133						
Percain . . .	0,02		200	296	164	126	0,084	2,28
		0,00051						

Multipliziert man die wirksamen Grenzkonzentrationen der einzelnen Mittel mit dem Verteilungskoeffizienten, d. h. berechnet man die mit eben wirksamen Konzentrationen in der wässerigen Phase im Gleichgewicht stehenden Konzentrationen im Äther bzw. Lipoid, ähnlich wie das K. H. MEYER[1] für die Narkotica getan hat, so kommt man zu nicht sehr weit voneinander differierenden Zahlen. Sie unterscheiden sich um nicht viel mehr als das Doppelte.

Ob diese Ansätze, die Wirkungsweise der Lokalanaesthetica auf eine ähnliche Grundlage zu stellen wie die der Narkotica, zum Erfolg führen, ist noch nicht sicher. Insbesondere ist es notwendig, den Verteilungskoeffizienten der Lokalanaesthetica nunmehr wirklich zwischen einer Ölphase (anstatt Äther) und Wasser zu bestimmen. Derartige Untersuchungen hat der Verfasser zusammen mit K. MONDEN[2] durchgeführt.

ROHMANN und SCHEURLE[3] untersuchten schließlich auch die Grenzflockungskonzentrationen einer Reihe von Lokalanaesthetica gegenüber Albumosesol. Sie fanden nicht nur in homologen Reihen, sondern auch bei chemisch abweichend gebauten Lokalanaesthetica einen gewissen Parallelismus zwischen Albumoseflockung und Wirkungsstärke, der aber zum Teil wesentlich unvollkommener war als der Parallelismus zwischen Äther(Lipoid-)löslichkeit und Wirkungsstärke.

III. Wirkung auf periphere sensible und motorische Nerven. Die lokalanästhetische Wirksamkeit.

1. Ausbau der Prüfungsmethoden für die verschiedenen Anästhesiearten.

a) Oberflächenanästhesie.

Die beiden gebräuchlichsten Methoden zur Feststellung der oberflächenanästhetischen Kraft der Lokalanaesthetica sind die Prüfung an der Cornea beim Warmblüter und die Prüfung an der der Schleimhaut der Warmblüter vergleichbaren Froschhaut. Die Bemühungen zum Ausbau dieser Methoden zielten vor allem dahin, sie für quantitative Ergebnisse brauchbar zu gestalten, und zwar so, daß sowohl über die Wirkungs*intensität* wie über die Wirkungs*dauer* Ermittlungen möglich werden. Wenn dabei von den einzelnen Autoren zum Teil recht verschiedene Ergebnisse erzielt wurden, so liegt das, abgesehen von einer verschiedenen Handhabung der Methode, wahrscheinlich vielfach daran, daß die einen wirksame Grenzkonzentrationen, die andern Konzen-

<hr>

[1] MEYER, K. H., u. H. HEMMI: Biochem. Z. **277**, 39 (1935).
[2] LAUBENDER, W., u. K. MONDEN: erscheint im Arch. f. exper. Path.
[3] ROHMANN, C., u. B. SCHEURLE: Arch. Pharmaz. **274**, 236 (1936).

trationen, die zu einer mittleren oder starken Wirkung führen, verglichen, und wieder andere Schlüsse aus Zeitgrößen auf die Wirkungsintensität zogen.

Nachdem schon früher SCHLÜTER[1], fußend auf der von v. FREY[2] angegebenen „Reizhaarmethode" eine quantitative Bestimmung von Lokalanaesthetica an der menschlichen Hornhaut angegeben hatte und weiterhin u. a. SOLLMANN[3] sich um den Ausbau der Methode beim Tier bemüht hatte, schlug RÉGNIER[4] vor, den Grad der Hornhautanästhesie beim Kaninchen aus der Zahl der zur Auslösung des Cornealreflexes nötigen Berührungsreize, die durch eine feine Borste gesetzt werden, zu bestimmen. Nach Kontrolle des Normalreflexes und Einträufeln von 2 Tropfen Lokalanaestheticumlösung (je 1 Tropfen mit einem Intervall von einer Minute) wird der Erfolg der Reizsummation im Abstand von zuerst 2 und $2^1/_2$, später 5 Minuten untersucht. Die Geschwindigkeit der Reizung beträgt 100 pro Minute. Mit dieser Methode hat RÉGNIER neben Cocain eine größere Zahl von Ersatzmitteln untersucht.

Man bekommt dabei zunächst für die einzelnen Konzentrationen eines Mittels Kurven, die den zeitlichen Ablauf der Wirkung, beginnend vom Nullpunkt bis zum Maximum der Wirkung und zur Wiedererreichung des Nullpunkts, erkennen lassen (Zeitwirkungskurven). Trägt man die bei den einzelnen Konzentrationen eines Mittels erreichten Wirkungsmaxima in ein Koordinatensystem in Abhängigkeit von diesen Pharmakonkonzentrationen ein, so kann man sogar zur Aufstellung von Konzentrationswirkungskurven kommen. J. KAEMPF[5] hat für die Aufstellung solcher Konzentrationswirkungskurven statt der Abhängigkeit des jeweils erreichten Wirkungsmaximums von der angewandten Konzentration, die Abhängigkeit der durch die Zeitwirkungskurve umschriebenen Fläche von der angewandten Konzentration benutzt. Ob aber die Heranziehung des Flächenintegrals der Zeitwirkungskurven, d. h. also des Produktes von Zeit und Wirkungsintensität, an Stelle der maximalen Wirkungsintensität allein, für die Aufstellung von Konzentrationswirkungskurven nützlicher, d. h. für die Beurteilung der praktischen Brauchbarkeit der Mittel geeigneter ist, bleibt vorläufig noch dahingestellt.

Durch Einträufelung von Lokalanaestheticumlösungen in den Conjunctivalsack des Kaninchenauges läßt sich auch die Reizwirkung und die gewebsschädigende Wirkung dieser Stoffe feststellen. Erstere kann nach der Stärke der Gefäßinjektion in der Conjunctiva, letztere nach Zahl und Ausdehnung der Schleimhautdefekte beurteilt werden. Dabei fand COLES[6], daß die Reizwirkung verschiedener von ihm geprüfter Präparate nicht von der Dauer ihrer Wirkung abhängig war, während die Gewebsschädigung und die Anästhesiedauer parallel zueinander zunahmen.

Die durch Eintauchen der Pfote des decerebrierten Frosches in Lokalanaestheticumlösungen erzielbare Oberflächenanästhesie ist für quantitative Zwecke hauptsächlich durch ZORN[7], SOLLMANN[8] und PROTZ[9], weiterhin auch durch LIPSCHITZ und Mitarbeiter[10] fortentwickelt worden. Trotz der darauf verwandten Mühe hat auch diese Methode noch nicht zu einer einheitlichen Handhabungs-

---

[1] SCHLÜTER, H.: Klin. Mbl. Augenheilk. **45 II**, 198 (1907).

[2] v. FREY, M.: Verh. sächs. Ges. Wiss. Leipzig Math.-phys. Kl. **46**, 185 (1894).

[3] SOLLMANN, T.: J. of Pharmacol. **11**, 17 (1918).

[4] RÉGNIER, J.: C. r. Acad. Sci. Paris **177**, 558 (1923) — Bull. Sci. pharmacol. **30**, 580, 646 (1923).

[5] KÄMPF, J.: Schmerz usw. **5**, 14 (1932).

[6] COLES, H. W.: J. Labor. a. clin. Med. **15**, 239 (1929).

[7] ZORN, L.: Z. exper. Path. u. Ther. **12**, 529 (1913).

[8] SOLLMANN, T.: J. of Pharmacol. **11**, 9 (1918).

[9] PROTZ, G.: Arch. f. exper. Path. **86**, 238 (1920).

[10] LIPSCHITZ, W., u. R. WEINGARTEN: Arch. f. exper. Path. **137**, 1 (1928). — LIPSCHITZ, W., u. W. LAUBENDER: Klin. Wschr. **8**, 1438 (1929).

weise geführt; vielmehr wurde sie von den verschiedenen Autoren verschiedenartig angewandt[1].

A. Rabbeno[2] rief die Anästhesie an der dorsalen Haut der Hüftgegend von enthirnten Fröschen hervor und prüfte die Zeit, die vom Anbringen einer bestimmten Konzentration des Anaestheticums bis zum Erlöschen des Reflexes verstreicht. Bei den von ihm geprüften Stoffen (Acyl-Benzoylpyrrole) sowie bei Cocain fand er die Gleichung $y = a + b/x$, bei Novocain $xy = b$ und bei Stovain, Alypin und Eucain die Gleichung $x = a + b/y$ für die Beziehung von Konzentration (x) und Zeit (y) bis zum Erlöschen des Reflexes gültig. Das würde heißen, daß für die letzte Stoffgruppe die wirksame Grenzkonzentration verhältnismäßig hoch ist, für die erste Gruppe auch bei noch so hoher Einwirkungskonzentration ein bestimmtes Zeitintervall bis zur Wirkung notwendig ist, während bei Novocain keines dieser beiden Merkmale besonders in Erscheinung tritt.

Fast alle Autoren, die sich mit der Frage der oberflächenanästhetischen Kraft von Lokalanaesthetica beschäftigen, insbesondere die Chemiker, die neue Stoffe auf diesem Gebiete synthetisieren, pflegen im Selbstversuch an der Zunge sich eine erste Orientierung zu verschaffen. Mit der Prüfung der zu untersuchenden Stoffe an der Schleimhaut der Mundhöhle und des Nasenrachenraums am Menschen gelingt es indessen nur schwer, quantitative Ergebnisse zu erzielen, obwohl mehrere Arbeiten[3] zu einer Verbesserung der Methode in dieser Richtung vorliegen.

Im Gegensatz zur Froschhaut und zur Schleimhaut des Menschen und der warmblütigen Tiere galt die verhornte, äußere Haut derselben bis vor kurzem als fast undurchlässig für die typischen Lokalanaesthetica. Diese Lehrmeinung muß indessen revidiert werden. Nachdem bereits Macht[4] und Sollmann[5] gezeigt hatten, daß Benzylalkohol von der äußeren Haut aus Anästhesie hervorrufen kann, ist weiterhin für Carbolsäure und einige Derivate derselben sowie für die stark wirkenden Lokalanaesthetica Percain und Pantocain, und zwar bei diesen sowohl in wässeriger Lösung wie bei Anwendung in einem fettigen Milieu, Anästhesie der äußeren Haut nachgewiesen worden[6].

b) Infiltrationsanästhesie.

Will man sich ein Bild von der Eignung eines Mittels als Infiltrationsanaestheticum machen, so gilt auch heute noch als die geeignetste Prüfung die Braunsche[7] Quaddelmethode am Menschen. Diese Methode, die von vielen Autoren angewandt wurde, und u. a. von Sollmann[8] und Rhode[9] verbessert wurde, so daß auch quantitative Ergebnisse erzielt werden können, trägt indessen einen prinzipiellen Nachteil in sich: bei Prüfung von Stoffen, die hinsichtlich ihrer Giftigkeit, vor allem aber hinsichtlich ihrer örtlich reizenden und gewebsschädigenden Wirkung unbekannt sind, können sehr unangenehme Folgen eintreten.

---

[1] Siehe auch Heinekamp, W. J. R.: J. Labor. a. clin. Med. **10**, 763 (1925); **11**, 289 (1925).

[2] Rabbeno, A.: Boll. Soc. ital. Biol. sper. **5**, 1094 (1930).

[3] Sollmann, T.: J. of Pharmacol. **13**, 355 (1919). — Abelin, J.: Biochem. Z. **141**, 458 (1923). — Seiffert, A., u. W. Anthon: Dtsch. med. Wschr. **50**, 538 (1924). — Björkman, S., G. Wiberg u. C. G. Santesson: Skand. Arch. Physiol. (Berl. u. Lpz.) **47**, 145 (1926). — Hirsch, L.: Z. Hals- usw. Heilk. **25**, 98 (1929).

[4] Macht, D. I.: J. of Pharmacol. **11**, 263 (1918).

[5] Sollmann, T.: J of Pharmacol. **13**, 355 (1919).

[6] Freystadtl, B.: Acta oto-laryng (Stockh.) **20**, 235 (1934).

[7] Braun-Laewen: Die örtliche Betäubung, ihre wissenschaftlichen Grundlagen und praktische Anwendung. Leipzig, Johann Ambrosius Barth 1933.

[8] Sollmann, T.: J. of Pharmacol. **11**, 69 (1918).

[9] Rhode, H.: Arch. f. exper. Path. **91**, 173 (1921).

Es ist daher verständlich, daß man sich bemüht hat, die Methode vom Menschen aufs Tier zu übertragen. MOUKTAR[1] und WIKI[2] benutzten das Meerschweinchen, PIQUAND und DREYFUS[3] sowie KUBOTA[4] das Kaninchen und PITTENGER[5] schließlich den Hund für ihre Versuche. Neuerdings haben weiterhin ROSE[6] und TATUM[7] Methoden zur Prüfung der infiltrationsanästhetischen Kraft eines Mittels im Tierexperiment angegeben: ROSE[6] setzt am geschorenen Hinterschenkel von Meerschweinchen eine intracutane Quaddel und prüft die Dauer der Anästhesie mit Hilfe einer elektrischen Reizapparatur; TATUM[7] benutzt die Prüfung des Lidreflexes nach Infiltration des Lidwinkels von Kaninchen.

c) Leitungsanästhesie.

Die am allermeisten geübten Prüfungsmethoden der Lokalanaesthetica stammen aus der Ermittlung ihrer Wirkungsweise auf die isolierte Nervenfaser. Die zahlreichen älteren Arbeiten haben dabei zur Aufstellung folgender prinzipiell geltender Sätze geführt, die durch einige neuere Arbeiten bestätigt und ergänzt wurden: Die Lokalanaesthetica bewirken in geeigneten Konzentrationen an der isolierten Nervenfaser, ähnlich wie die Narkotica, eine Aufhebung der Erregbarkeit und der Leitfähigkeit des Nerven; beide Wirkungen sind reversibel. Die sensiblen Fasern werden in der Regel früher bzw. durch niedrigere Konzentrationen von der Wirkung betroffen als die motorischen[8]. Im großen und ganzen wirken die Ersatzmittel gleichartig mit Cocain. Die Ansicht von FULTON[9], der glaubte, Novocain wirke nicht auf die Nervenfaser, sondern auf neuromuskuläre Elemente im Muskel jenseits der Endplatten, also curareartig, und damit ganz anders als Cocain, ist durch OZORIO DE ALMEIDA[10] widerlegt worden. Aus welchem Grunde die sensiblen Fasern leichter als die motorischen gelähmt werden, ist immer noch nicht klar entschieden. Man hat von jeher zwei Möglichkeiten dabei ins Auge gefaßt: erstens eine verschiedene Anordnung der sensiblen und motorischen Fasern im Nerven, etwa derart, daß die sensiblen Fasern besonders oberflächlich lägen, und zweitens eine, sei es in anatomischer, sei es in physikalisch-chemischer Art, verschiedene Struktur der sensiblen gegenüber der motorischen Faser. Für diese zweite Möglichkeit haben GASSER und ERLANGER[11] einen interessanten Beitrag geliefert: Die in einem Nervenstamm zusammengepackten Nervenfasern besitzen verschiedene Dicke. Die Leitungsgeschwindigkeit hängt von der Faserdicke ab, und man kann die verschieden rasch leitenden und damit die verschieden dicken Faserbündel im Aktionsstrombild unterscheiden. Die Autoren fanden nun, daß bei Kompression zuerst die dicken Faserbündel ihre Leitfähigkeit einbüßen, während umgekehrt durch Cocain die dünnen Fasern vor den dickeren narkotisiert werden.

Die Tatsache, daß auch innerhalb eines sensiblen Nerven die die verschiedenen Qualitäten der Hautsinnesempfindungen leitenden Fasern gegen Lokal-

---

[1] AKIL-MOUKTAR: C. r. Soc. Biol. Paris **61**, 1 (1909).

[2] WIKI, B.: J. Physiol. et Path. gén. **15**, 845 (1913).

[3] PIQUAND u. DREYFUS: J. Physiol. et Path. gén. **12**, 71 (1910).

[4] KUBOTA, S.: J. of Pharmacol. **12**, 361 (1919).

[5] PITTENGER, P. S.: J. amer. pharmaceut. Assoc. **10**, 746 (1921).

[6] ROSE, C. L.: J. Labor. a. clin. Med. **15**, 128 (1929).

[7] TATUM, A. L.: J. of Pharmacol. **42**, 276 (1931).

[8] SCHULZ, W. L.: J. Labor. a. clin. Med. **11**, 176 (1925). — PAWLISCH, O. V.: J. Labor. a. clin. Med. **11**, 180 (1925). — BOEMINGHAUS, H., u. M. KOCHMANN: Arch. f. exper. Path. **141**, 237 (1929). — KOCHMANN, M., u. H. LYDING: Arch. f. exper. Path. **141**, 246 (1929).

[9] FULTON JR., J. F.: Proc. nat. Acad. Sci. U. S. A. **7**, 114 (1921).

[10] OZORIO DE ALMEIDA, M.: Arch. internat. Pharmacodynamie **26**, 329 (1922).

[11] GASSER, H. S., u. J. ERLANGER: Amer. J. Physiol. **88**, 581 (1929).

anaesthetica ungleich und in bestimmter Reihenfolge empfindlich sind, ist erneut bestätigt worden[1].

Sowohl die motorische wie die sensible Nervenfaser eignet sich für die Prüfung der Wirksamkeit der Lokalanaesthetica. Die Untersuchungen an der motorischen Nervenfaser haben den Vorzug der größeren Einfachheit; ihre Ergebnisse stehen allerdings der praktischen Anwendbarkeit dieser Mittel als Leitungsanaesthetica ferner und sind nicht ohne weiteres auf diese übertragbar. Die Untersuchungen an der sensiblen Nervenfaser setzen in der Regel Präparate mit funktionierendem Zentralnervensystem bzw. funktionierendem Rückenmark voraus. Soweit man dabei, wie das häufig geschieht, am gemischten Nerven (z. B. N. ischiadicus) arbeitet und als Test den gleichseitigen, durch die narkotisierte Strecke laufenden Reflex benutzt, sind Sicherungen nötig, um eine etwa vorausgehende Lähmung der motorischen Fasern auszuschließen. Diese Bedenken kommen in Wegfall bei Benutzung des gekreuzten Reflexes; hierbei sind allerdings kompliziertere Reizapparaturen nötig, da der gekreuzte Reflex nur durch Iterativreize ausgelöst werden kann.

Um mit den genannten Methoden quantitative Ergebnisse zu erzielen, ging man in der Regel so vor, daß man vergleichend das Verhältnis der Konzentrationen bei den einzelnen Mitteln bestimmte, die in gleichen oder sehr langen Zeiten Leitungsunterbrechung, Unerregbarkeit oder Heraufrücken des Schwellenreizes auf eine bestimmte Höhe bewirkten. Das an der Nervenfaser, z. B. dem sensiblen Nervenstamm, ermittelte Wirkungsstärkeverhältnis der Lokalanaesthetica kann sehr stark von dem am sensiblen Nervenende ermittelten abweichen, eine Tatsache, auf die zuerst FROMHERZ[2] aufmerksam gemacht und aus der er die notwendigen praktischen Konsequenzen gezogen hat. Er will demgemäß die gesamten Lokalanaesthetica in zwei Gruppen eingeteilt wissen: erstens in eine Gruppe *spezifischer Leitungsanaesthetica*, die bei geringer Giftigkeit, guter Diffundierbarkeit und Resorbierbarkeit sowie bei gelegentlicher Neigung leicht in unwirksame Komponenten zu zerfallen, an der Schleimhaut versagen, am Nervenstamm aber der Depottechnik wegen gut wirken, und zweitens in eine Gruppe *spezifischer Schleimhautanaesthetica*, die schlecht diffundieren, an die oberflächlichen Ausbreitungen sensibler Nervenendigungen gut und lange gebunden bleiben, und die deshalb trotz allgemein hoher Wirksamkeit bei dieser Anwendungsweise geringe Gefahren für Allgemeinvergiftungen bieten.

Die mit den geschilderten Methoden durchgeführten quantitativen Bestimmungen des Wirkungsstärkeverhältnisses der Lokalanaesthetica haben meist den Nachteil, daß Mittel mit relativ hoher Eindringungsgeschwindigkeit stärker wirksam erscheinen als sie in der Tat sind. Man kann diesem Übelstand dadurch bis zu gewissem Grade abhelfen, daß man über einen hinreichend großen Konzentrationsbereich hin die Abhängigkeit der Zeit, die bis zum Eintritt eines bestimmten Effektes vergeht, von der angewandten Konzentration ermittelt; man erhält dabei stets Kurven, die einer hyperbolischen oder logarithmischen Funktion nahekommen und aus denen sich Schlüsse über die Größe der Eindringungsgeschwindigkeit ziehen lassen[3]. Da aber die Gesetzmäßigkeit, nach der diese Zeit-Konzentrationskurven verlaufen, nicht sicher bekannt ist, ist die Erschließung der wirksamen Grenzkonzentrationen und damit des Wirkungsstärkeverhältnisses der im Verteilungsgleichgewicht befindlichen Stoffe unsicher[4].

[1] ENDRES, G.: Amer. J. Physiol. **90**, 338 (1929).
[2] FROMHERZ, K.: Arch. f. exper. Path. **93**, 34 (1922).
[3] LAUBENDER, W.: Arch. f. exper. Path. **137**, 25 (1928).
[4] LAUBENDER, W., u. M. SAUM: Arch. f. exper. Path. **171**, 619 (1933).

KOCHMANN und BOEHMINGHAUS[1] haben das Problem von der rein experimentellen Seite her zu lösen versucht: Sie haben ein Präparat ausgearbeitet, das gestattet, die Lokalanaesthetica am sensiblen Nervenstamm des Frosches in ganz niedrigen Konzentrationen hinreichend lange Zeit bis zur Erreichung des Verteilungsgleichgewichtes einwirken zu lassen. Es ist gegen die Methode geltend gemacht worden, daß die dabei notwendige sehr lange Einwirkungszeit leicht zu sekundären Änderungen der Erregbarkeit des Präparates Anlaß geben kann, die nichts mehr mit der Wirkungsstärke des zu prüfenden Mittels zu tun hat.

Einen neuartigen Weg zur quantitativen Ermittlung der Wirkungsstärke von Lokalanaesthetica an der Nervenfaser ist RÉGNIER[2] gegangen. Er hat in Anlehnung an die Arbeiten von LAPICQUE[3] an Stelle der sonst üblichen Schwellenreizbestimmung (Rheobase) die Verfolgung der Veränderung der Chronaxie gesetzt.

Um zu dem Wert dieser Methode Stellung nehmen zu können, ist ein kurzer Hinweis auf die Physiologie der elektrischen Erregung notwendig. Bis gegen die Jahrhundertwende wurde ziemlich allgemein das Gesetz von DU BOIS-REYMOND[4] als gültig betrachtet, wonach die elektrische Erregung bestimmt wird durch die Änderung der Stromstärke in der Zeiteinheit (di/dt). HOORWEG und WEISS[5] haben für die Beziehung von Stromstärke und Zeit geradezu das Gegenteil gefunden: Die elektrische Erregung hängt ab von dem *Produkte* Stromstärke und Zeit, d. h., je kürzer die Reizzeit ist, um so größer muß die Reizstärke sein und umgekehrt. Allerdings darf für sehr lange Reizzeiten die Stromstärke (i) nicht beliebig klein werden, sondern strebt einem Grenzwert, dem Schwellenreiz auch Rheobase (b) genannt, zu. Das von diesen Autoren aufgestellte hyperbolische Gesetz $i = b + a/t$ oder $(i - b)t = a$ stellt zweifellos eine erste Annäherung an die Beziehung von Stromstärke oder Spannung und Reizzeit dar, die im Verlauf der letzten drei Dezennien ausführlich weiter untersucht wurde. Um nun die für die Erregbarkeit eines Nerven usw. charakteristische Reizzeitspannungsbeziehung zu ermitteln, genügt bei Zugrundelegung obigen Gesetzes an Stelle der Festlegung einer Unzahl von Wertepaaren die Bestimmung von zwei Parametern nämlich einerseits der Rheobase (b) und andererseits der Chronaxie, worunter die zur doppelten Rheobase gehörige Reizzeit verstanden wird, die auch gleich ist dem Quotienten a/b obiger Gleichung. Nach den französischen Autoren ist die Chronaxie ein sichererer Maßstab für den Erregbarkeitszustand eines lebenden Gebildes als die Rheobase, da diese von einer Unzahl rein äußerer Faktoren abhängt, jene nicht.

Unter der Einwirkung von Cocain und von vielen seiner Ersatzmittel auf den peripheren Nerven fand man ein Ansteigen der Rheobase und ein Absinken der Chronaxie[6], ähnlich wie unter der Einwirkung von Narkotica, wie Chloroform[7] und Chloralhydrat[8]. RÉGNIER hat diese Tatsache in ausgedehnten Untersuchungen sowohl für den motorischen[9] wie für den sensiblen Nerven[10] bestätigt;

---

[1] KOCHMANN, M., u. H. BOEHMINGHAUS: Arch. f. exper. Path. **133**, 121 (1928).

[2] RÉGNIER, J. L.: Méth. d. mes. de l'activité d. Anesthés. loc. André Brulliard, Saint-Dizier 1929.

[3] LAPICQUE, L.: L'excitabilité en Fonct. du Temps, Paris 1926.

[4] DU BOIS REYMOND: Untersuchungen über tierische Elektrizität. Berlin 1848.

[5] HOORWEG, L.: Pflügers Arch. **52**, 87 (1892). — WEISS, G.: C. r. Soc. Biol. Paris **53**, 253, 400, 466 (1901) — Arch. ital. de Biol. (Pisa) **35**, 413 (1901).

[6] DÉRIAUD, R., u. H. LAUGIER: C. r. Soc. Biol. Paris **85**, 324 (1921).

[7] LAPICQUE, L., u. R. LEGENDRE: J. Physiol. et Path. gén. **20**, 163 (1922).

[8] CHAUCHARD, A. u. B.: C. r. Soc. Biol. Paris **84**, 826 (1921).

[9] CARDOT, H., u. J. RÉGNIER: Bull. Sci. pharmacol. **33**, 10, 77 (1926).

[10] CARDOT, H., u. J. RÉGNIER: C. r. Soc. Biol. Paris **95**, 1247 (1926) — J. Physiol. et Path. gén. **25**, 37 (1927). — RÉGNIER, J.: Paris méd. **18**, Nr. 24, 566 (1928).

für die Prüfung am sensiblen Nerven bediente er sich teils des gekreuzten Reflexes am Frosch, wobei die Anwendung von Iterativreizen notwendig war, teils des gleichseitigen Reflexes, hervorgerufen durch Reizung des N. lingualis beim Hunde[1], wobei die Anwendung von Einzelreizen genügte. Régnier fand dabei weiter, daß unter der Einwirkung einer bestimmten Konzentration von Cocain, Novocain usw. die Chronaxie auf einen für diese Konzentration charakteristischen Wert absinkt; bei einer höheren Konzentration findet das Absinken um einen entsprechend höheren Prozentsatz statt. Régnier konnte infolgedessen für die einzelnen Mittel eine Art von Konzentrationswirkungskurven aufstellen, die jedoch nicht linear verliefen, sondern die sich mit zunehmender Konzentration immer mehr abflachten[2]. Er sah in ihnen einen Ausdruck für die Adsorption der Lokalanaesthetica an die Strukturelemente der Nervenfaser[3]. Beim sensiblen Nerven wurden stets wesentlich stärkere Chronaxieerniedrigungen gefunden als beim motorischen[4]. Die Chronaxie ist indessen keine absolute Konstante; sie ist vielmehr, insbesondere beim Frosch, abhängig von der Jahreszeit[5], vom Geschlecht der Tiere[6] und von der Temperatur[6]. Die quantitative Wertbestimmung der Lokalanaesthetica mit der Chronaxiemethode erfordert also ebenfalls ein streng vergleichendes Vorgehen[7]. Verfasser hat zusammen mit Mitarbeitern die von Régnier ausgearbeitete Chronaxiemethode zur Wertbestimmung einiger neuerer Lokalanaesthetica (Percain, Pantocain) am motorischen[8] und sensiblen[9] Nerven benutzt. Er fand am sensiblen Nerven, daß unter Percain und Pantocain das reziproke Verhalten von Rheobase und Chronaxie — d. h. Rheobasen*steigerung* und Chronaxie*senkung* — im Gegensatz zu Cocain, Novocain u. a. vermißt wird; bei diesen beiden Mitteln kam es primär zu einer gleichzeitigen Steigerung von Rheobase und Chronaxie. Daraus war zu folgern, daß die Chronaxiemethode keinen allgemein gültigen, den sonst geübten Methoden überlegenen Maßstab zur Bestimmung der relativen Wirkungsstärke von Lokalanaesthetica liefert. Er schloß weiter aus seinen Versuchsergebnissen, daß es unrichtig sei, der Chronaxie- einen Vorrang gegenüber der Rheobasenbestimmung einzuräumen. Dagegen vermag die gleichzeitige Berücksichtigung beider Größen einen tieferen Einblick in den Wirkungsmechanismus der Lokalanaesthetica zu geben als die Rheobasenbestimmung allein. Das Produkt Rheobase $\times$ Chronaxie ist nämlich gleich der zur Erregung notwendigen Minimalelektrizitätsmenge. Diese Minimalelektrizitätsmenge ist bei Percain und Pantocain wesentlich größer als bei Cocain und Novocain. Die Methode läßt sich also vor allem zur Feststellung verschiedenartig wirkender Mittel benutzen. Später fand Régnier[10], daß auch unter Cocain und Novocain in einer zweiten Phase der Wirkung die Chronaxieverminderung durch eine Chronaxiesteigerung abgelöst werden kann. Die Veränderungen der Chronaxie sind übrigens ähnlich wie die der Rheobase reversibel.

Die Aktionsströme des sensiblen Nerven zur Wertbestimmung von Lokalanaesthetica heranzuziehen, ist von Fitch versucht worden[11].

[1] Régnier, J., u. G. Valette: Bull. Sci. pharmacol **36**, 284 (1929).

[2] Régnier, J : C. r. Acad. Sci. Paris **189**, 264 (1929).

[3] Valette, G.: Etude du Mode de Fixation d. l. coc. sur les fibres nerveus. Caen 1930.

[4] Régnier, J.: Bull. Sci. pharmacol. **36**, 401 (1929) — C. r. Acad. Sci. Paris **189**, 339 (1929).

[5] Régnier, J., u. B. Briolet: C. r. Soc. Biol. Paris **113**, 877 (1933).

[6] Régnier, J., u. B. Briolet: C. r. Soc. Biol. Paris **113**, 1354 (1933).

[7] Régnier, J., u. B. Briolet: C. r. Soc. Biol. Paris **113**, 1356 (1933) — J. Physiol. et Path. gén. **32**, 62 (1934).

[8] Laubender, W., u. M. Saum: Arch. f. exper. Path. **171**, 619 (1933).

[9] Laubender, W., u. Chr. Raufenbarth: Arch. f. exper. Path. **175**, 113 (1934).

[10] Régnier, J., B. Briolet u. A. Quevauviller: C. r. Acad. Sci. Paris **202**, 92 (1936).

[11] Fitch, R. H.: J. of Pharmacol. **42**, 257 (1931).

d) Lumbal-, Epidural- und Sacralanästhesie.

Mit der Eignungsprüfung der Lokalanaesthetica zur Lumbalanästhesie haben sich verhältnismäßig wenig tierexperimentelle Arbeiten befaßt. Die Lumbalanästhesie ist seit ihrer Einführung in die menschliche Chirurgie durch BIER[1] hauptsächlich von chirurgischer Seite weiterentwickelt worden. Dabei hat sich eine Verschiebung des Problems von der chemischen Seite nach der rein physikalischen Seite geltend gemacht. Man sieht die Möglichkeiten für eine Herabminderung der gerade bei dieser Anästhesieart so großen Gefahren weniger in der Auswahl eines besonders geeigneten Mittels als darin, daß man durch Benutzung einer Lösung von niedrigem (oder hohem) spezifischem Gewicht und hoher Viscosität sowie durch entsprechende Lagerung des Patienten, Ablassen von Liquor usw. die eingespritzte Lösungsmenge an die jeweils gewünschte Stelle des Wirbelkanals zu dirigieren und dort möglichst lange zu fixieren sucht[2]. Präparate, wie „Spinocain leicht"[3], „Spinocain schwer", „Pantocain L", „Pantospinocain"[4] u. a., sind diesem Bedürfnis nachgekommen. „Spinocain leicht" ist eine 10proz. Novocainlösung von niedrigerem spezifischen Gewicht (1,0009) als der Liquor (1,007) und hoher Viscosität (1,51); das niedrige spezifische Gewicht wird durch Zusatz von 15% Alkohol-Äther zum Lösungswasser, die Viscosität durch Zusatz einer organischen Schleimsubstanz erreicht. „Spinocain schwer" ist eine 40proz. Novocainlösung von hohem spezifischen Gewicht (1,102 bis 1,103) und hoher Viscosität (4,88); das hohe spezifische Gewicht wird durch Zusatz von Glycerin erreicht[5].

Es liegen aber dennoch einige Arbeiten vor, die mit tierexperimenteller Methode das Problem der Lumbalanästhesie zu fördern suchten. GRIMALDI[6] hat die Eignung des Tropacocains im Vergleich mit Novocain und Alypin zur Lumbalanästhesie am Hunde geprüft. VOEGTLIN und LIVINGSTON[7] prüften am gleichen Versuchstier die lumbalanästhetische Wirksamkeit von Benzylalkohol, KUBOTA[8] am Kaninchen diejenige von Allocain S.

BIETER und Mitarbeiter haben die Prüfungsmethoden für die lumbalanästhetische Kraft der Lokalanaesthetica am Frosch[9] und am Kaninchen[10] weiter ausgebaut und gleichzeitig eine größere Anzahl von Lokalanaesthetica, darunter auch die neueren Mittel, untersucht. Die Autoren fanden beim Kaninchen, daß die die motorischen Fasern lähmenden Schwellenkonzentrationen aller geprüfter Mittel niedriger waren als die für die sensible Lähmung notwendigen; auch begann die Lähmung der motorischen Fasern früher und dauerte länger als die der sensiblen. Dieser Befund steht nicht nur im Gegensatz mit den Erfahrungen, die man bei Applikation der Lokalanaesthetica an die Nervenfaser außerhalb des Wirbelkanals gemacht hat, sondern auch mit jenen, die bei der Lumbalanästhesie anderer Versuchstiere und des Menschen gemacht wurden. Nach EMMETT[11] werden beim Menschen zuerst die sensiblen Nerven, danach die

[1] BIER, A.: Dtsch. Z. Chir. **51**, 361 (1899).
[2] KIRSCHNER, M.: Verh. dtsch. Ges. Chir. 1931 — Verh. dtsch. pharmak. Ges. 1938.
[3] PITKIN: Z.org. Chir. **44** u. **47** (1928) (ref.).
[4] HILLEBRAND, H.: Bruns' Beitr. **156**, 85 (1932).
[5] SCHMIDT, H.: Klin. Wschr. **9**, 748 (1930).
[6] GRIMALDI, A. B.: Arch. internat. Pharmacodynamie **24**, 395 (1914—1918).
[7] VOEGTLIN, C., u. A. E. LIVINGSTON: J. of Pharmacol. **13**, 513 (1919).
[8] KUBOTA, S.: J. of Pharmacol. **12**, 361 (1919).
[9] BIETER, R. N., A. Mc. G. HARVEY u. W. W. BURGESS: J. of Pharmacol. **45**, 291 (1932). — BIETER, R. N., u. J. W. BROWN: Proc. Soc. exper. Biol. a. Med. **31**, 472 (1934).
[10] BIETER, R. N., R. W. CUNNINGHAM, OA LENZ u. J. J. Mc. NEARNEY: J. of Pharmacol. **57**, 221 (1936). — BIETER, R. N., J. J. Mc. NEARNY, R. W. CUNNINGHAM u. OA. LENZ: J. of Pharmacol. **57**, 264 (1936).
[11] EMMETT, J. L.: J. amer. med. Assoc. **102**, 425 (1934).

Vasomotoren und erst bei sehr großen Dosen auch die motorischen Fasern gelähmt.

Da bei der Einbringung von Lokalanaesthetica in den Wirbelkanal also nicht nur die sensiblen Fasern, sondern sehr bald auch die Vasomotoren und schließlich die motorischen Fasern gelähmt werden, besteht stets die Gefahr der Kreislauf- und Atemlähmung. Man stellt sich vor, daß das Versagen von Kreislauf und Atmung im wesentlichen dadurch zustande kommt, daß die injizierte Lösung sich im Wirbelkanal ausbreitet und immer zahlreichere Segmente erfaßt, so daß die in diesen Segmenten verlaufenden Vasoconstrictoren und zu den Atemmuskeln ziehenden motorischen Nerven fortschreitend gelähmt werden. Unter dieser Voraussetzung könnte theoretisch die injizierte Lösung schließlich bis zu dem in der Medulla oblongata gelegenen Vasomotoren- und Atemzentrum vordringen. Nach Versuchen von Biancalana[1] findet indes kein beträchtliches Fortschreiten von Novocainlösungen im Wirbelkanal durch Diffusion oder Strömung statt. Im Gegensatz hierzu haben Kirschner und Stauss[2] in einem tödlich ausgegangenen Fall beim Menschen das Anaestheticum im oberen Halsabschnitt nachweisen können. Die Frage, ob die Lähmung des Atem- und Vasomotorenzentrums bei der Lumbalanästhesie durch Vordringen des Lokalanaestheticums im Wirbelkanal oder durch Resorption des Mittels auf dem Blutwege oder sonstwie indirekt zustande kommt, ist anscheinend noch nicht klar entschieden; sie wird im Abschnitt „Atmung" nochmals erörtert werden. Jedenfalls aber bedeutet die Umgehung der Lumbalanästhesie durch das technisch allerdings schwierigere Verfahren der Epidural-[3] oder Periduralanästhesie eine Herabminderung der Gefahren; so fand Namikawa[4] in Versuchen am Kaninchen, daß die Periduralanästhesie im Gegensatz zur Lumbalanästhesie bei 80° Beckenhochlagerung keinen plötzlichen Tod hervorruft wie diese.

Anscheinend können auch Alkaloide, die sonst keine typische lokalanästhetische Wirkung entfalten, beim Einbringen in den Wirbelkanal Lumbalanästhesie hervorrufen; Mercier[5] hat dies für Spartein gezeigt.

e) Arterien- und Venenanästhesie.

Die ebenfalls von chirurgischer Seite inaugurierte und ausgebildete Methode der Arterien- und Venenanästhesie[6] ist nur selten im Tierexperiment nachgeahmt und weiter verfolgt worden. Arland[7] berichtet über Versuche an Hunden, bei denen es ihm gelang, durch intraarterielle Injektion von 0,33 g Coc. hydrochlor. in die abgeschnürte, durch Hochheben und Massage so blutleer als möglich gemachte Extremität eine Anästhesie von durchschnittlich $2^1/_2$ Stunden Dauer zu erzielen.

2. Die lokalanästhetische Wirksamkeit der wichtigsten neueren Mittel.

a) d-ψ-Cocain (Psicain). Bei der Prüfung der oberflächenanästhetischen Kraft fand Gottlieb[8], daß d-ψ-Cocain am Kaninchenauge etwas schwächer als l-Cocain wirkt und daß auch die Wirkungsdauer eine geringere ist. Salazar[9]

[1] Biancalana, L.: Arch. Sci. med. **55**, 245, 256 (1931).
[2] Kirschner u. Stauss: Verh. dtsch. Ges. Chir. 1932.
[3] Dogliotti, T.: Unione tipogr. edit torin. 1935 — Amer. J. Surg., N. s. 20 (1933).
[4] Namikawa, T.: Mitt. med. Akad. Kioto **11**, 525 u. dtsch. Zusammenfassung 635 (1934).
[5] Mercier, Fr.: C. r. Soc. Biol. Paris **107**, 678 (1931).
[6] Bier, A.: Verh. dtsch. Ges. Chir. 1908 — Berl. klin. Wschr. **1909**.
[7] Arland, J. P.: Indian J. med. Res. **13**, 263 (1925).
[8] Gottlieb, R.: Arch. f. exper. Path. **97**, 113 (1923).
[9] Salazar, L.: Arch. internat. Pharmacodynamie **34**, 188 (1928).

untersuchte die Wirkung des Psicains an der Hornhaut des Kaninchens mit der Methode von RÉGNIER und fand, daß Psicain etwa $^1/_2$ bis $^1/_4$ so wirksam ist als Cocain. RÉGNIER und MERCIER[1] geben das Wirkungsstärkeverhältnis der Chlorhydrate von d-ψ-Cocain und l-ψ-Cocain an der Schleimhaut mit 0,8:1,0 an. Auch an der Froschhaut wirkt d-ψ-Cocain kürzer dauernd als l-Cocain[2,3].

Im Quaddelversuch am Menschen ist nach GOTTLIEB[2] d-ψ-Cocain etwas stärker, aber nur gleich lang wirksam wie Blättercocain. TOMINAGA und HAYASHI[4] berichten, daß bei der Quaddelprüfung am Menschen in $^1/_{300}$-Mol.-Konzentration Psicain im Mittel 18,1 und Cocain 20,0 Minuten lang Anästhesie bewirken. Bei $^1/_{30}$-Mol.-Lösungen erreicht Psicain eine größere Wirkungsdauer als Cocain.

An der Nervenfaser ist d-ψ-Cocain dem l-Cocain überlegen. GOTTLIEB[2,5] fand, daß man, um beim Frosch in etwa gleichen Zeiten Leitungsunterbrechung des sensiblen Nerven zu bewirken, nur halb so große Konzentration von d-ψ-Cocain benötigt als von l-Cocain, entsprechend einer etwa doppelt so starken Wirksamkeit. Auch am motorischen Nerven[6] führt d-ψ-Cocain, in gleicher Konzentration mit l-Cocain angewandt, in der halben Zeit oder noch rascher zur Leitungsunterbrechung.

Die Frage der Eignung des d-ψ-Cocains zur Lumbalanästhesie wurde von SALAZAR[7] und RÉGNIER und MERCIER[8] studiert. SALAZAR[7] fand in Versuchen am Hunde, daß Psicain lumbalanästhetisch 3—4mal schwächer und auch kürzerdauernd wirkt als Cocain. Im Gegensatz hierzu konnten RÉGNIER und MERCIER[8] ebenfalls am Hunde mit beiden Mitteln in der Dosis von 0,0015 g/kg Körpergewicht Anästhesien von gleicher Dauer (50 Minuten) erzielen. Da nach diesen Autoren d-ψ-Cocain am isolierten Nerven etwa 3mal stärker als Cocain wirkt, beziehen sie das offensichtliche relative Zurückbleiben der anästhetischen Kraft des d-ψ-Cocains bei der Lumbalanästhesie auf eine schnellere Zerstörung des Mittels.

b) Tutocain. Die oberflächenanästhetische Wirksamkeit des Tutocains, beurteilt nach der wirksamen Grenzkonzentration an der Kaninchencornea, beträgt nach SCHULEMANN[9] etwa $^1/_3$ von der des Cocains, nach WAGNER[10] das 4fache von der des Cocains.

Die Grenzkonzentrationen für die Quaddelanästhesie am Menschen betragen nach WAGNER[10] für Cocain 0,0125, für Tutocain 0,0031, so daß auch bei der Infiltrationsanästhesie Tutocain 4mal so stark wirksam wäre wie Cocain.

c) Larocain. FROMHERZ[11] fand, daß Larocain an der Cornea des Kaninchens doppelt so stark anästhetisch wirkt wie Cocain. Nach Versuchen von DIETRICHS[12] beträgt die wirksame Grenzkonzentration für die Oberflächenanästhesie an der Kaninchencornea bei Larocain 0,125% gegenüber 0,5% bei Cocain, entsprechend einer 4mal stärkeren Wirksamkeit des Larocains. Im Gegensatz hierzu fand GESSNER und Mitarbeiter[13], ebenfalls gemessen an der lokalanästhetischen

[1] RÉGNIER, J., u. F. MERCIER: Bull. Sci. pharmacol. **37**, 65, 219, 314 (1930).
[2] GOTTLIEB, R.: Zit. S. 28.
[3] CARBONARO, G.: Arch. internat. Pharmacodynamie **33**, 208 (1927).
[4] TOMINAGA, K., u. I. HAYASHI: Nagoya J. med. Sci. **2**, 6 (1927).
[5] GOTTLIEB, R.: Münch. med. Wschr. **71**, 850 (1924).
[6] BJÖRKMAN, S., G. WIBERG u. C. G. SANTESSON: Skand. Arch. Physiol. (Berl. u. Lpz.) **47**, 145 (1926).
[7] SALAZAR, L.: Arch. internat. Pharmacodynamie **35**, 471 (1929).
[8] RÉGNIER, J., u. F. MERCIER: C. r. Acad. Sci. Paris **189**, 1321 (1929).
[9] SCHULEMANN, W.: Klin. Wschr. **3**, 676 (1924).
[10] WAGNER, W.: Arch. f. exper. Path. **109**, 64 (1925).
[11] FROMHERZ, K.: Arch. f. exper. Path. **158**, 368 (1930).
[12] DIETRICHS, H.: Arch. f. exper. Path. **161**, 206 (1931).
[13] GESSNER, O., J. KLENKE u. F. R. WURBS: Arch. f. exper. Path **168**, 447 (1932).

Schwellenkonzentration des Kaninchenauges, Larocain zwar $7^1/_2$ mal wirksamer als Novocain, aber nur etwa $^1/_3$ so wirksam wie Cocain.

Die Grenzkonzentration bei der Quaddelanästhesie des Menschen beträgt nach Dietrichs[1] 0,03% für Larocain, so daß Larocain bei dieser Anwendungsweise nur $^1/_2$ bis $^1/_3$ der Wirkungsstärke des Cocains erreicht. Gessner[2] findet bei dieser Prüfungsmethode Larocain nur halb so wirksam wie Novocain, also erst recht schwächer wirksam als Cocain.

Auf die sensible und motorische Nervenfaser wirkt Larocain nach den Angaben von Dietrichs[1] in einer Grenzkonzentration von 0,08 bzw. 0,085% lähmend. Da die Grenzkonzentrationen von Cocain an diesen beiden Testobjekten 0,01 bzw. 0,05% betragen, besitzt Larocain an der sensiblen Faser nur $^1/_8$, an der motorischen etwa $^3/_5$ der Wirksamkeit des Cocains. Novocain hat nach Kochmann[3] an der sensiblen Nervenfaser $^1/_5$ der Wirkungsstärke des Cocains, so daß Larocain danach noch etwas schwächer als Novocain wäre. Im Gegensatz hierzu fand Fromherz[4] Larocain an der sensiblen Nervenfaser doppelt so wirksam als Novocain.

d) Panthesin. Nach den Untersuchungen von Rothlin[5] ist Panthesin (S. F. 147), beurteilt nach seiner anästhetischen Kraft an der Kaninchencornea, dem Cocain mindestens ebenbürtig und übertrifft Psicain und Tutocain. Auch andere Autoren[6] finden die oberflächenanästhetische Kraft des Panthesins an der Froschhaut und an der Kaninchencornea etwa gleich mit der des Cocains.

An der motorischen Nervenfaser ist Panthesin dem Cocain nach Rothlin[5] mindestens ebenbürtig und übertrifft nach Boeminghaus und Kochmann[7] das Novocain. Weiterhin haftet es nach Rothlin[5] 4—5 mal länger an der Nervenfaser als Novocain. Gessner[8] fand bei Untersuchung der Wirkung des Panthesins am N. ischiadicus des Frosches zwar auch eine 4—5 fach stärkere Wirkung des Panthesins gegenüber Novocain, kommt aber auf Grund der Tatsache, daß die Toxizität in noch stärkerem Maße erhöht ist, zu dem Schluß, daß Panthesin keine Vorzüge gegenüber Novocain besitzt.

e) Pantocain. Pantocain ist ein durch hohe oberflächenanästhetische Kraft charakterisiertes Mittel. Fussgänger und Schaumann[9] fanden bei der Prüfung an der Kaninchencornea Pantocain in einer Konzentration von 1:10000 etwa gleich wirksam mit Cocain von der Konzentration 1:400; das entspricht einer 25 fach stärkeren Wirksamkeit des Pantocains. Bei Prüfung der lokalanästhetischen Schwellenkonzentrationen an der Kaninchencornea ermittelten Gessner[2] und Klenke[10] eine 195 mal stärkere Wirksamkeit des Pantocains gegenüber Novocain. Verfasser[11] fand beim Vergleich des Pantocains mit dem ebenfalls sehr stark oberflächenanästhetisch wirksamen Percain an der Froschpfote und an der Kaninchencornea etwa gleiche Wirkung bezüglich der Wirkungstiefe; nur bezüglich der Wirkungsdauer blieb Pantocain gegen Percain zurück. Die Prüfung an der Schleimhaut des Nasenrachenraumes beim Menschen ergibt nach Hainebach[12], daß eine 1 proz. Pantocainlösung in ihrer Wirkung nur wenig hinter einer

---

[1] Dietrichs, H.: Zit. S. 29.   [2] Gessner, O., J. Klenke u. F. R. Wurbs: Zit. S. 29.

[3] Kochmann, M.: Arch. f. exper. Path. **151**, 100 (1930).

[4] Fromherz, K.: Zit. S. 29.

[5] Rothlin, E.: Arch. f. exper. Path. **144**, 197 (1929).

[6] Roig, A.: C. r. Soc. Biol. Paris **102**, 1043 (1929). — Berset, J.: Diss. Genf 1931.

[7] Boeminghaus, H., u. M. Kochmann: Arch. f. exper. Path. **141**, 237 (1929).

[8] Gessner, O., Narkose u. Anästh. **2**, 129 (1929).

[9] Fussgänger, R., u. O. Schaumann: Arch. f. exper. Path. **160**, 53 (1931).

[10] Klenke, J.: Diss. Marburg 1931.

[11] Laubender, W., u. W. Ost: Arch. f. exper. Path. **165**, 520 (1932).

[12] Hainebach, F. H.: Arch. Ohr.- usw. Heilk. **133**, 131 (1932).

10proz. Cocainlösung zurückbleibt. 2proz. Pantocainlösungen mit Suprareninzusatz können nach HAINEBACH[1] und HIRSCH[2] die Anwendung von Cocain entbehrlich machen. Die Wirkungsdauer von Pantocain an der Froschpfote und an der Kaninchencornea geprüft, übertrifft unter allen Umständen die von Novocain und Cocain[3].

Im Quaddelversuch am Menschen ist nach WIEDHOPF[4] eine 0,01—0,03proz. Lösung von Pantocain sowohl dem Novocain wie dem Tutocain hinsichtlich der Dauer der eintretenden Anästhesie überlegen.

Bezüglich der Wirkung des Pantocains auf die sensible Nervenfaser werden von FUSSGÄNGER und SCHAUMANN[5] folgende Angaben gemacht: Die Schwellenkonzentration für Pantocain am N. ischiadicus des Reflexfrosches beträgt 0,01%, für Novocain 0,14%, so daß also Pantocain 14mal stärker leitungsanästhetisch wirkt als Novocain. Die relative Haftfestigkeit des Pantocains an der sensiblen Faser ist beträchtlich größer als die des Novocains. Auch am motorischen Nerven[6] ist Pantocain dem Cocain und damit erst recht dem Novocain sowohl in bezug auf Wirkungsstärke wie bezüglich der Haftfestigkeit überlegen.

f) Percain. Percain ist ebenfalls ein Mittel von außerordentlich hoher oberflächenanästhetischer Kraft. HÖFER[7] fand an der Kaninchencornea eine wirksame Grenzkonzentration von 1:140000, CHRIST[8] eine solche von 1:120000 und KOCHMANN[9] den Wert 1:20000. Nimmt man die wirksame Grenzkonzentration des Cocains an diesem Testobjekt mit 1:200 bis 1:400 an, so ergibt sich ein Wirkungsstärkeverhältnis von Percain: Cocain, das zwischen 50 und 700 liegt. Der Verfasser[10] fand am gleichen Testobjekt eine mindestens 100fach stärkere Wirksamkeit des Percains gegenüber Cocain, OKAZAKI[11] denselben Wert und UHLMANN[12] eine mindestens 10fach stärkere Wirkung. Dem Novocain ist Percain nach GESSNER und NAUHEIMER[13] an der Kaninchencornea sogar 2000fach überlegen. Auch an den sensiblen Nervenendigungen der Froschpfote übertrifft Percain das Cocain, und zwar nach den Untersuchungen des Verfassers[10] etwa ums 10fache, nach denen von OKAZAKI[11] ums 20fache. Percain ist nicht frei von lokalen Gewebsschädigungen, die sich in Ödematisation des Gewebes äußern können[10].

Im Quaddelversuch am Menschen zeigten Lösungen von 1% Cocain etwa dieselbe Wirkung wie solche von 0,1% Percain; dabei hielt aber die Wirkung des Percains viel länger an[12]. Die danach etwa 10fach stärkere Wirksamkeit des Percains gegenüber Cocain im Quaddelversuch wird von OKAZAKI[11] bestätigt. Gemessen an der anästhesierenden Grenzkonzentration im Vergleich mit Novocain, fand GESSNER[14] eine 25fach höhere Wirksamkeit des Percains.

[1] HAINEBACH, F. H.: Zit. S. 30.

[2] HIRSCH, C.: Dtsch. med. Wschr. **57**, 15 (1931).

[3] SCHMIDT, H.: Schmerz **4**, 277 (1932).

[4] WIEDHOPF, O.: Dtsch. med. Wschr. **57**, 13 (1931).

[5] FUSSGÄNGER, R., u. O. SCHAUMANN: Arch. f. exper. Path. **160**, 53 (1931).

[6] LAUBENDER, W., u. W. OST: Arch. f. exper. Path. **165**, 520 (1932). — LAUBENDER, W., u. M. SAUM: Arch. f. exper. Path. **171**, 619 (1933).

[7] HÖFER, R.: Klin. Wschr. **8**, 1249 (1929).

[8] CHRIST, A.: Narkose u. Anästh. **2**, 161 (1929).

[9] KOCHMANN, M.: Arch. f. exper. Path. **151**, 100 (1930).

[10] LIPSCHITZ, W., u. W. LAUBENDER: Klin. Wschr. **8**, 1438 (1929). — LAUBENDER, W.: Dtsch. med. Wschr **56**, 1658 (1930).

[11] OKAZAKI, T.: Nagasaki Igakkai Zassi **9**, 412 u. dtsch. Zusammenfassung 424 (1931).

[12] UHLMANN, FR.: Narkose u. Anästh. **2**, 168 (1929).

[13] GESSNER, O., u. J. NAUHEIMER: Schmerz **3**, 44 (1930).

[14] GESSNER, O.: Arch. f. exper. Path. **168**, 569 (1932).

Die Ermittlung der wirksamen Grenzkonzentrationen an der Nervenfaser ergibt nach Kochmann[1], daß Percain am motorischen Nerven dem Cocain etwa 10fach, am sensiblen Nerven dagegen nur 2fach überlegen ist. Läßt man den Zeitfaktor nicht außer acht, sondern bestimmt die Wirkungsstärke nach dem Verhältnis der Konzentrationen, die in gleichen Zeiten mittlerer Größe zur Leitungsunterbrechung führen, so erweist sich Percain auch am motorischen Nerven dem Cocain nur etwa ums 3fache überlegen[2]. Percain ist wohl das Mittel, das die größte Haftfestigkeit an der Nervenfaser besitzt, es übertrifft darin das ebenfalls sehr haftfeste Pantocain[3].

Auch klinischerseits ist die bemerkenswerte Haftfestigkeit des Percains bei der Infiltrations- und Leitungsanästhesie bestätigt worden[4].

Die Frage der Eignung des Percains zur Lumbalanästhesie ist nicht einwandfrei geklärt. Widenhorn[5] lehnt seine Verwendung für dieses Anwendungsgebiet ausdrücklich ab, Kirschner[6] benutzt es für die von ihm ausgearbeitete besondere Methode der Lumbalanästhesie.

3. Wirkungssteigerung und Wirkungsabschwächung.

Eine „Wirkungspotenzierung" von Novocain an der Nervenfaser durch Kaliumionen ist zuerst von Kochmann und Zorn[7] beschrieben worden. Später haben Gros und Kochmann[8] gefunden, daß bei Mischung der wirksamen Grenzkonzentration beider Mittel, die für Kaliumion $1{,}5 \cdot 10^{-2}$ N und für Novocainnatriumbicarbonat $^{1}/_{2400}$ N am N. ischiadicus von Rana esculenta beträgt, nur ein additiver Effekt auftritt. Wenn man aber höhere Konzentrationen beider Stoffe verwendet, die in verhältnismäßig kurzer Zeit zur Leitungsunterbrechung führen, tritt ein überadditiver Effekt ein, der anscheinend nur durch eine Erhöhung der Geschwindigkeit der Wirkung bedingt ist. Die Autoren bezeichnen deshalb die Wirkungssteigerung von Novocain durch Kaliumionen im Gegensatz zur „Konzentrationspotenzierung" als „Zeitpotenzierung". An den sensiblen Nervenendigungen vermögen Kaliumionen nach den Untersuchungen von Gehse[9] die Wirkung von Novocain und Cocain nicht zu verstärken. Schwer vereinbar mit diesen Versuchsergebnissen sind eine Arbeit von Glücks[10], der dennoch bei der Mischung von Novocain und Kaliumsulfat am motorischen Froschnerven „Konzentrationspotenzierung" fand, und Arbeiten von Kawabata[11], in denen wechselseitige Wirkungspotensierung von Cocain und Kaliumionen an den sensiblen Nervenendigungen der Frosch- und Meerschweinchenhaut gefunden wurde.

Auch die zweiwertigen Kationen: Mg¨, Ca¨, Sr¨ und Ba¨ vermögen unter Umständen eine Wirkungssteigerung der Lokalanaesthetica hervorzurufen. Daß Magnesiumion an sich lokalanästhesierend wirkt, ist zuerst von B. Wiki[12] an der Meerschweinchenhaut nachgewiesen worden; für die Erdalkalimetalle haben dies

---

[1] Kochmann, M.: Arch. f. exper Path. **151**, 100 (1930).

[2] Lipschitz, W., u. W. Laubender: Klin. Wschr. **8**. 1438 (1929) — Laubender, W.: Dtsch. med. Wschr. **56**, 1658 (1930).

[3] Laubender, W., u. W. Ost: Arch. f. exper. Path. **165**, 520 (1932).

[4] Henschen, C.: Arch. klin. Chir. **157**, Kongreßber., 631 (1929).

[5] Widenhorn, H.: Arch. klin. Chir. **159**, 816 (1930).

[6] Kirschner, M.: Verh. dtsch. pharmak. Ges. 1938.

[7] Kochmann, M., u. L. Zorn: Z. exper. Path. u. Ther. **12**, 529 (1913) — Dtsch. med. Wschr. **1912**, 1589.

[8] Gros, O., u. M Kochmann: Arch. f. exper. Path. **98**, 129 (1923).

[9] Gehse, U.: Dtsch. med. Wschr. **50**, 200 (1924).

[10] Glücks, H.: Diss. Halle a. d. Saale 1933.

[11] Kawabata, J.: Fol. pharmacol jap. **3**, 442 (1926); **4**, 16 (1927).

[12] Wiki, B.: Arch. internat. Pharmacodynamie **21**, 415 (1911).

MOUKHTAR und SEDAD[1] am gleichen Testobjekt gezeigt. Es scheint, daß eine Wirkungssteigerung bei diesen Stoffen mit Lokalanaesthetica an der Nervenfaser nur in geringem Maße[2] oder überhaupt *nicht* zustande kommt. Dagegen tritt bei Ca, Sr und Ba eine wechselseitige Wirkungspotenzierung mit Cocain an den sensiblen *Endapparaten* der Frosch- und Meerschweinchenhaut auf[3]; Magnesium soll nur eine Wirkungssummation zeigen[3]. In Übereinstimmung mit diesen Befunden stehen Arbeiten von RENTZ[4], dem es durch chronische Säuerung bei Kaninchen und Meerschweinchen gelang, eine beträchtliche Abschwächung der Cocainanästhesie an der Hornhaut zu erzielen. Der Autor macht für diese Abschwächung nicht eine etwaige Verschiebung der Wasserstoffionenkonzentration des Gewebes, sondern seine Verarmung an Ca-Ionen verantwortlich[5].

Man hat versucht, bei dem bekannten Synergismus von Adrenalin und Lokalanaesthetica das Adrenalin durch irgendeines seiner Verwandten zu ersetzen. Soweit das gelingt, bedarf es fast stets wesentlich höhere Konzentrationen als beim Adrenalin. CHISTONI[6] fand, daß man 1—2% Ephetonin benötigt, um die Wirkungsdauer einer 0,5proz. Cocainlösung auf die Hornhaut des Menschen oder Kaninchens zu verlängern.

Narkotica und Schlafmittel sind ebenfalls imstande, bei örtlicher Anwendung eine Vertiefung und Verlängerung der Lokalanästhesie zu bewirken. Von O. STENDER[7] wurde für die Wirkungssteigerung durch Schlafmittel folgende fallende Reihe aufgestellt: Somnifen > Voluntal > Luminal > Veronal > Amylenhydrat > Chloralhydrat > Urethan > Paraldehyd. Auch Alkohol führt lokal kombiniert zur Wirkungssteigerung. Bringt man den Alkohol aber resorptiv zur Wirkung, so tritt keine Vertiefung der lokalanästhetischen Wirkung ein. Vielmehr fand SMILGA[8] bei Meerschweinchen im Laufe der Gewöhnung an täglich peroral dargereichtem Alkohol eine zunehmende Abschwächung und schließlich eine Aufhebung der anästhesierenden Wirkung des Cocains an der Cornea. Die infolge der Alkoholgewöhnung eintretende Umstimmung des Gewebes kann nach BALODIS[9] durch Milchinjektion rückgängig gemacht werden, so daß die lokale Cocainapplikation wieder wirksam wird.

Bei der Kombination der Antipyretica, die selbst nicht lokalanästhetisch wirken, mit Lokalanaesthetica fand STENDER[10], daß Antipyrin und Lactophenin unwirksame Lösungen von Cocain zur vollen Wirksamkeit steigerten, während bei Pyramidon, Antifebrin und Phenacetin schwach wirksame Cocainlösungen nötig waren. Melubrin vermochte überhaupt keine Wirkungssteigerung hervorzurufen. Merkwürdigerweise bildete das Novocain eine Ausnahme unter den gesamten untersuchten Lokalanaesthetica: Novocain wurde von keinem Antipyreticum verstärkt. Gelangen die Antipyretica resorptiv zur Wirkung, so tritt nach THASSLER[11] keine Wirkungssteigerung bei örtlich appliziertem Cocain ein.

Im Gegensatz zu den bisher besprochenen Synergismen steht der Synergismus von Cocain und Morphin an den sensiblen Nervenendigungen. Nach STENDER

<hr>

[1] MOUKHTAR, A., u. SEDAD: C. r. Soc. Biol. Paris **95**, 152 (1926).
[2] RIDER, T. H.: J. of Pharmacol. **40**, 7 (1930).
[3] KAWABATA, J.: Fol. pharmacol. jap. **4**, 35 (1927).
[4] RENTZ, E.: Arch. f. exper. Path. **173**, 595 (1933).
[5] RENTZ, E.: Arch. f. exper. Path. **173**, 605 (1933).
[6] CHISTONI, A.: Boll. Soc. ital. Biol. sper. **4**, 1107 (1929).
[7] STENDER, O.: Arch. internat. Pharmacodynamie **38**, 334 (1930).
[8] SMILGA, J.: Arch. f. exper. Path. **171**, 162 (1933).
[9] BALODIS, K.: Arch. f. exper. Path. **176**, 456 (1934).
[10] STENDER, O.: Arch. f. exper. Path. **141**, 373 (1929).
[11] THASSLER, K.: Diss. Leipzig 1935.

und Amsler[1] führt subcutan beigebrachtes Morphin beim Meerschweinchen zu einer starken Sensibilisierung für die örtliche Cocainwirkung auf die Cornea. Der Synergismus kommt auch zustande, wenn statt Cocain seine Ersatzmittel (Pantocain, Eucain B, Tropacocain, Larocain, Novocain usw.) angewendet werden[2], oder wenn statt Morphin ein dem Morphin verwandter Stoff benutzt wird. Für Acedicon hat dies Matschulan[3] gezeigt. Amsler und seine Mitarbeiter erklären den Synergismus durch die Annahme einer elektiven, d. h. vom Blutweg aus zustande kommenden Wirkung des Morphins auf die sensiblen Nervenendigungen, die allerdings unterschwellig (latent) bleibt und erst durch das Hinzukommen des Cocains in Erscheinung tritt; der Gedanke eines peripherzentralen Synergismus wird abgelehnt. Killian und Schwörer[4] haben den Anteil der analgetischen Komponente des Morphins an der Gesamtanästhesie bei der geschilderten Kombination mit Lokalanaesthetica quantitativ zu erfassen versucht; sie fanden ihn für die verschiedenen Cocainersatzmittel ungleich, aber stets von bescheidenem Ausmaß. Durch chronische parenterale Darreichung von Morphin[5] oder Heroin[6] über hinreichend lange Zeit geht der Synergismus mit dem örtlich angewandten Cocain verloren; bei den an Morphin oder Heroin gewöhnten Tieren konnte überhaupt keine Anästhesie der Cornea mit Cocain mehr erzielt werden. Die Autoren deuten diese Befunde durch die Annahme einer Störung des Ca-Haushalts der Zelle: Calcium vermag den Synergismus Morphin-Cocain zu steigern[7]. Umgekehrt wird nach Amsler und Mitarbeitern im Laufe der Gewöhnung an Morphin oder Heroin das Zellcalcium zunehmend mobilisiert, so daß Cocain, dessen lokalanästhetische Wirkung durch Ca-Anreicherung in den sensiblen Nervenendigungen zustande komme, die Möglichkeit zur Wirkung verliere.

Eine Wirkungssteigerung von Cocain durch Methylenblau an den sensiblen Nervenendigungen der Froschhaut wurde von Lipschitz und Weingarten[8] beschrieben. Nach Versuchen von Jung[9] an der Kaninchencornea vermag auch eine große Zahl von Glykosiden (Adonidin, Scillaren, Helleborein, Convallamarin usw.) die Wirksamkeit des Cocains zu potenzieren; die Kombination von Adonidin und Cocain ist sogar unter dem Namen „Adocain" als Oberflächenanaestheticum in den Handel gekommen. An der Nervenfaser ruft das lokalanästhetisch unwirksame Coffein eine bemerkenswerte Wirkungserhöhung von Cocain und Ersatzmitteln hervor[8, 10]. Die in der Literatur aufgetauchte Behauptung, daß auch Traubenzuckerzusatz (10%) eine Wirkungssteigerung von Lokalanaestheticalösungen schaffe, wurde von Oppermann[11] nachgeprüft. Der Autor fand, daß die in Ringerlösung gelösten Lokalanaesthetica durch den Zuckerzusatz in ihrer Wirkung nicht gesteigert werden. Nur wenn die Lokalanaesthetica in reiner Traubenzuckerlösung zur Anwendung kommen, tritt Wirkungssteigerung ein; diese scheint also durch das Fehlen der Elektrolyte in der Zuckerlösung bedingt zu sein.

[1] Stender, O., u. C. Amsler: Arch. f. exper. Path. **160**, 195 (1931).
[2] Smilga, J.: Arch. f. exper. Path **170**, 303 (1933). — Arima, K.: Fol. pharmacol.. jap. **19**, 283 (1935). — Keil, W., u. G. Hepp: Arch. f. exper. Path. **179**, 420 (1935).
[3] Matschulan G.: Arch. f. exper. Path. **183**, 13 (1936).
[4] Killian, H., u. G. Schwörer: Arch. f. exper. Path. **173**, 242 (1933).
[5] Bertschik, G.: Arch. f. exper. Path. **177**, 56 (1934).
[6] Smilga, J.: Arch. f. exper. Path **175**, 339 (1934).
[7] Matschulan, G., u. C. Amsler: Arch. f. exper. Path. **182**, 87 (1936).
[8] Lipschitz, W., u. R. Weingarten: Arch. f. exper. Path. **137**, 1 (1928).
[9] Jung: Z. Hals- usw. Heilk. **18**, Kongreßber. II. Tl., 267, 293 (1928).
[10] Laubender, W., W. Lipschitz u. R. Weingarten: Arch. f. exper. Path. **138**, 153 (1928). — Laubender, W.: Arch. f. exper. Path. **137**, 25 (1928).
[11] Oppermann, K. H.: Diss. Göttingen 1936.

Der Einfluß des Eiweißes auf die Wirkung der Lokalanaesthetica ist ebenfalls untersucht worden. Bei gleichzeitiger oder vorausgehender örtlicher Anwendung von Hühnereiweiß fanden STENDER und AMSLER[1] eine Verstärkung und Verlängerung der Wirkung von Cocain und Ersatzmitteln an der Meerschweinchen- und Kaninchencornea; auch das als Oberflächenanaestheticum schlecht wirksame Novocain erfuhr durch Kombination mit Hühnereiweiß eine bemerkenswerte Wirkungsvertiefung. Ganz anders wirkt die parenterale Eiweißzufuhr: Durch subcutane Milchinjektion beim Meerschweinchen nimmt die Cocainwirkung auf die Cornea bis zur völligen Unwirksamkeit ab[2,3]. Dieser Befund ist merkwürdig, da bei morphin-[4] oder alkoholgewöhnten[5] Tieren Milchinjektion umgekehrt die erloschene Cocainempfindlichkeit wiederherstellen soll.

IV. Wirkung auf andere periphere Organe.

1. Autonome Nerven.

Obwohl die in den folgenden Abschnitten zu besprechenden Wirkungen des Cocains und seiner Ersatzmittel auf Drüsen, Gefäße, glatte Muskeln usw. vielfach auf dem Wege übers autonome Nervensystem zustande kommen, sollen hier doch diejenigen Arbeiten vorweg berücksichtigt werden, die der Frage des Angriffspunktes und Angriffsmodus' der Cocainwirkung aufs autonome Nervensystem im allgemeinen dienen. Neben der Unterscheidung von zentraler und peripherer Wirkung ist vor allem die Frage, ob Cocain durch Lähmung parasympathischer oder Erregung sympathischer Endapparate wirke, also die Frage einer atropin- oder adrenalinähnlichen Wirkung, weiteruntersucht worden.

Daß Cocain nicht nur bei örtlicher, sondern auch bei resorptiver Anwendung imstande ist, Vagusendigungen zu lähmen, kann als sichergestellt gelten. KLEITMAN[6] konnte durch intravenöse Injektion von Cocain beim Frosch die efferenten Vagusendigungen der Lunge lähmen. Diese Wirkung war insofern elektiv, als sie durch Dosen hervorgebracht wurde, die weder die efferenten Endigungen der Skeletnerven noch das Vaguszentrum lähmten. Nach SAITO[7] wird auch die elektrische Erregbarkeit des Herzvagus beim Frosch durch Cocain herabgesetzt; allerdings wandte SAITO die Cocainlösung beim Froschherz in situ örtlich an. Auch beim Warmblüter konnte eine vaguslähmende Wirkung des Cocains nachgewiesen werden: Nach BACKMAN und RYDIN[8] bleibt im Blutdruckversuch an der Katze nach intravenöser Injektion von Cocain (4 ccm 0,5 proz. Lösung) sowohl der Vagusreizeffekt auf den Blutdruck wie die Abnahme der Herzfrequenz aus. Allerdings ist die lähmende Wirkung des Cocains auf die Vagusendigungen im Herzen nur von kurzer Dauer.

Eine elektiv lähmende Wirkung des Cocains auf die Endigungen des Parasympathicus ist also prinzipiell möglich. Dennoch kann diese Wirkung anscheinend keine allgemeingültige Erklärung für den Mechanismus des Cocaineffekts an autonom innervierten Organen geben. Das gilt vor allem für die

[1] STENDER, O., u. C. AMSLER: Arch. f. exper. Path. 144, 190 (1929).

[2] DANNENBERG, H.: Arch. f. exper. Path. 177, 53 (1934).

[3] OELKERS konnte die Aufhebung der Wirksamkeit von Cocain an der Meerschweinchenhornhaut durch Gewöhnung der Tiere an Alkohol oder durch Milchinjektion nicht bestätigen. — OELKERS, H. A.: Arch. f. exper. Path. 178, 451 (1935).

[4] BERTSCHIK, G.: Arch. f. exper. Path. 177, 56 (1934).

[5] BALODIS, K.: Arch. f. exper. Path. 176, 456 (1934).

[6] KLEITMAN, N.: Amer. J. Physiol. 60, 203 (1922).

[7] SAITO, CH.: Acta Scholae med. Kioto 16, 159 (1933).

[8] BACKMAN, E.-L., u. H. RYDIN: C. r. Soc. Biol. Paris 95, 1048 (1926).

Wirkung am Auge, die Kuroda[1] durch Lähmung der Oculomotoriusendigungen erklären wollte. Im Gegensatz zur atropinerweiterten Pupille kann die mit Cocain erweiterte Pupille durch Pilocarpin und Eserin verengert werden; diese bekannte Tatsache wurde erneut bestätigt[2]. Gold[3] fand, daß an der mit Ergotoxin verengerten Pupille Cocain unwirksam ist, während Atropin erweiternd wirkt.

Gegenüber der sehr unvollkommenen Übereinstimmung mit der Atropinwirkung besitzt Cocain weitgehende Ähnlichkeiten mit der Adrenalinwirkung. Am isolierten Kaninchenuterus ruft Cocain nach Miller[4] in der Konzentration von 1:10000 eine Verstärkung der Kontraktionen und des Tonus hervor in gleicher Weise wie Adrenalin in der Konzentration von 1:1000000. Am nichtschwangeren Uterus der Katze, bei dem der Sympathicus bekanntlich hemmende Funktionen besitzt, verursacht Cocain eine Verminderung der Kontraktionen und — nach vorübergehendem Tonusanstieg — eine lang anhaltende Tonussenkung. Auch am isolierten Dünndarm wirkt Cocain kontraktionsvermindernd und tonussenkend. All diese Wirkungen stehen in fast völliger Parallele mit der Adrenalinwirkung auf die genannten Organe. Dagegen hat nach Miller Cocain (1:10000) keinen Einfluß auf den isolierten, überlebenden, in Ringerlösung suspendierten Sphincter iridis von Ochsen und Hunden, während Adrenalin (1:1000000) eine ausgesprochene Erschlaffung auslöst. Erst in der Konzentration von 1:1000 bewirkt nach Miller — in prinzipieller Übereinstimmung mit Yonkman[5] — Cocain eine Erschlaffung des isolierten Irissphinctermuskels.

Trotz der Ähnlichkeit mit der Adrenalinwirkung darf aber die *Cocainwirkung nicht einfach* als eine *Erregung der sympathischen Nervenendigungen* aufgefaßt werden. Die zahlreichen Arbeiten über diesen Gegenstand haben vor allem zwei Gesichtspunkte immer wieder hervorgehoben: Die Cocainwirkung ist vielfach nur eine Sensibilisierung gegenüber dem Sympathicusreiz; diese Sensibilisierung tritt nur bei einem Teil der sympathisch innervierten Organe ein.

Tatum[6] konnte im Blutdruckversuch am Hunde zeigen, daß die elektrische Reizung des Splanchnicus nach Cocainvorbehandlung den Blutdruck wesentlich stärker erhöht als ohne diese. Der Versuch gelang auch nach vorhergehender Nebennierenexstirpation. Cocain sensibilisiert also nicht nur für die Adrenalinwirkung, sondern für den Sympathicusreiz ganz allgemein. Die Frage nach dem Wesen dieser Sensibilisierung ist immer noch im Fluß[7]. Fröhlich und Loewi[8] hatten seiner Zeit zur Erklärung der sensibilisierenden Wirkung des Cocains für die Adrenalinmydriasis die Hypothese aufgestellt, daß diese auf einer Lähmung von solchen sympathischen Fasern durch Cocain beruhe, die die Empfindlichkeit des dilatatorischen Apparates hemmen. Nach Exstirpation des Ggl. cervicale supremum verliert Cocain seine mydriatische Wirkung[2]. Anitschkow und Sarubin[9] haben weiter gefunden, daß durch Exstirpation des Ggl. cerv. sup. auch die sensibilisierende Wirkung des Cocains für Adrenalin zu Verlust geht, und zwar sofort nach der Exstirpation, also zu einem Zeit-

---

[1] Kuroda, M.: J. of. exper. Pharmacol. 7, 423 (1915).

[2] Rizzo, A.: Boll. Soc. Biol. sper. 1, 277 (1926).

[3] Gold, H.: J. of Pharmacol. 23, 365 (1924).

[4] Miller, G. H.: Proc. Soc. exper. Biol. a. Med. 23, 477 (1926) — J. of Pharmacol. 27, 245 (1926); 28, 219 (1926).

[5] Yonkman, F. F.: J. of Pharmacol. 39, 263 (1930).

[6] Tatum, A. L.: J. of Pharmacol. 16, 109 (1920).

[7] Rosenblueth, A., u. T. Schlossberg: Amer. J. Physiol. 97, 365 (1931). — Rosenblueth, A., u. D. McK. Rioch: Amer. J. Physiol. 103, 681 (1933).

[8] Fröhlich, A., u. O. Loewi: Arch. f. exper. Path. 62, 159 (1910).

[9] Anitschkow, S. V., u. A. A. Sarubin: Arch. f. exper. Path. 131, 376 (1928).

punkt, wo die Nervenendigungen noch nicht degeneriert sind. Diese Autoren sehen in ihren Befunden einen neuen Beweis für die Richtigkeit der Ansichten von FRÖHLICH und LOEWI. Im Gegensatz hierzu kam VERCAUTEREN[1] bei Prüfung des Einflusses subcutaner Cocaininjektionen auf die durch Änderungen des Druckes im Sinus caroticus auslösbaren vasomotorischen Reflexe am Hunde zu dem Schluß, daß Abschwächung und Verschwinden der vasomotorischen Reflexe nicht durch Lähmung der zentrifugalen oder zentripetalen Reflexbahnen, sondern nur durch eine Beeinflussung zentraler Reflexapparate erklärt werden können. Auch BURN und TAINTER[2] kommen zu dem Ergebnis, daß es sich bei der sensibilisierenden Wirkung des Cocains nicht um eine der sympathischen Denervierung ähnliche Ausschaltung des peripheren Sympathicus handeln kann.

Die sensibilisierende Wirkung des Cocains für Adrenalin kommt nicht an allen Organen und unter allen Umständen zustande. ROSENBLUETH[3] konnte an decerebrierten, künstlich beatmeten Katzen, deren sympathische Nervenverbindungen und Nebennieren ausgeschaltet worden waren, nach vorhergehender intravenöser Injektion von Cocain (5—15 mg/kg) und nachfolgender von Adrenalin (0,2—1,0 ccm 1:50000) zeigen, daß Cocain zwar die hemmende Adrenalinwirkung auf die Magenbewegungen verstärkt, am Uterus aber nur dann Wirkungssteigerung hervorruft, wenn die Tiere nicht schwanger sind. Der Verf. schließt daraus, daß Cocain nur für lähmende sympathische Wirkungen sensibilisiert. Andererseits aber haben HENDRICKS und THIENES[4] am Darm-Nn. mesenterici-Präparat nach THOMAS gefunden, daß der bei Nervenreizung erzielbare Hemmungseffekt durch Cocain (1:75000) nicht verstärkt, sondern stark vermindert oder aufgehoben wird.

Die Cocainersatzmittel besitzen keine dem Cocain vergleichbare elektive Wirkung aufs autonome Nervensystem. Wenn es auch nach KOPPÁNYI[5] gelingt, durch Injektion großer Dosen von Novocain (Procain) in den Bulbus Mydriasis zu erzeugen, so darf diese Novocainmydriasis doch keineswegs mit der Cocainmydriasis auf eine Stufe gestellt werden. VELHAGEN[6] hat die Wirkung von Pantocain, Larocain, Psicain N., Diocain und Holocain am isolierten Sphincter und Dilatator pupillae untersucht. Während Cocain den Dilatator erregte, riefen die genannten Stoffe selbst in hundertfach höherer Konzentration keine Wirkung hervor. Am Sphincter erzeugten sie zwar ähnlich wie Cocain Erschlaffung; der Autor führt diese Wirkung aber auf einen direkten muskulären Angriffspunkt zurück. Obwohl also die Cocainersatzmittel keine „sympathicomimetische" Wirkung entfalten, sind sie dennoch imstande, sensibilisierend gegenüber Adrenalin und Verwandten des Adrenalins zu wirken[7]. Besonders eingehend haben sich BACQ und Mitarbeiter[8] mit dem Studium der sensibilisierenden und desensibilisierenden Wirkung der Cocainersatzmittel für die Adrenalingruppe befaßt. Sie benutzten als Test vorwiegend die Reaktion der Nickhaut der Katze. Diese Autoren fanden, daß Cocain und Stovain die glatten Fasern des M. nicti-

[1] VERCAUTEREN, E.: C. r. Soc. Biol. Paris 108, 244 (1931).
[2] BURN, J. H., u. M. L. TAINTER: J. of Physiol. 71, 169 (1931).
[3] ROSENBLUETH, A.: Amer. J. Physiol. 98, 186 (1931).
[4] HENDRICKS, M. D., u. C. H. THIENES: Proc. Soc. exper. Biol. a. Med. 28, 993 (1931).
[5] KOPPÁNYI, T.: J. of Pharmacol. 38, 113 (1930).
[6] VELHAGEN jun., K.: Arch. Augenheilk. 108, 308 (1933).
[7] STERNBERG, H.: Arch. f. exper. Path. 100, 112 (1923).
[8] BACQ, Z.-M., u. F. LEFÈBRE: C. r. Soc. Biol. Paris 116, 342 (1934). — BACQ, Z.-M.: C. r. Soc. Biol. Paris 117, 74 (1934). — BACQ, Z.-M., u. F. LEFÈBRE: C. r. Soc. Biol. Paris 117, 75 (1934). — BACQ, Z.-M., u. H. FREDERICQ: C. r. Soc. Biol. Paris 117, 76 (1934). — BACQ, Z.-M., u. F. LEFÈBRE: Arch. internat. Pharmacodynamie 49, 363 (1935).

tans für Adrenalin, Epinin und Arterenol sensibilisieren, für Tyramin und Ephedrin dagegen desensibilisieren. Tutocain, Novocain (Scurocain), Pantocain, Alypin, Orthoform, Nirvanin und Panthesin sensibilisieren nicht allein für die Substanzen der Adrenalingruppe, sondern auch für Tyramin; sie desensibilisieren kaum oder gar nicht für Ephedrin. Percain und Butyn hatten keinerlei sensibilisierende oder desensibilisierende Wirkung. Es war den Autoren nicht möglich, eine klare Beziehung zwischen diesen Wirkungen und der chemischen Konstitution aufzudecken.

Daß Cocain und seine Ersatzmittel bei örtlicher Heranbringung nicht nur die peripheren *Fasern* des animalen, sondern auch die des *autonomen* Nervensystems sowie deren Ganglien zu lähmen vermögen, ist lange bekannt. Die Gefahren, die dadurch bei Anwendung dieser Stoffe zur Lumbalanästhesie entstehen, sind im Kapitel „Lumbalanästhesie" auseinandergesetzt worden. Gelegentlich hat man von dieser Wirkung auch therapeutischen Gebrauch gemacht[1]. Die Empfindlichkeit der parasympathischen und sympathischen Fasern scheint nicht gleich zu sein. Ozawa[2] fand am isolierten Krötenherzen mit unversehrtem Vagosympathicus, daß beispielsweise von Percain die Vagusfasern zwei- bis dreimal schneller gelähmt werden als die Sympathicusfasern. Zum Zustandekommen solcher Wirkungen müssen die Stoffe der Cocaingruppe aber offenbar, ähnlich wie bei ihrer Anwendung zur Lokalanästhesie, unter solchen Bedingungen zur Wirkung gebracht werden, daß ihr Verbleiben am Wirkungsort wenigstens eine gewisse Zeit gewährleistet ist. So fand Aiazzi Mancini[3] bei Untersuchung der Wirkung der Lokalanaesthetica auf den Carotissinus, daß Percain bei intraarterieller Injektion die Sinuserregbarkeit nur flüchtig lähmte, bei Aufträufelung von außen aber lange wirkte.

2. Auge.

Die Wirkung der Lokalanaesthetica aufs Auge ist zum allergrößten Teil in anderen Abschnitten besprochen worden: Die Wirkung auf Conjunctiva und Cornea bei der Abhandlung der oberflächenanästhetischen Kraft (s. Kap. III), die Wirkung auf die Iris im vorhergehenden Abschnitt (s. Kap. IV, Abschn. 1), weil diese mit die wichtigsten Beiträge für die Auffassung der Wirkungsweise des Cocains und der Lokalanaesthetica aufs autonome Nervensystem geliefert hat.

Den Einfluß des Cocains auf den *intraokulären* Druck haben vor kurzem Tamura und Takano[4] mit einer neuartigen Methode an Kaninchen studiert, bei denen der Blutdruck durch einen automatischen Blutdruckkompensator fortlaufend auf eine bestimmte Höhe einreguliert werden konnte. Cocaininjektion führte zu einem langsam verlaufenden Abfall des intraokulären Drucks, der nach 10 Minuten etwa 4,7 mm Hg betrug. Die Senkung des intraokulären Drucks trat in gleicher Weise ein, wenn der Blutdruck nicht reguliert wurde, woraus die Autoren schließen, daß der Angriffspunkt für die Änderung des Augendrucks durch Cocain im Auge selbst liegt.

3. Drüsen.

Die früher oft betonte Beobachtung, daß Cocain sowohl bei lokaler Anwendung wie gelegentlich auch bei resorptiver Wirkung die Schleimhäute trocken macht, legt den Gedanken nahe, daß Cocain (und vielleicht auch andere Lokal-

---

[1] Goinard, P.: C. r. Soc. Biol. Paris **120**, 19 (1935).
[2] Ozawa, Y.: Mitt. med. Ges. Tokio **48**, 1792, dtsch. Zusammenfassung 1792 (1934).
[3] Mancini, M. Aiazzi: Arch. di Fisiol. **35**, 77 (1935) — Boll. Soc. ital. Biol. sper. **10**, 963 (1935).
[4] Tamura, K., u. M. Takano: Acta Soc. ophthalm. jap. **37**, 1462 (1933).

anaesthetica) eine elektive Wirkung auf die Funktion der Drüsen ausübe. Diese Vermutung hat indessen keine experimentelle Stütze gefunden. Soweit überhaupt (abgesehen von toxischen Wirkungen) Wirkungen zu beobachten sind, kommen sie wahrscheinlich indirekt, vornehmlich über das autonome Nervensystem, zustande.

RINDONE[1] fand an Hunden, daß Rückenmarksanästhesie mit 4proz. Novocain- oder 2proz. Stovainlösung in Höhe des 7. bis 9. Dorsalwirbels ebenso wie Infiltrationsanästhesie des Epiploon gastrohepaticum und des Ligamentum gastro-colicum mit 1proz. Novocainlösung die *Salzsäure-* und *Pepsinsekretion* im *Magen* steigerten. Da aber die Lumbalanästhesie ohne Wirkung auf die Magensekretion blieb, nimmt der Autor an, daß es sich bei der beobachteten Sekretionssteigerung nicht um eine direkte Wirkung der Lokalanaesthetica auf die Magendrüsen, sondern eine Lähmung von sekretionshemmenden sympathischen Fasern handelt.

Ähnlich liegen die Verhältnisse bei der *Niere*; auch hier fehlen sichere Anhaltspunkte für eine direkte Beeinflussung der Sekretionsvorgänge. LAMBRECHTS und MASSAUT[2] fanden bei der Rückenmarksanästhesie (2 ccm 10proz. Novocainlösung in Höhe der unteren Dorsalwirbel) des Hundes, daß die Harnmenge nur insoweit absinkt, als einem eventuellen Absinken des Blutdrucks entspricht; fehlt der Druckabfall, so fehlt auch die Abnahme der Harnmenge. Der gleich nach Beginn der Anästhesie zu beobachtende Abfall der Chlorausscheidung im Harn darf ebenfalls nicht als spezifische Einwirkung des Novocains auf das Drüsenepithel gedeutet werden, da subcutane Injektion der dreifachen Novocaindosis ohne Einfluß blieb. Die Harnstoffausscheidung in der Niere wird durch Novocainisierung der Nerven des Nierenstiels nicht beeinflußt, wie VAN SLYKE und Mitarbeiter[3] an Hunden feststellten, denen die eine Niere exstirpiert und die andere unter die Rückenhaut explantiert worden war.

Die klinische Beobachtung, daß nach Paravertebralanästhesie bei Anurien im Gefolge von Schmerzen und Gefäßkrämpfen eine „Harnflut" einsetzt, hat ihren Grund wahrscheinlich in der Unterbrechung schmerzleitender afferenter und vasomotorischer efferenter Sympathicusbahnen. ERB und THIEL[4] sowie ROGALLA[5] konnten nämlich zeigen, daß nach paravertebraler Anästhesie des 12. Thorakal- und 1. Lumbalsegmentes beim gesunden Menschen die Wasserausscheidung im Wasserversuch an sich verzögert und die Kochsalzabgabe nach Kochsalzbelastung verzögert und verringert wird. Aber auch dabei liegt keine Einwirkung des Lokalanaestheticums auf die Niere selbst vor, denn dieses war bei intramuskulärer Injektion wirkungslos.

Die Resorptionsfähigkeit der *Dünndarmschleimhaut* für Wasser, Kochsalz, Traubenzucker, Aminosäuren und Fettsäuren wird nach Versuchen von NAKAMURA[6] am Kaninchen durch Cocain herabgesetzt. KOKAS und LUDÁNY[7] konnten aber zeigen, daß die resorptionshemmende Wirkung der Lokalanaesthetica wahrscheinlich auf einer Hemmung der Zottenbewegung beruht: Fehlt der Zottenautomatismus oder ist er sehr klein, so ist Cocain unwirksam auf die Resorptionsgröße.

Die schon früher beobachteten Schädigungen drüsiger Organe bei der akuten Cocainvergiftung wurden bestätigt. Nach FALCO[8] findet man außer in der Leber auch in der Niere und den Hoden schwere degenerative Veränderungen.

---

[1] RINDONE, A.: Clinica chir., N. s. **7**, 292 (1931).

[2] LAMBRECHTS, A., u. CH. MASSAUT: C. r. Soc. Biol. Paris **109**, 959 (1932).

[3] RHOADS, C. P., D. D. VAN SLYKE, A. HILLER u. A. S. ALVING: Amer. J. Physiol. **110**, 392 (1934).

[4] ERB, K. H., u. K. THIEL: Z. exper. Med. **86**, 736 (1933).

[5] ROGALLA, M.: Diss. Königsberg i. Pr. 1933.

[6] NAKAMURA, M.: Tohoku J. exper. Med. **5**, 29 (1924).

[7] v. KOKAS, E., u. G. v. LUDÁNY: 5. Tagung d. Ung. Physiol. Ges. Tihany 1936.

[8] FALCO, G.: Arch. Farmacol. sper. **40**, 164, 193, 209 (1925).

4. Gefäße.

Die Bemühungen, die bekannte anämisierende Wirkung von Cocain, die beim Aufbringen seiner Lösungen auf Schleimhäute entsteht, dadurch nachzuahmen, daß man Gefäßpräparate von Kalt- oder Warmblütern mit cocainhaltigen Flüssigkeiten durchströmte, mußten nach den Arbeiten der älteren Autoren als gescheitert gelten: Nach diesen erzeugt Cocain in isolierten Organen wenn überhaupt Effekte, dann hauptsächlich Gefäßdilatation. Trotzdem sind die Versuche, die Gefäßwirkung von Cocain und seinen Ersatzmitteln aufzuklären, an denselben oder ähnlichen Testobjekten, allerdings zum Teil mit andersartigem Vorgehen, fortgesetzt worden.

Bei Durchströmung des Laewen-Trendelenburgschen *Gefäßpräparates* fand Abe[1] — in gewissem Gegensatz zu Laewen[2] — nach Injektion von 0,25 ccm 1proz. bzw. 5proz. Cocainlösung Gefäßerweiterung an Rana temporaria sowie primäre Gefäßdilatation und sekundäre Gefäßkonstriktion an Rana esculenta. Verf. erklärt seine Befunde mit folgenden Annahmen: Cocain reize sowohl die Vasodilatatoren wie die Vasoconstrictoren; bei den Temporarien seien die dilatatorischen Nerven stärker entwickelt als die constrictorischen, weshalb nur die Dilatation zur Beobachtung komme; bei den Esculenten dagegen träten nacheinander die Reizwirkung auf Dilatatoren und Constrictoren in Erscheinung. Diese Befunde können wohl als überholt gelten durch die ausgedehnten Untersuchungen von Amsler und Rentz[3] über die Wirkung der Lokalanaesthetica auf die isolierten Blutgefäße des Frosches, die am gleichen Präparat durchgeführt wurden. Amsler und Rentz haben — darin liegt das Besondere dieser Arbeiten — für ihre Versuchsergebnisse eine neuartige Betrachtungsweise angewandt. Rentz[4] fand, daß bei Durchströmung mit Alypin, Novocain, Tutocain, Tropacocain, Eucain B und Cocain, angewandt in gleicher Konzentration (1:1000), primär Gefäßkonstriktion eintritt, und zwar am stärksten bei Alypin, am schwächsten bei Cocain. Trotz Durchströmung mit unveränderter Pharmakonkonzentration war die zu beobachtende Gefäßkonstriktion vorübergehender Natur. Die sekundär sich anschließende Gefäßerweiterung führte bei Alypin und Novocain nicht über die ursprüngliche Gefäßweite hinaus; dagegen vermochten Tutocain, Tropacocain, Eucain B und Cocain sekundär eine über den ursprünglichen Zustand hinausgehende Gefäßerweiterung zu bewirken. Wurden die genannten Lokalanaesthetica nach 10 Minuten dauernder Einwirkung weggewaschen[5], so trat bei allen Mitteln eine Gefäßerweiterung ein, die nach den Autoren als aktiver Vorgang aufzufassen ist. Eine Ausnahme bildeten nur Psicain und Stovain; diese wirkten im Gegensatz zu allen anderen untersuchten Stoffen primär vasodilatatorisch. Da also gewisse Lokalanaesthetica beim Eindringen ins Gewebe Vasokonstriktion, beim Heraustreten Vasodilatation verursachen, ist die Möglichkeit gegeben, diese beobachteten Effekte in Anlehnung an ähnliche Erfahrungen bei anderen Pharmaca[6] als „Potentialgift"-Wirkungen zu deuten und damit in Gegensatz zu stellen zu den gewöhnlichen „Konzentrationsgift"-Wirkungen. Rentz und Amsler[7] suchen allerdings den Begriff der *Potentialgiftwirkung* zu ersetzen durch den Begriff der *Phasenwirkung*. Sie wollen damit zum Ausdruck bringen, daß die in der Periode des Ungleich-

[1] Abe, K.: Tohoku J. exper. Med. **1**, 382 (1920).
[2] Laewen, A.: Arch. f. exper. Path. **51**, 415 (1904).
[3] Amsler, C., u. E. Rentz: Wien. med. Wschr. **1928 II**, 1179.
[4] Rentz, E.: Arch. f. exper. Path. **131**, 357 (1928).
[5] Rentz, E., u. C. Amsler: Arch. f. exper. Path **133**, 274 (1928).
[6] Clark, A. J.: The mode of action of drugs on cells, London. E. Arnold & Co. 1933.
[7] Rentz, E.: Arch. f. exper. Path. **141**, 183 (1929) — Diss. Riga 1930.

gewichtes zustande kommenden Wirkungen weniger von dem Eindringen oder Heraustreten des Pharmakons, als von der Reaktionsweise der Zelle bestimmt sind. Diese Reaktion kann in mehreren, zeitlich aufeinanderfolgenden Tätigkeitsformen (Phasenwirkungen) bestehen. Durch diese Betrachtungsweise ist freilich noch nichts über den Angriffs*punkt* ausgesagt. Da aber weder Ergotamin noch Atropin die Gefäßwirkungen der Lokalanaesthetica wesentlich beeinflußte, schließt RENTZ[1], daß die Phasenwirkungen der örtlichen Betäubungsmittel am Gefäßpräparat vorwiegend muskulär bedingt sind. Auch mit Suprarenin wurde kein Synergismus gefunden[2]; vielmehr verstärkte dieses bei Anwendung in geringer Konzentration den auf die anfängliche Verengerung folgenden vasodilatierenden Einfluß des Cocains und seiner Verwandten. Erst bei Verwendung höherer Konzentrationen konnte sich der Suprarenineffekt, wenn auch abgeschwächt, durchsetzen. Der normalerweise eintretende Kontraktionseffekt durch Bariumchlorid erfährt nach vorhergehender Durchströmung mit Lokalanaesthetica eine Umkehr[3], die nach wiederholtem Durchspülen reversibel ist. Die Autoren sehen darin einen Beweis für die Zustandsänderung, die die glatte Muskelzelle der Gefäße im Kontakt mit den Lokalanaesthetica erfährt.

Beim Aufbringen von 2—4proz. Cocainlösung auf die *Froschzunge* in situ von mit Urethan narkotisierten Fröschen fand BEHR[4], entgegen den alten Versuchen von KRÜGER, Beschleunigung des Blutstroms bzw. Verengerung der Gefäße. Dagegen riefen Novocain, Percain, Pantocain, Tropacocain, Panthesin und Larocain in Konzentrationen, die ihrer höheren oder geringeren Wirkungsstärke annähernd entsprachen, Erweiterung der Arteriolen und Capillaren sowie Verlangsamung des Blutstroms und Stase hervor.

Auch die Versuche der Durchströmung von *Warmblütergefäßpräparaten* mit Lokalanaestheticalösungen wurden fortgesetzt. MASUDA[5] fand bei Durchleitung von Salzlösungen durch die Kaninchennebenniere von der Arteria renalis aus, daß Cocain in der Konzentration von 0,1—2,0% die Nebennierengefäße erweitert, wobei bemerkenswert ist, daß diese Gefäße auch gegen den vasoconstrictorischen Adrenalineffekt in hohem Maße unempfindlich waren. Bei der Durchströmung von Schenkel- und Lebergefäßen des Kaninchens fand KUSAKA[6], daß die Schenkelgefäße je nach der angewandten Cocainkonzentration mit Vasodilatation oder Vasokonstriktion reagierten. Dagegen waren Änderungen der Gefäßweite bei der Leberdurchströmung kaum zu bemerken; jedoch reagierten die Lebergefäße beim Auswaschen der Giftlösung mit beträchtlicher Erweiterung. SCHLESINGER[7] arbeitete an der überlebenden, vasoconstrictorische Stoffe rasch zerstörenden Hundelunge, die künstlich beatmet und bei konstantem Druck mit Eigenblut oder Kälberblut durchströmt wurde; er benutzte als Ausdruck der Gefäßweite die Strömungsgeschwindigkeit. Der Autor erhielt an diesem Präparat, das auf Injektion von Adrenalin (2—3 ccm 0,1proz. Lösung) mit mäßiger Verengerung, und auf Injektion von Bariumchlorid (5 ccm 10proz. Lösung) mit einer bis zum völligen Verschluß gehenden Konstriktion reagierte, folgende Resultate: Cocain (2—5 ccm 1proz. Lösung) rief nach vorausgehender Dilatation eine Gefäßkonstriktion hervor, die nach Vorbehandlung mit Ergotamin ausblieb; Novocain und Tutocain waren ohne Wirkung, während Percain ebenfalls die Gefäße ver-

---

[1] RENTZ, E.: Arch. f. exper. Path. **135**, 19 (1928).
[2] RENTZ, E.: Arch. f. exper. Path. **144**, 311 (1929).
[3] RENTZ, E.: Arch. f. exper. Path. **142**, 111 (1929).
[4] BEHR, H.: Dtsch. Z. Chir. **243**, 550 (1934).
[5] MASUDA, T.: Acta Scholae med. Kioto **5**, 57 (1921).
[6] KUSAKA, K.: Fol. pharmacol. jap. **4**, 97 (1927).
[7] SCHLESINGER, R.: Arch. f. exper. Path. **160**, 479 (1931).

engerte. An den Ohrgefäßen des Kaninchens fand Arima[1] beim Umschalten von Cocain- oder Novocain-haltigen Lösungen auf giftfreie Nährflüssigkeit eine Gefäßkontraktion, die um so stärker war, je länger die Gefäße durchströmt wurden; die Konstriktion durch Cocain war intensiver und schneller als die durch Novocain bewirkte. Das von Arima beschriebene Phänomen, das dieser Autor als „Entgiftungserregung" auffaßt, und für das er eine Erregung der sympathischen Nervenendigungen verantwortlich macht, kann ebenfalls der Gruppe der „Potentialgiftwirkungen" oder „Phasenwirkungen" zugerechnet werden.

Es hat somit den Anschein, als ob die in sich und gegenüber den älteren Befunden widerspruchsvollen Resultate, die bei der Durchströmung von Kalt- und Warmblütergefäßpräparaten mit Cocain und seinen Ersatzmitteln erzielt wurden, besser verständlich werden, wenn sie nicht unter dem Gesichtspunkt der „Konzentrationsgiftwirkungen", sondern unter dem Gesichtspunkt von Wirkungen in der Periode des Giftungleichgewichts betrachtet werden.

Bekanntlich haben die Lokalanaesthetica häufig die Eigenschaft, am Applikationsort Gefäßschädigungen, zu denen auch die *Ödembildung* gehört, auszulösen. Diese Wirkung, die beispielsweise durch subcutane oder intracutane Injektion am Kaninchenohr geprüft werden kann, wird nach Hirschfelder, Backe und Jennison[2] durch Adrenalinzusatz verstärkt: Während Novocain (Procain) und Butyn ohne Adrenalin kein Ödem verursachten, trat nach Adrenalinzusatz Ödembildung, wenn auch in ganz geringem Maße, auf. Bei Cocain und Saligenin (0,5 ccm 6proz. Lösung), bei denen schon ohne Adrenalin Ödem auftrat, wurde dieses durch Adrenalinzusatz erheblich verstärkt. Die Autoren glauben, daß diese Ödemverstärkung auf die längere Verweildauer der Lokalanaesthetica am Applikationsort durch das Adrenalin zurückzuführen ist.

Umgekehrt vermögen aber auch Lokalanaesthetica die örtliche Reizwirkung und Ödematisation durch andere Stoffe zu vermindern oder gar aufzuheben. H. H. Meyer und Freund[3] haben gezeigt, daß Zusatz von Novocain, Stovain, Alypin usw. zu Strophanthin, Digitoxin u. ä. die örtlich entzündungserregende Wirkung dieser Körper beseitigt und sie damit auch für die subcutane Injektion verwendbar macht. Sogar das Senfölödem der Conjunctiva kann nach Hirsch-felder[4] unter Umständen, wenn auch nicht mit Sicherheit, durch 10proz. Cocain- oder Alypinlösung verhindert werden.

5. Glatte Muskeln (Darm, Uterus).

Die Wirkung des Cocains und seiner Ersatzmittel auf die Gefäße stellt bereits einen Spezialfall ihrer Wirkung auf glatte Muskeln dar. Es ist daher verständlich, daß dieselben Probleme, die dort zur Erörterung standen, hier wiederkehren. Sind die an glattmuskeligen Organen zu beobachtenden Effekte rein muskulär bedingt oder gehen sie übers autonome Nervensystem? Sind erregende und lähmende Wirkung lediglich Funktionen der einwirkenden Konzentration? Zur Untersuchung herangezogen wurden vor allem Darm und Uterus von Warmblütern, und zwar sowohl in isoliertem Zustand wie in situ.

Die Untersuchungen der älteren Autoren, wonach Cocain am isolierten *Dünndarm* von Kaninchen und Hunden in kleinen Konzentrationen erregend, in höheren lähmend wirkt, konnten bestätigt und ergänzt werden. Nagamachi[5] fand, daß

---

[1] Arima, K.: Nagasaki Igakkwai Zassi **14**, 549 (1936).
[2] Hirschfelder, A. D., I. Backe u. J. Jennison: J. of Pharmacol. **24**, 453 (1925).
[3] Meyer, H. H., u. P. Freund: Dtsch. med. Wschr. **48**, 1243 (1922).
[4] Hirschfelder, A. D.: Amer. J. Physiol. **70**, 507 (1924).
[5] Nagamachi, A.: Acta Scholae med. Kioto **4**, 409 (1922).

neben Cocain auch Novocain, Tropacocain, Holocain und Alypin am isolierten
Kaninchen-, Katzen- und Rattendarm in kleinen Dosen erregend, in höheren
lähmend wirkt; dagegen ließen Stovain, β-Eucain und Allocain S eine Erregungs-
wirkung vermissen. Die Pharmaca mit erregender Wirkung kleiner Konzentrationen zeigten bei Anwendung höherer Konzentrationen eine der Lähmung
vorangehende Anfangserregung. Auch bei getrennter Einwirkung auf die Ring-
und Längsmuskulatur des ausgeschnittenen Kaninchendünndarms fand INOUE[1]
Cocain in schwacher Konzentration erregend, in höherer lähmend. An der isolierten Muscularis mucosae des Hundedarms allerdings ist nur eine Hemmung
der Rhythmik beschrieben worden[2].

Die Frage des genauen Angriffspunktes der Lokalanaestheticawirkung am
isolierten Darm wurde dadurch zu lösen versucht, daß man die Gegenschaltung
gegen solche Pharmaca untersuchte, die nach der üblichen Lehrmeinung am
autonomen Nervenendapparat oder am glatten Muskel selbst wirksam sind.
SCHNELLER[3] fand, daß Novocain zwar den durch Cholin oder Physostigmin
gesteigerten Tonus senkt, aber nicht den durch Bariumchlorid erregten Darm
ruhig stellt. LINDBLOM[4] zeigte, daß Cocain in kleinen Dosen (0,1—0,3 ccm
0,01proz. bis 0,15 ccm 1proz.) zwar sowohl die Wirkung von Pilocarpin und
Arecolin wie die von Adrenalin verstärkt, dagegen auf die Bariumchloridwirkung
ohne Einfluß ist. THIENES[5] berichtet, daß kurzdauernde Vorbehandlung des
isolierten Darms verschiedener Tierarten mit Cocain (1:10000) diesen gegen
die erregende Nicotinwirkung (1:250000 bis 1:50000) unempfindlich macht,
dagegen nicht den Atropineffekt vernichtet. Alle diese Befunde sprechen dafür,
daß Cocain (und vielleicht auch Novocain usw.) nicht direkt an der glatten
Muskelzelle, sondern entweder an den autonomen Nervenendigungen oder am
Übergang dieser zum Muskel (rezeptive Substanz) angreift. Andererseits hat
aber BERNHEIM[6] gefunden, daß Cocain die durch Bariumchlorid hervorgerufene
Kontraktion des isolierten Meerschweinchendarms aufhebt, was umgekehrt im
Sinne eines muskulären Angriffspunktes gedeutet werden kann. Auch SHUTTER
und THIENES[7] schließen aus ihren Gegenschaltversuchen mit Nicotin, Atropin,
Ephedrin und Ergotamin am isolierten Darm auf einen muskulären Angriffspunkt des Cocains. Wie schwierig es ist, aus solchen Gegenschaltversuchen zu
einer klaren Vorstellung von dem Angriffspunkt des Cocains an dem geprüften
Testobjekt zu gelangen, geht auch aus Versuchen von SEIDENFELD und TAINTER[8]
hervor, die fanden, daß Cocain zwar den isolierten Kaninchendarm gegen Barium-
ion unempfindlich macht, nur unter besonderen Umständen aber die Tyramin-
wirkung aufhebt. Noch undurchsichtiger sind die Versuchsergebnisse, die bei
Gegenschaltung der verschiedenen Cocain*ersatzmittel* gegen Pilocarpin, Acetylcholin, Atropin, Ergotamin usw. erhalten wurden[9], und aus denen sich unmög-
lich eindeutige Schlüsse über den genauen Angriffspunkt dieser Stoffe ziehen lassen.

Besonders eingehend wurde das Zusammenwirken von Adrenalin und Cocain
auf den Darm studiert. Während THIENES und HOCKETT[10] fanden, daß Cocain,

[1] INOUE, H.: Acta Scholae med. Kioto **5**, 339 (1923).
[2] KING, C. E., u. J. G. CHURCH: Amer. J. Physiol. **66**, 428 (1923).
[3] SCHNELLER, F.: Arch. f. exper. Path. **108**, 78 (1925).
[4] LINDBLOM, C. O.: C. r. Soc. Biol. Paris **95**, 1072 (1926).
[5] THIENES, C. H.: Proc. Soc. exper. Biol. a. Med. **25**, 591 (1928).
[6] BERNHEIM, F.: J. of Pharmacol. **49**, 209 (1933).
[7] SHUTTER, L., u. C. H. THIENES: Proc. Soc. exper. Biol. a. Med. **28**, 994 (1931).
[8] SEIDENFELD, M. A., u. M. L. TAINTER: Proc. Soc. exper. Biol. a. Med. **28**, 612 (1931).
[9] MIYAKE, M.: Jap. J. med. Sci., Trans. IV Pharmacol. **8**, 67 (1934). — FRUGONI P.:
Boll. Soc. ital. Biol. sper. **9**, 1312 (1934) — Riv. Pat. sper. **4**, 55 (1935).
[10] THIENES, C. H., u. A. J. HOCKETT: Proc. Soc. exper. Biol. a. Med. **25**, 793 (1928).

wenn es überhaupt die hemmende Wirkung von Adrenalin oder Ephedrin am Kaninchen- oder Meerschweinchendarm beeinflußt, antagonistisch gegen Adrenalin wirkt, fand Sakussow[1] umgekehrt eine Steigerung der hemmenden Adrenalinwirkung durch Cocain, und zwar sowohl am isolierten Darm wie am Darm in situ. Dieser Autor tritt deshalb für den peripheren Sitz der sensibilisierenden Wirkung des Cocains gegenüber Adrenalin am Darm ein. Demgegenüber hat Kunishô[2] am Kaninchendünndarm in situ gefunden, daß die hemmende und tonusherabsetzende Wirkung des Cocains (2—5 mg/kg intravenös) nach Splanchnicusdurchschneidung sich umkehrt. Nach Anwendung der sog. Hirnrindennarkotica (Paraldehyd, Urethan usw.) trat die hemmende Cocainwirkung verstärkt zutage, während nach Vorbehandlung mit Hirnstammnarkotica (Luminal, Veronal usw.) Cocain erregend wirkte[3]. Kunishô führt deshalb die sensibilisierende Wirkung des Cocains für Adrenalin am Darm, die er am Kaninchendarm *in situ* nachweisen konnte, auf eine zentrale Erregung des Sympathicus durch Cocain zurück[4].

Den Einfluß der Wasserstoffionenkonzentration auf die Wirksamkeit von Cocain und Novocain am isolierten Darm von Katzen, Kaninchen und Ratten haben Salant und Parkins[5] geprüft. Die Autoren fanden bei Cocain im allgemeinen eine Begünstigung der erregenden Wirkung des Cocains bzw. eine Abschwächung des Hemmungseffektes, wenn das p_H nach der sauren Seite verschoben wurde.

Die Wirkung von Cocain und seinen Ersatzmitteln auf den *Uterus* ist im großen und ganzen der Darmwirkung analog. Die Befunde der früheren Autoren, wonach auch am isolierten Uterus kleine Konzentrationen erregend, große lähmend wirken, wurden bestätigt[6]. Lindblom[7] fand am isolierten Kaninchenuterus die erregende Wirkung für Cocain etwa im Konzentrationsbereich von 1:1000000 bis 1:250000, die lähmende etwa im Bereich von 1:100000 bis 1:10000. Da nach Anwendung hoher Konzentrationen von Cocain sowohl Pilocarpin wie Bariumchlorid unwirksam sind, wird auf einen muskulären Angriffspunkt für die Cocainwirkung am Uterus geschlossen. Dementsprechend kann auch der vermittels Bariumchlorid in Kontraktur versetzte Uterus durch Cocain zur Erschlaffung gebracht werden[8].

Beim Zusammenwirken von Adrenalin und Cocain am isolierten Kaninchenuterus fanden Lindblom sowie Thienes und Hockett[9] eine Sensibilisierung der erregenden Adrenalinwirkung durch Cocain. Ob jedoch diese periphere Sensibilisierung für das im Gesamtorganismus befindliche Organ Bedeutung hat, ist fraglich. Kunishô[10] konnte nämlich am Kaninchenuterus in situ zeigen, daß die erregende Wirkung kleiner Cocaindosen (1,0 mg/kg) nach Durchtrennung des Brustmarks in Höhe des 4. bis 5. Brustwirbels zu Verlust geht; erst größere Gaben führen dann zur gleichen erregenden Wirkung.

Die Frage der Einwirkung der Lokalanaesthetica auf die Motorik des Uterus hat wegen der Anwendung dieser Stoffe zur Lumbal- und Epiduralanästhesie auch in der Geburtshilfe, erhebliche praktische Bedeutung. Bei Versuchen,

[1] Sakussow jun., W. W.: Arch. f. exper. Path. **160**, 393 (1931).
[2] Kunishô, K.: Okayama-Igakkai-Zasshi **47**, 629, dtsch. Zusammenfassung 629 (1935).
[3] Kunishô, K.: Okayama-Igakkai-Zasshi **47**, 899, dtsch. Zusammenfassung 899 (1935).
[4] Kunishô, K.: Fol. pharmacol. jap. **21**, 13, dtsch. Zusammenfassung 21 (1935).
[5] Salant, W., u. W. M. Parkins: J. of Pharmacol. **46**, 435 (1932).
[6] Nagamachi, A.: Acta Scholae med. Kioto **4**, 409 (1922).
[7] Lindblom, C. O.: C. r. Soc. Biol. Paris **95**, 1070 (1926).
[8] Lenz, E., u. F. Ludwig: Z. exper. Med. **33**, 192 (1923).
[9] Thienes, C. H., u. A. J. Hockett: Zit. S. 43.
[10] Kunishô, K.: Fol. pharmacol. jap. **20**, 371, u. dtsch. Zusammenfassung 85 (1935).

die unter diesem Gesichtspunkt vorgenommen wurden, fand GUCHTENEERE[1] durch Registrierung der Rhythmik des Uterushorns gravider Kaninchen und Katzen, daß bei Unterbrechung des Lumbalmarks durch Lokalanaesthetica die Tätigkeit des Uterus weder in der Frequenz noch in der Stärke beeinflußt wird. Am isolierten Uterus des Rindes konnten GRAF und PASCHKE[2] keine Änderungen von Tonus und Rhythmik durch Novocainkonzentrationen von 1:1000000 bis 1:100000 feststellen; erst Konzentrationen von 1:10000 verursachten eine geringe Tonussteigerung und vorübergehende Schwächung der rhythmischen Bewegungen.

Den Einfluß des Cocains auf den isolierten *Samenstrang* des Kaninchens hat GŌHARA[3] studiert. Nach diesem Autor wirkt Cocain in Konzentrationen von 1:300000 und darüber liegenden lähmend auf die elektrische Erregbarkeit bei Einzelreizungen. Im Ermüdungsversuch zeigt sich bei Konzentrationen von 1:20000000 bis 1:5000000 zu Beginn eine leichte Steigerung der Motorik; aber schon bei wenig höheren Dosen nimmt die Ermüdbarkeit stark zu. Bei nicht zu starker Vergiftung kann Barium wieder erregend wirken, bei stärkerer ist es unwirksam. Der Autor nimmt auch für die beobachteten Wirkungen am Samenstrang einen muskulären Angriffspunkt des Cocains an.

Die Wirksamkeit von Cocain an weiteren glattmuskeligen Organen, wie *Magen, Vagina und Harnblase* verschiedener Tierarten (Kaninchen, Katzen, Ratten, Meerschweinchen, Frösche), hat THIENES[4] untersucht. Der Autor ging dabei hauptsächlich von der Frage aus, inwieweit die Wirkung des Cocains an diesen Organen mit der des Adrenalins übereinstimmt. Er fand, daß in mehr als 50% der Fälle die Wirkungen entgegengesetzte waren, woraus auf einen direkten muskulären Angriffspunkt des Cocains geschlossen wird.

Die Veränderungen der Chronaxie des glatten Muskels (Längsfasern der isolierten Froschkloake) durch Cocain wurde von FLORKIN[5] studiert. Er fand, daß 0,1proz. Lösungen von Cocainhydrochlorid Chronaxiesteigerung, 0,005-proz. Lösungen Chronaxieverkürzung bewirken.

6. Herz.

Die Ansicht, daß Cocain am *Froschherz* ein der Digitaliswirkung ähnliches Bild erzeuge, ist von den neueren Untersuchern nicht bestätigt worden. Das liegt wahrscheinlich daran, daß diese im allgemeinen sehr viel niedrigere Konzentrationen für ihre Studien verwandten als die älteren. Nach KOCHMANNs[6] Versuchen am isolierten Froschherz bewirkt 0,034proz. Cocain sofortigen schlaffen diastolischen Stillstand. Das Herz beginnt nach $^1/_2$—1 Stunde wieder spontan zu schlagen; der Vorhof erholt sich zuerst; eine Halbierung bleibt bestehen. 0,017% Cocain bewirkt keinen völligen Kammerstillstand mehr. Nach 0,005% Cocain und schwächeren Lösungen tritt ohne Auswaschen völlige Erholung ein. Lösungen von 0,001—0,00034% haben keine Rhythmusstörungen mehr zur Folge, sondern wirken nur noch negativ inotrop. Bei noch schwächeren Konzentrationen, etwa 0,0002% (= $2 \cdot 10^{-6}$) fand der Autor gelegentlich, besonders bei überwinterten Temporarien, eine positiv inotrope Wirkung. Durch Versuche an Stannius II.-Ventrikeln hat KOCHMANN nachzuweisen versucht, daß die Halbierung und Gruppenbildung bei der Cocainvergiftung des Herzens nicht

---

[1] DE GUCHTENEERE, R.: C. r. Soc. Biol. Paris **108**, 218 (1931).
[2] GRAF, H., u. H. PASCHKE: Arch. Tierheilk. **65**, 285 (1932).
[3] GŌHARA, A.: Acta Scholae med. Kioto **4**, 267 (1921).
[4] THIENES, C. H.: J. of Pharmacol. **33**, 21 (1928).
[5] FLORKIN, M.: C. r. Soc. Biol. Paris **98**, 872 (1928).
[6] KOCHMANN, M.: Pflügers Arch. **190**, 158 (1921).

durch Störungen im Reizleitungssystem, sondern durch Störungen im Ventrikel selbst bedingt sind; auch die refraktäre Phase des Ventrikels ist verlängert. Burridge[1] hat die Wirkung noch geringerer Cocainkonzentrationen auf das in situ schlagende, von der Vena cava inf. aus durchströmte Herz von Rana temporaria untersucht. Konzentrationen von 10^{-7} bis 10^{-9} wirkten auf mangelhaft schlagende, ermüdete Herzen und auf anscheinend normal funktionierende erregend: die unvollkommenen Kontraktionen erreichten normale Höhe, die Kontraktionen ungeschädigter Herzen wurden um ein geringes vergrößert. Die erregende Wirkung des Cocains am Froschherzen ist nach Burridge vom Ca-Gehalt der Durchspülungsflüssigkeit abhängig derart, daß Ca-Verminderung die erregende Wirkung begünstigt.

Daß Cocain bei seiner Wirkung aufs Froschherz am Herzmuskel selbst angreift, geht aus Untersuchungen über die Veränderungen des bei völliger Diastole eine Extrasystole erzeugenden elektrischen Schwellenreizes durch Cocain hervor. Cousy[2] fand, daß Konzentrationen von 1:200000 lediglich negativ bathmotrop waren, während die Herzmuskelkraft und Frequenz unbeeinflußt blieben. Bei 1:100000 wurde sowohl die Reizbarkeit wie die Kontraktionshöhe vermindert. Bei Konzentrationen von 1:10000 trat eine Verlangsamung der Herztätigkeit hinzu. In noch stärkeren Konzentrationen bis 1:5000 verursachte Cocain Herzblock und völligen Herzstillstand, wobei die Reizbarkeit des Herzmuskels sich aber wieder erhöhte. Diese letztere Erscheinung wird von dem Autor allerdings nicht als Folge der Cocainwirkung gedeutet, sondern so aufgefaßt, daß das Herz während des Stillstandes Zeit gewinnt, die zur Reizbildung nötigen Stoffe vermehrt anzusammeln. Ob die bei ganz niedrigen Konzentrationen zu beobachtende erregende Wirkung des Cocains auch in erster Linie den Herzmuskel betrifft, ist anscheinend nicht klar entschieden. Tsuda[3] fand an rhythmisch arbeitenden, isolierten Vorhöfen eine Frequenzsteigerung durch Cocain.

Bezüglich der Wirkung des Cocains auf die *autonomen Nerven des Herzens* sind die Erkenntnisse nicht klarer geworden. Daß das cocainisierte Froschherz durch Muscarin zum Stillstand gebracht werden kann, wie frühere Autoren fanden, spricht gegen eine atropinähnliche Wirkung. Darüber hinaus fand Lindblom[4], daß Vorbehandlung mit kleinen Cocaindosen das isolierte Froschherz für die Wirkung von Acetylcholin sogar sensibilisiert. Andererseits aber beginnt das durch Acetylcholin in Diastole stillgestellte Herz auf Cocainzusatz wieder zu schlagen. Auch am Hundeherzen in situ vermag nach Orestano[5] Cocain die durch Pilocarpin verlangsamte Herzschlagfrequenz wieder zu erhöhen. Doch wird auch hier die Vorstellung von einer atropinartigen Wirkung zerstört durch den von dem gleichen Autor erhobenen Befund, daß bei Anwendung großer Dosen von Pilocarpin und Cocain kein Antagonismus, sondern Synergismus stattfindet. Man darf anscheinend die Cocainwirkung aufs Herz auch nicht der Adrenalinwirkung an die Seite stellen. Hermann und Jourdan[6] zeigten nämlich an mit Chloralose narkotisierten Hunden, daß nach Vorbehandlung mit Cocain höhere Dosen von Adrenalin erforderlich sind, um Herzstillstand herbeizuführen, als ohne Cocain; es war also keine Sensibilisierung gegen Adrenalin festzustellen, sondern umgekehrt Wirkungsabschwächung.

[1] Burridge, W.: Arch. internat. Pharmacodynamie **26**, 115 (1921).
[2] Cousy, R.: Arch. internat. Physiol. **22**, 363 (1924) — C. r. Soc. Biol. Paris **90**, 114 (1924).
[3] Tsuda, Y.: Fol. pharmacol. jap. **3**, 456 (1926).
[4] Lindblom, C. O.: C. r. Soc. Biol. Paris **95**, 1074 (1926).
[5] Orestano, G.: Boll. Soc. ital. Biol. sper. **4**, 626 (1929).
[6] Hermann, H., u. F. Jourdan: C. r. Soc. Biol. Paris **106**, 1153 (1931).

Auch das *Elektrokardiogramm* ist zur Ermittlung der Wirkungsweise von Cocain bzw. Novocain aufs Herz herangezogen worden. SHOOKHOFF[1] fand am Säugetierherzen, daß nach Injektion hoher Dosen von Novocain in die Vena jugularis das Elektrokardiogramm eine Form annimmt, die für eine Leitungsunterbrechung im rechten TAWARAschen Schenkel charakteristisch ist. Wurde Novocain durch Injektion in eine Pulmonalvene zuerst in den linken Vorhof gebracht, erhielt das Elektrokardiogramm Formen, wie sie für eine Leitungsunterbrechung des linken Schenkels charakteristisch sind. Durch lokale Applikation von Novocain oder Cocain auf den Sinusknoten konnte a-v-Dissoziation hervorgerufen werden. Auch TAINTER, DOCK und BROWN[2] beobachteten bei elektrokardiographischen Untersuchungen an Hunden, Katzen und Tauben, daß Cocain, Novocain (Procain) und Butyn Veränderungen der Frequenz und Rhythmusstörungen bewirken, die teils durch Schädigung des Reizleitungssystems, teils durch gesteigerte Erregbarkeit des Herzmuskels bedingt sind. Atropin und Ergotoxin beeinflußten die Wirkung nicht. Bei Cocain und Butyn traten die Erscheinungen bei der halb tödlichen Dosis, bei Novocain (Procain) noch später auf. Kleine, für Adrenalin sensibilisierende Cocaingaben veränderten jedoch das Elektrokardiogramm nicht.

Die *Cocainersatzmittel* wirken am isolierten Frosch- und Säugetierherz grundsätzlich gleichartig mit Cocain; auch sie rufen in geeigneten Konzentrationen nach Durchlaufung entsprechender Vorstadien schließlich diastolischen Stillstand hervor. Die herzstillstellenden Konzentrationen der einzelnen Stoffe sind jedoch verschieden: LASCH[3] fand am isolierten Froschherzen Alypin und Eucain etwa wirkungsgleich mit Cocain (stillstellende Konzentration 1:1000); von Psicain und Tutocain waren 10fach höhere, von Novocain sogar 20fach höhere Konzentrationen notwendig. Für Borocain (2 Mol Novocain $+$ 5 Mol B_2O_5 $+$ 4 Mol H_2O) fand DE BOER[4] am isolierten Katzenherzen, daß dieses Mittel in 10fach stärkerer Lösung zum Herzstillstand führte als Cocain. Von Pantocain genügt nach DONATELLI[5] $^1/_3$, von Percain sogar $^1/_4$ bis $^1/_8$ der Cocainkonzentration, um am Esculentenherzen (Durchspülung des Herzens in situ) Herzstillstand zu bewirken. Die hohe Giftigkeit des Percains am isolierten Frosch- und Warmblüterherz ist noch von weiteren Autoren[6] ermittelt worden. SANTI und ZWEIFEL finden sogar die Giftigkeit des Percains am isolierten Froschherz 25mal[7], am isolierten Kaninchenherz 50mal[8] höher als die des Cocains.

Die Giftigkeit der einzelnen Lokalanaesthetica aufs Herz geht danach ihrer Wirksamkeit auf periphere sensible Nerven nicht durchaus parallel. Das mag teilweise mit ihrer verschiedenen Eindringungsgeschwindigkeit, Haftfestigkeit und Zerstörbarkeit zusammenhängen. Diese Frage hat HOFFMANN[9] dadurch zu beleuchten gesucht, daß er den Unterschied der Herzwirkung der Lokalanaesthetica bei intra- und extrakardialer Einwirkung studierte.

---

[1] SHOOKHOFF, CH.: Z. exper. Med. **49**, 110 (1926).

[2] TAINTER, M. L., W. DOCK u. N. S. BROWN: Arch. internat. Pharmacodynamie **35**, 102 (1928).

[3] LASCH, F.: Arch. f. exper. Path. **110**, 142 (1925).

[4] DE BOER, J.: Nederl. Tijdschr. Geneesk. **71**, 989 (1927) — Arch. néerl. Physiol. **12**, 284 (1927).

[5] DONATELLI, L.: Arch. Farmacol. sper. **34**, 482 (1935).

[6] BENIGNI, R.: Atti Accad. Fisiocritici Siena X, s. **6**, 659 (1932).

[7] SANTI, R., u. B. ZWEIFEL: Boll. Soc. ital. Biol. sper. **10**, 648 (1935).

[8] SANTI, R., u. B. ZWEIFEL: Boll. Soc. ital. Biol. sper. **10**, 652 (1935).

[9] HOFFMANN, W.: Diss. Göttingen 1934.

7. Skeletmuskeln.

Während die die Cocainwirkung auf die Skeletmuskeln betreffenden älteren Arbeiten vorwiegend die Leistungssteigerung, die unter dem Einfluß kleiner Cocaindosen eintritt[1], zum Gegenstand der Analyse machten, steht im Mittelpunkt der neueren Arbeiten über die Wirkung der Lokalanaesthetica auf den quergestreiften Muskel ein ganz anderes Phänomen, nämlich die Fähigkeit dieser Mittel, den Skeletmuskeltonus zu erniedrigen.

Bereits im Jahre 1885 hat Alms[2] gezeigt, daß Cocain den physiologischen Tonus der quergestreiften Muskulatur des Frosches aufzuheben imstande ist. Später haben Meyer und Weiler[3] berichtet, daß die im Anschluß an Tetanusinfektionen gelegentlich sich ausbildende chronische Starre einzelner Muskelgruppen durch intramuskuläre Novocaininjektion vorübergehend vollständig beseitigt werden kann. Bei der Analyse dieses Phänomens fanden Liljestrand und Magnus[4], daß die Enthirnungsstarre des Triceps bei decerebrierten Katzen durch intramuskuläre Einspritzung von kleinen Novocaindosen (0,5—1,0 ccm 1proz. Lösung bei Tieren von 1 kg) hochgradig vermindert, aber in den meisten Fällen nicht völlig aufgehoben wird. Die aktive Beweglichkeit war bei diesen Tieren unverändert erhalten und bei indirekter faradischer Reizung vom Plexus aus wurden dieselben Schwellenwerte wie am unvergifteten Muskel erhalten. Erst beträchtlich größere Novocaindosen (4—8 ccm 1%) hoben die indirekte Erregbarkeit und damit die letzten Reste der Enthirnungsstarre und die aktive Beweglichkeit auf; die direkte faradische Erregbarkeit des Muskels war auch dann noch erhalten. Wurden die Hinterwurzeln zu einem Vorderbein durchschnitten und danach durch Decerebrieren Enthirnungsstarre erzeugt, an der sich das desensibilisierte Bein beteiligte, so war intramuskuläre Einspritzung kleiner Novocaindosen ohne jede Wirkung auf die Starre. Erst große Novocaindosen, welche die indirekte Erregbarkeit vom Nerven aus beeinträchtigten, verminderten die Starre und hoben sie auf. Liljestrand und Magnus[4] schlossen aus ihren Befunden, daß Novocain in kleinen Dosen intramuskulär eingespritzt, die proprioceptiven, sensiblen Muskelnerven lähmt und dadurch die (reflektorisch bedingte) Enthirnungsstarre vermindert.

Der periphere Angriffspunkt für die den Skeletmuskeltonus senkende Wirkung der Lokalanaesthetica konnte danach nicht zweifelhaft sein. Ob aber Cocain bzw. Novocain diese Wirkung tatsächlich durch Lähmung der sensiblen Nervenendigungen im Muskel oder durch Lähmung autonomer, der Aufrechterhaltung des Tonus dienender Nerven, oder durch Lähmung einer „Zwischensubstanz" oder schließlich durch Beeinflussung der contractilen Substanz selbst zustande bringt, diese Fragen waren Gegenstand zahlreicher weiterer Arbeiten. Ihre Lösung wurde zunächst auf dem Wege der Gegenschaltung gegen kontrakturerregende Pharmaca versucht. Frank und Katz[5] zeigten, daß die Nicotinkontraktur von Froschmuskeln (M. rect. abdom., M. sartorius usw.) durch Cocain oder Novocain aufgehoben wird und daß sie nach Vorbehandlung des Muskels mit Cocain oder Novocain ausbleibt. Nach Frank und Stern[6] wird auch die Guanidinwirkung bei der Kröte durch Cocain (0,001 g Cocain pro 10 g Körper-

---

[1] Nach Piccinini ist jedes Pharmakon in allerkleinster Dosis imstande, die Muskelarbeit zu vermehren. Danach wäre die leistungssteigernde Fähigkeit des Cocains unspezifisch. Siehe Piccinini, G. M.: Bull. Sci. med. **10**, 157 (1922).

[2] Alms, H.: Arch. f. Physiol. **1886**, Supplemente.

[3] Meyer, E., u. L. Weiler: Münch. med. Wschr. **1916**, 1525.

[4] Liljestrand, G., u. R. Magnus: Pflügers Arch. **176**, 168 (1919).

[5] Frank, E., u. R. A. Katz: Arch. f. exper. Path. **90**, 149 (1921).

[6] Frank, E., u. R. Stern: Arch. f. exper. Path. **90**, 168 (1921).

gewicht) oder Novocain aufgehoben oder verhütet. Da andererseits die $BaCl_2$-Kontraktur des Froschmuskels durch Cocain nicht beeinflußt wird, schließen die Verfasser auf eine Reaktion des Cocains (Novocains) mit der „receptiven Substanz". SCHÜLLER und ATHMER[1] fanden am isolierten M. gastrocnemius von Temporarien, daß der Veratrineffekt durch Cocain, Novocain und Stovain, weiterhin, wenn auch in schwächerem Maße, durch Eucain und Alypin, schließlich sogar durch Orthoform und Anästhesin zum Verschwinden gebracht wird. Vorbehandlung mit Lokalanaesthetica verhindert das Zustandekommen des Veratrineffekts. Der Antagonismus zwischen Veratrin und Lokalanaestheticum tritt auch am curarisierten Muskel in unveränderter Weise auf. Die durch Acetylcholin bewirkte Erregungskontraktur des isolierten Froschmuskels (M. gastrocnemius) wird ebenfalls, wie RIESSER und NEUSCHLOSS[2] zeigten, durch Novocain (1:1000) beseitigt bzw. verhindert. Novocainvorbehandlung (5—10 Tropfen 1proz. Lösung) vermag weiterhin nach DE BOER[3] die durch Rhodannatrium (2proz. Lösung von NaCNS) erzielbare Froschmuskelkontraktur hintanzuhalten. In den Versuchen von DE BOER blieb die indirekte Muskelerregbarkeit intakt. Der Angriffspunkt für die antagonistische Novocainwirkung ist also sicher nicht in den motorischen Nervenendplatten zu suchen. Da die durch Chlorcalcium erzielbaren Muskelkontraktionen durch die vorausgeschickte Novocainapplikation nicht verhindert wurden, verlegt der Autor den Angriffspunkt ebenfalls in die „receptive Substanz".

Trotz dieser zahlreichen Gegenschaltversuche kann die Frage des genauen Angriffspunktes der tonussenkenden Wirkung der Lokalanaesthetica am Skeletmuskel nicht als geklärt gelten. Fast für jede der oben genannten Möglichkeiten des Angriffspunktes sind weitere experimentelle Befunde beigebracht worden.

BREMER und TITECA[4] fanden bei in Enthirnungsstarre befindlichen Katzen, deren Gastrocnemius auf der einen Seite durch lokale Einspritzung von Novocain vorübergehend atonisch gemacht war, daß der Verlust des Tonus — kenntlich an dem Absinken bzw. Verschwinden der Ruhespannung und der Nachentladung bei Auslösung eines gekreuzten Streckreflexes — vollkommen parallel der zeitweisen Abschwächung bzw. Unauslösbarkeit der Sehnenreflexe des vergifteten Muskels ging. Die Autoren sehen darin einen strikten Beweis für die Ansicht von LILJESTRAND und MAGNUS, daß die Atonie nach Novocainvergiftung auf einer Lähmung der sensiblen Nerven der Muskeln beruht.

FRANK und Mitarbeiter[5] zeigten, daß das SHERRINGTON-VAN RYNBERKsche Phänomen, das durch Nicotin und Acetylcholin nachahmbar ist, durch Novocain antagonistisch beeinflußt werden kann. Das SHERRINGTON-VAN RYNBERKsche Phänomen besteht in einer trägen Dorsal- bzw. Plantarflexion des Fußes und der Zehen, die durch elektrische Reizung des N. ischiadicus solcher Tiere bewirkt wird, bei denen vordere und hintere Wurzeln des unteren Lumbal- und oberen Sacralmarks unter Schonung der Spinalganglien durchschnitten sind, so daß die motorischen Nerven zu sämtlichen Muskeln der Hinterextremitäten zur Degeneration gebracht sind. Das Zustandekommen des Phänomens kann erklärt werden durch die Annahme, daß im N. ischiadicus parasympatische Fasern verlaufen, deren zugehörige Ganglienzelle im Spinalganglion liegt, und deren Reizung die erwähnte träge Kontraktion bewirkt. Da nun intravenöse

[1] SCHÜLLER, J., u. F. ATHMER: Arch. f. exper. Path. **91**, 125 (1921).

[2] RIESSER, O.: Pflügers Arch. **190**, 137 (1921). — RIESSER, O. u., S. M. NEUSCHLOSS: Arch. f. exper. Path. **91**, 342 (1921).

[3] DE BOER, S.: Verslag d. Afdeeling Natuurkunde, königl. Akad. d. Wiss. Amsterdam Tl. **30**, 296 (1921) — Dtsch. med. Wschr. **48**, 831 (1922) — Arch. néerl. Physiol. **9**, 423 (1924).

[4] BREMER, F., u. J. TITECA: C. r. Soc. Biol. Paris **105**, 873 (1930).

[5] FRANK, E., M. NOTHMANN u. H. HIRSCH-KAUFFMANN: Pflügers Arch. **198**, 391 (1923).

oder intraarterielle Injektion von Acetylcholin an nach Sherrington operierten Tieren ebenfalls zur tonischen Kontraktur der Hinterextremitäten führt, und diese durch Novocain aufgehoben bzw. verhütet werden kann, ist die Möglichkeit gegeben, die tonusvermindernde Wirkung des Novocains als Lähmung der tonomotorischen (parasympathischen) Nerven bzw. Nervenendigungen im Muskel zu deuten, zumal Scopolamin die gleiche Wirkung entfaltet.

Riesser[1] fand, daß Novocain den Stoffwechsel des Skeletmuskels beeinflussen kann: Die Chinin- und Coffeinkontraktur des quergestreiften Muskels geht mit starker Lactacidogenverminderung einher; wird die Chinin- oder Coffeinkontraktur durch Vorbehandlung mit Novocain verhindert, so bleibt auch die Lactacidogenabnahme aus. Andererseits bewirkt Novocain allein am ruhenden Muskel meist Lactacidogenabnahme, am arbeitenden Lactacidogenzunahme. Diese Befunde können wohl schwer anders als unter dem Gesichtspunkt einer direkten Einwirkung des Novocains auf die Muskelsubstanz verstanden werden. Besonders scharf hat sich für diese Art der Wirkung Neuschloss[2] ausgesprochen. Dieser Autor fand, daß für eine Erregungskontraktur, wie sie beispielsweise durch Acetylcholin hervorgerufen wird, eine Vermehrung des gebundenen Kaliums im Muskel charakteristisch ist. Verhütet man die Kontraktur durch Atropin, so bleibt auch die Kaliumvermehrung aus, verhütet man die Kontraktur durch Novocain, so tritt die Kaliumvermehrung im Muskel dennoch ein. Der Autor kommt zu dem Schluß, daß Novocain nicht an der „receptiven“ Substanz, sondern an der contractilen Substanz selbst angreift, die unter diesem Mittel ihre Fähigkeit verliert, sich tonisch zu verkürzen. Auch Menzel[3] schließt aus seinen Versuchen, bei denen er fand, daß mit Novocain injizierte Froschgastrocnemien sehr viel schneller ihre elektrische Erregbarkeit verlieren als Kontrollmuskeln, und daß dieser Unterschied am curarisierten Muskel in derselben Weise auftritt wie am nicht curarisierten, auf eine direkte Wirkung des Novocains auf die contractile Substanz.

Eine neuartige Erklärung für den Antagonismus der Lokalanaesthetica gegenüber Kontraktursubstanzen, insbesondere gegen Coffein, hat Schüller[4] gegeben. Schüller[4] nahm an, daß die Fähigkeit von Novocain, Anästhesin und wohl auch Cocain, die Coffeinstarre des Muskels zu verhindern, *nicht* durch Einwirkung auf das Zellsubstrat zu erklären ist, sondern dadurch, daß die Lokalanaesthetica — ähnlich wie Natr. salicylicum — mit Coffein eine komplexartige Verbindung eingehen und dieses so unwirksam machen.

Den Ansichten von Schüller hat zunächst Shinagawa[5] widersprochen, der den Novocain-Coffein-Antagonismus an glatten Muskeln (Kaninchenuterus, Froschgefäßmuskeln) untersuchte und zu dem Ergebnis kam, daß die antagonistische Wirkung beider Gifte nur durch Einwirkung auf das Zellsubstrat zu erklären ist. Da die Versuche von Shinagawa aber an einem anderen Testobjekt durchgeführt wurden, können sie nicht ohne weiteres als Widerlegung für die Schüllersche Ansicht gelten. Weiter hat Zipf[6] auf Grund von Versuchen am quergestreiften Muskel zunächst der Deutung von Schüller widersprochen. Zipf wies darauf hin, daß die Löslichkeitsbegünstigung des Coffeins und die Gefrierpunktsveränderungen seiner Lösung nicht nur durch die antagonistisch wirkenden (d. h. kontrakturverhindernden) Lokalanaesthetica, sondern auch durch solche Stoffe bewirkt werden, die selbst Kontrakturen erzeugen und die

[1] Riesser, O.: Hoppe-Seylers Z. **130**, 176 (1923).
[2] Neuschloss, S. M.: Pflügers Arch. **207**, 58 (1925).
[3] Menzel, K. M.: Z. exper. Med. **71**, 755 (1930).
[4] Schüller, J.: Arch. f. exper. Path. **105**, 224, 299 (1925).
[5] Shinagawa, M.: Fol. pharmacol. jap. **3**, 340 (1926).
[6] Zipf, K.: Arch. f. exper. Path. **140**, 56 (1929).

Coffeinkontraktur verstärken, wie Chinin, Rhodannatrium usw. Der Autor kam zu dem Schluß, daß die antagonistische Wirkung der Lokalanaesthetica gegenüber Coffein, Chinin, Nilblau, Methylenblau und o-Nitranilin *nicht extracellulär* bedingt ist, sondern am Zellsubstrat selbst angreift. Andererseits hat ZIPF[1] gefunden, daß die antagonistische Wirkung der Lokalanaesthetica gegenüber Natriumrhodanid, Natriumjodid, Natriumsalicylat und Natriumbenzoat extracellulär angreift, da die Lokalanaesthetica mit den Anionen dieser (kontrakturerregenden) Stoffe schlecht dissoziierende Salze bilden. Da nach ZIPF[2] auch die antagonistische Wirkung von Natriumsalicylat und -benzoat gegenüber Coffein ein extracellulärer Vorgang ist, nähme die Gegenwirkung der Lokalanaesthetica gegenüber Coffein (sowie Chinin und der Farbstoffgruppe) offenbar eine Sonderstellung ein. Das ist auffällig. Denn einerseits wirken nach ZIPF[3] auch die Lokalanaesthetica allein, unter geeigneten Bedingungen, ähnlich wie Natriumsalicylat und -benzoat als Kontrakturgifte, und andererseits unterscheiden sich Lösungen von Coffein-Natriumsalicylat und Coffein-Novocainhydrochlorid physikalisch-chemisch nicht prinzipiell voneinander, wie ZIPF[4] durch Bestimmung von Leitfähigkeit, Gefrierpunktserniedrigung usw. feststellte. Allerdings tritt nach ZIPF[4] in diesen Lösungen keine Komplexsalzbildung im streng physikalisch-chemischen Sinn, sondern echte Salzbildung und Polymerisation ein. Dem ist jedoch von LABES und RUTENBECK[5] auf Grund von Versuchen mit andersartiger Methodik entgegengestellt worden, daß die Reaktion zwischen Coffein und Novocainhydrochlorid dennoch eine Komplexbildung darstellt, deren Reaktionskonstante etwa zwischen 20 u. 30 liegt.

Die Einwirkung der Lokalanaesthetica auf den quergestreiften Muskel ist schließlich benutzt worden, um darzutun, daß spezifische Arzneiwirkungen auch unter einem anderen Gesichtspunkt als dem der Angriffspunktlehre betrachtet werden können. SPYCHER[6] fand am Froschsartorius bei Messung derjenigen Dauer eines Stromstoßes, welche gerade genügt, um einen Muskel zum Zucken zu bringen, daß Novocain eine rasch eintretende Verlängerung der Stromstoßdauer hervorruft. Das war bereits ein Hinweis darauf, daß unter Novocain die Chronaxie des Muskels vergrößert wird. In der Tat haben dann MARINESCO und KREINDLER[7] sowie SIEMS[8] gefunden, daß Novocain die Chronaxie des quergestreiften Muskels erhöht. Nach MARINESCO und KREINDLER[7] steigt nach Injektion von 8—20 ccm einer 2proz. Novocainlösung am motorischen Reizpunkt verschiedener Muskeln beim Menschen der durch Reizung vom motorischen Punkt aus bestimmbare Chronaxiewert an, und zwar bei normalen Muskeln bis höchstens aufs Doppelte, bei schlaff gelähmten aufs 7—8fache und bei rigiden Muskeln (postencephalitischer Parkinson) wiederum nur aufs Doppelte. Auch SIEMS[8] fand sowohl am freigelegten M. quadriceps femuris des Hundes, wie am isolierten M. gastrocnemius des Frosches eine Verlängerung der Muskelchronaxie unter Novocain. Die Verlängerung der Muskelchronaxie entwickelte sich nach einem bestimmten Zeitintervall scheinbar sprunghaft. Diese Erscheinung erklärt der Autor mit der Annahme, daß auch bei direkter Reizung der Muskel von den in ihm verlaufenden Nervenfasern aus erregt wird, so lange diese auf den elektrischen Reiz ansprechen. Erlischt die indirekte Erregbarkeit, dann erst

---

[1] ZIPF, K.: Arch. f. exper. Path. **149**, 86 (1930).
[2] ZIPF, K.: Arch. f. exper. Path. **149**, 94 (1930).
[3] ZIPF, K.: Arch. f. exper. Path. **149**, 105 (1930).
[4] ZIPF, K.: Hoppe-Seylers Z. **187**, 214 (1930).
[5] LABES, R., u. H. RUTENBECK: Arch. f. exper. Path. **169**, 557 (1933).
[6] SPYCHER, A.: Z. Biol. **77**, 199 (1923).
[7] MARINESCO, G., u. A. KREINDLER: C. r. Soc. Biol. Paris **107**, 488 (1931).
[8] SIEMS, H.: Dtsch. Z. Nervenheilk. **131**, 169 (1933).

kann die eigentliche Steigerung der Muskelchronaxie beobachtet werden, die sich gar nicht sprunghaft, sondern allmählich entwickelt hat. Die von einigen Autoren beschriebene curareartige Wirkung des Novocains wäre demgemäß nur eine bestimmte Phase dieses Wirkungsablaufs. Nach Laugier und Legendre[1] wird nämlich bei jeder Giftwirkung, durch die eine Differenz der Chronaxie des Muskels und des Nerven entsteht (die Chronaxie des Nerven sinkt unter der Einwirkung der Lokalanaesthetica [s. oben]), der Übergang der Erregung vom Nerven zum Muskel verhindert. Dementsprechend tritt eine Curarewirkung in gewissen Phasen der Wirkung zahlreicher Gifte ein, z. B. auch bei den Lokalanaesthetica und im besonderen bei Novocain.

Anmerkung: Mit der Skeletmuskeltonus herabsetzenden Wirkung der Lokalanaesthetica hängt wohl auch die Entstehung von Pseudohernien zusammen, die Loewe[2] durch subcutane Injektion zahlreicher Stoffe dieser Körperklasse beim Meerschweinchen erzeugen konnte.

8. Blut.

Das Interesse an der Wirkung der Lokalanaesthetica auf die roten und weißen Blutkörperchen, insbesondere an der hämolytischen Wirksamkeit, ist in den letzten Dezennien gegenüber anderen Wirkungen aufs Blut zurückgetreten. Die Aufmerksamkeit der Autoren hat sich zwei praktisch wichtiger erscheinenden Fragen zugewandt, nämlich einmal der Frage, ob die Lokalanaesthetica die Gerinnbarkeit des Blutes beeinflussen und anderseits der Frage, ob durch Lokalanaesthetica Änderungen des Säurebasengleichgewichtes im Blute eintreten.

Nach Takatsuki[3] wirkt Cocain schon in Dosen, die so klein sind (0,001 bis 0,003 g/kg intravenös), daß sie noch keine toxischen Erscheinungen hervorrufen, auf die *Gerinnungszeit* des Blutes beim Kaninchen verkürzend. Bei hohen Dosen (z. B. 0,01 g/kg) wird dagegen die Gerinnungszeit verlängert. Dabei handelt es sich aber um keine direkte Wirkung aufs Blut; denn Zusatz von Cocain zu Blut in vitro läßt diese Wirkungen vermissen. Es besteht aber auch kein ursächlicher Zusammenhang zwischen Cocainfieber und der gerinnungsfördernden Wirkung. Die fiebererzeugende Wirkung des Cocains tritt nämlich erst bei einer größeren Dosis auf als jener, die auf die Blutgerinnung fördernd wirkt, und bleibt bestehen bei den Dosen, bei denen die Blutgerinnung verzögert wird. Es zeigte sich weiter, daß Cocain in kleinen Dosen eine Zunahme des Gehalts an Thrombin und Fibrinogen im Blut, und in großen Dosen eine Abnahme desselben bewirkt, und daß die Dauer dieser Erscheinungen etwa mit der Wirkung auf die Gerinnungszeit parallel läuft. Die fördernde Wirkung des Cocains auf die Gerinnungszeit sowie seine Wirkung auf den Gehalt der Gerinnungskomponente werden durch Vor- oder Nachbehandlung mit Johimbin völlig gehemmt und sogar umgekehrt, nicht aber durch Atropin, das an sich auf die Blutgerinnung fördernd wirkt. Der Autor schließt aus seinen Befunden, daß die fördernde Wirkung des Cocains auf die Blutgerinnung auf einer Reizung der fördernden Fasern des Sympathicus beruht, und daß umgekehrt die hemmende Wirkung großer Dosen durch Reizung von hemmenden Sympathicusfasern zustande kommt. Auch hinsichtlich des Einflusses auf die Blutgerinnung stellt sich somit Cocain dem Adrenalin an die Seite, bei dessen gleichzeitiger Anwendung jedoch keine Wirkungspotenzierung, sondern nur Wirkungssummation eintritt.

Bezüglich der Wirkung der Cocainersatzmittel auf die Blutgerinnung erhob Takatsuki[4] folgende Befunde: Novocain, Tropacocain, β-Eucain und Tutocain

[1] Laugier, H., u. R. Legendre: Proc. nat. Acad. Sci. U. S. A. **9**, 21 (1923).
[2] Loewe, S.: J. of Pharmacol. **56**, 238 (1936).
[3] Takatsuki, S.: Okayama-Igakkai-Zasshi **42**, 2908, dtsch. Zusammenfassung 2921 (1930).
[4] Takatsuki, S.: Okayama-Igakkai-Zasshi **44**, 587, dtsch. Zusammenfassung 587 (1932).

verkürzen, subcutan beim Kaninchen gegeben, in kleinen Dosen, ähnlich wie Cocain, die Gerinnungszeit des Blutes und vermehren dabei den Thrombin- und Fibrinogengehalt in geringem Grade; in großen Dosen war die Wirkung meist entgegengesetzt. Allocain S, Alypin und Percain (Nupercain) wirkten nur gerinnungshemmend, und zwar die beiden ersten Mittel erst in großen Dosen, letzteres schon in kleinen Dosen. Auch bei den Cocainersatzmitteln ist die Wirkung auf die Blutgerinnung keine direkte. Denn bei Zusatz dieser Mittel zu Blut in vitro tritt die Hemmung der Blutgerinnung erst bei so hohen Konzentrationen ein, wie sie im lebenden Organismus nicht erreicht werden. Indessen geht auch hier die Wirkung auf die Körpertemperatur der Wirkung auf die Blutgerinnung nicht parallel. Die gerinnungsfördernde Wirkung von Adrenalin konnte durch Novocain, Allocain S, Tutocain und Alypin verstärkt werden, während Tropacocain, β-Eucain und Percain (Nupercain) die Adrenalinwirkung verminderten. Atropin hemmte die gerinnungsfördernde Wirkung nicht.

Die tierexperimentellen Untersuchungen von TAKATSUKI stimmen indessen mit den Befunden anderer Autoren nicht vollkommen überein. Denn einerseits fand TABANELLI[1] bei Infiltrations- und Lumbalanästhesie mit Novocain keine charakteristische Veränderung der Blutgerinnungszeit und andererseits berichten DULIÈRE[2] und Mitarbeiter, daß $1/_2$ Stunde nach Percain (Nupercain)-Injektion die Blutgerinnungszeit verkürzt, der Fibrinogengehalt des Plasmas aber merkwürdigerweise verringert ist. Die Frage des Einflusses der Lokalanaesthetica auf den Blutgerinnungsvorgang kann also noch keineswegs als geklärt gelten.

Über die Veränderungen des *Säure-Basen-Gleichgewichtes* des Blutes durch Lokalanaesthetica haben zunächst KAPPIS und SOIKA[3] Untersuchungen angestellt. Die Autoren fanden beim Menschen, daß die einfache örtliche Einspritzung der Lokalanaesthetica ohne blutigen Eingriff eine Neigung zur Senkung der Alkalireserve feststellen läßt, und daß Lumbalanästhesien ohne blutigen Eingriff bereits deutliche Senkungen der Alkalireserve bewirken. Im Gegensatz hierzu konnte BICH[4] im Experiment am Hunde bei örtlicher Betäubung mit Novocain keine Veränderung der Blutalkalireserve feststellen. In den Versuchen von BICH[4] stieg der Reststickstoffgehalt und der Chlorspiegel des Blutes an. Auch PSCHENITSCHNIKOW[5] fand bei der Infiltrationsanästhesie mit großen Mengen Novocainlösung (0,25% Novocain mit Zusatz von 15 Tropfen Adrenalinlösung 1:1000 pro Liter) nach besonderer Technik keine Veränderung der Alkalireserve des Blutes.

Beim Studium des Einflusses von Novocain auf das *Blutbild* fand BELLELLI[6] eine Pseudoleukocytose in der Peripherie infolge von Gefäßerweiterung und Stase; andererseits berichtet TABANELLI[1] über echte neutrophile Leukocytose. PENNETTI[7] fand beim Kaninchen und Meerschweinchen nach subcutaner Cocaininjektion echte absolute Leukocytose, an der in erster Linie die neutrophil granulierten Elemente bei gleichzeitiger Lymphopenie beteiligt waren. Das ARNETHsche Blutbild verschiebt sich nach links, woraus der Autor auf einen Reiz, der das Knochenmark trifft, schließt. Der Phagocytenindex, geprüft an Typhusbacillen, sinkt und bleibt noch unter der Norm, wenn die Leukocytose verschwunden und das ARNETHsche Blutbild wieder normal geworden ist. Ob freilich die Änderung der Phagocytosefähigkeit der Ausdruck für eine Veränderung der Lebensfähigkeit der Formbestandteile ist, ist fraglich. ROSKAM[8] nimmt an, daß die Wirkung des Cocains am Plasma angreift und daß die Herabsetzung der Phagocytosefähigkeit ein sekundärer Vorgang sei.

---

[1] TABANELLI, M.: Clinica chir., N. s. **7**, 1297 (1931).
[2] DULIÈRE, W. L., A. HUSTIN u. P. BOSSAERT: Bull. Soc. Chim. biol. Paris **18**, 234 (1936).
[3] KAPPIS, M., u. GG. SOIKA: Schmerz **2**, 13 (1928).
[4] BICH, A.: Arch. ital. Chir. **25**, 691 (1930).
[5] PSCHENITSCHNIKOW, W. J.: Schmerz **3**, 85 (1930).
[6] BELLELLI, F.: Fol. med. (Napoli) **14**, 857 (1928).
[7] PENNETTI, G.: Biochimica e Ter. sper. **13**, 243 (1926).
[8] ROSKAM, J.: C. r. Soc. Biol. Paris **87**, 781 (1922).

Die Einwirkung von Cocain auf die *Sauerstoffbindungsfähigkeit* des Blutes verschiedener Tierarten hat Felloni[1] untersucht. Dieser Autor fand, daß Cocain die Geschwindigkeit der Oxyhämoglobinbildung herabsetzt. Besonders stark war die Hemmung bei Anwendung von Vogelblut, also von kernhaltigen Erythrocyten, während bei gealterten Blutproben die hemmende Wirkung des Cocains abnahm.

V. Resorption und Schicksal im Organismus.

Wie bei allen Pharmaca, ist auch bei den Lokalanaesthetica das Zustandekommen resorptiver Wirkungen an die Resorptions- und Eliminationsgeschwindigkeit gebunden. Von einem günstigen Verhältnis dieser beiden Faktoren und von der genügenden Beherrschbarkeit desselben hängt es ab, ob resorptive Giftwirkungen vermieden werden können. Aus den älteren Arbeiten geht hervor, daß Cocain im allgemeinen nicht nur rasch resorbiert, sondern auch rasch eliminiert wird. Denn nur so wird die Tatsache verständlich, daß all jene Maßnahmen, die zu einer Resorptionsbehinderung führen, wie Umschnürung, Kombination mit Adrenalin, Kälteeinwirkung, auch im Tierexperiment ein starkes Emporrücken der tödlichen Dosis bewirken. Unklar blieb jedoch, auf welche Weise die rasche Elimination zustande kommt, ob durch chemischen Abbau oder durch Bindung an weniger giftempfindliches Gewebe oder durch Ausscheidung auf dem Nierenweg, zumal Wiechowski[2] und Rifatwachdani[3] seinerzeit widersprechende experimentelle Befunde erhoben. Wiechowski fand, wie ziemlich bekannt ist, die Cocainausscheidung im Kaninchenharn praktisch gleich Null, während nach Rifatwachdani bis zu 85% ausgeschieden werden.

Die neueren Arbeiten haben sich nicht nur um die Aufklärung dieser Unklarheiten und Widersprüche bemüht, sondern auch die Frage der Abhängigkeit der Resorptionsgeschwindigkeit von der besonderen Applikationsart genauer studiert. Dabei zeigte sich unter anderem, daß das Verhalten der übrigen Lokalanaesthetica beträchtlich von dem des Cocains abweichen kann.

1. Resorption.

Die Geschwindigkeit, mit der die Lokalanaesthetica von den einzelnen *Schleimhäuten* des Organismus aus resorbiert werden, ist verschieden. Nach Macht[4] wird in den Conjunctivalsack eingeträufeltes Cocain, auch nach Unterbindung oder durch Verschorfung erzieltem Verschluß des Tränennasenkanals, leicht resorbiert; dagegen war die Resorption aus dem an der Kardia abgeklemmten Oesophagus schlecht. Dobrzański[5] prüfte die Resorptionsgeschwindigkeit einer Reihe von Lokalanaesthetica (Cocain, Psicain, Alypin, Tutocain, Novocain) aus dem Nasenrachenraum, der Trachea und den Lungen an narkotisierten Hunden, deren Oesophagus unterbunden war; als Test diente das Verhalten von Atmung und Blutdruck. Der Autor fand, daß bei Anwendung gleicher Konzentrationen die Mittel vom Nasenrachenraum aus weniger giftig waren als von der Trachea und den Lungen aus, d. h. daß Trachea und Lungen rascher resorbieren als der Nasenrachenraum. Von der Blasenschleimhaut aus werden nach Versuchen von Macht[6] an Hunden weder Cocain noch Alypin in nennenswerter Menge resorbiert; dagegen findet sowohl von der Harnröhrenschleimhaut aus, wie von

---

[1] Felloni, G.: Arch. ital. de Biol. (Pisa) **89**, 69 (1933).
[2] Wiechowski, W.: Arch. f. exper. Path. **46**, 155 (1901).
[3] Rifatwachdani, S.: Biochem. Z. **54**, 83 (1913).
[4] Macht, D. I.: J. of Pharmacol. **22**, 123 (1923).
[5] Dobrzański, A.: Polski Przegl. otol. **4**, 13 (1927).
[6] Macht, D. I.: J. of Pharmacol. **16**, 435 (1921).

Ureteren und Nierenbecken aus rasche Resorption statt. Beim Einbringen in die Vagina kommt die Cocainresorption nach MACHT[1] der intravenösen Zuführung nahe.

Während in diesen Arbeiten die Resorptionsgeschwindigkeit der Lokalanaesthetica von der Schleimhaut her aus der Wirkung aufs Gesamttier erschlossen, also indirekt bestimmt wurde, führte SAITO[2] direkte Bestimmungen der Resorptionsgröße der Lokalanaesthetica von der Blasenschleimhaut aus durch. SAITO brachte an urethannarkotisierten Kaninchen, deren beide Ureteren unterbunden waren, durch einen mittels Ligatur um den Penis fixierten Gummikatheter eine bestimmte Menge Lokalanaestheticumlösung (15 ccm 1—2proz.-Lösungen) in die leere Blase und bestimmte nach 3 Stunden den im Blaseninhalt noch vorhandenen Alkaloidgehalt. Er fand, daß von Alypin im Mittel 62,8%, von Cocain 45,4% und von Novocain nur 15,3% resorbiert waren. Durch schwach alkalische Reaktion wird die Resorption der Lokalanaesthetica erhöht, durch schwach saure herabgesetzt. Auch OELKERS und VINCKE[3] fanden bei Injektion von 0,003—1,0proz. Cocainlösungen in die Kaninchenblase nach einer Verweildauer von $^3/_4$—1 Stunde bis zu 46% des eingebrachten Cocains resorbiert; allerdings war nur im Bereich der höheren Konzentrationen die Resorptionsgröße nennenswert. MØLLER[4] untersuchte mit ähnlicher Methode die Resorption von Percain durch die Blasenschleimhaut. Nach diesem Autor werden von einer eingebrachten Menge von 6—10 mg/kg Percain (0,09—0,13proz. Lösung) innerhalb von 60 Minuten 30—60% resorbiert. Zusatz von Adrenalin und Kochsalz vermindert die Resorption durch die Blasenschleimhaut, Calciumchloridzusatz hebt sie fast völlig auf.

Hiernach sind vermutlich alle Lokalanaesthetica auch von der Blasenschleimhaut aus resorbierbar; das Ausmaß der Resorptionsgröße aber könnte, insbesondere nach den Versuchen von SAITO, von Mittel zu Mittel verschieden sein. Dieser Schlußfolgerung hat REICHELT[5] unter gleichzeitiger Kritik der Versuche von SAITO widersprochen. REICHELT[5] fand in prinzipieller Übereinstimmung mit FROMHERZ[6], daß bei genauem Einhalten gleicher Versuchsbedingungen alle von ihm untersuchten Lokalanaesthetica, nämlich Novocain, Cocain, Alypin, Tutocain, Larocain, Percain und Pantocain, im gleichen Zeitraum von 3 Stunden ungefähr in gleichem Maße von der Blase aus resorbiert wurden.

Eine direkte Bestimmung der Geschwindigkeit, mit der Cocain aus dem *Subcutangewebe* resorbiert wird, haben SANDQVIST und HÖK[7] versucht. Sie ermittelten an Kaninchen, denen Cocainlösungen verschiedener Konzentration an beiden Hinterschenkeln subcutan injiziert wurde, den Gehalt des Hautbindegewebes an Cocain in verschiedenen Zeitabständen nach der Injektion. Der gefundene Resorptionsablauf gehorchte im wesentlichen dem Gesetz einer Exponentialfunktion, wie sie theoretisch dem zeitlichen Ablauf eines einfachen Diffusionsvorganges oder dem einer Monomolekularreaktion zugrunde liegt, d. h. die Resorptionsgeschwindigkeit war etwa der in jedem Augenblick vorhandenen Cocainmenge proportional. Es ließ sich berechnen, daß bei 0,35proz. Lösungen in rund 32 Minuten, bei 0,59proz. Lösungen in rund 21 Minuten die Hälfte der injizierten Cocainmenge resorbiert war.

[1] MACHT, D. I.: Zit. S. 54.
[2] SAITO, Y.: Arch. f. exper. Path. **102**, 367 (1924).
[3] OELKERS, E. A., u. E. VINCKE: Arch. f. exper. Path. **179**, 341 (1935).
[4] MØLLER, K. O.: Arch. f. exper. Path. **170**, 312 (1933).
[5] REICHELT, E.: Arch. f. exper. Path. **187**, 41 (1937).
[6] FROMHERZ: Arch. f. exper. Path. **158**, 372 (1930).
[7] SANDQVIST, H., u. W. HÖK: Skand. Arch. Physiol (Berl. u. Lpz.) **57**, 12 (1929).

2. Verteilung und Elimination.

Oelkers und Rätz[1] untersuchten an Kaninchen und Meerschweinchen die *Verteilung* des Cocains auf Blut, Gehirn, Leber, Niere und Muskulatur in verschiedenen Zeitabständen nach subcutaner Applikation. Diesen Untersuchungen zufolge erreicht der Cocaingehalt des Blutes bei Kaninchen 10—15 Minuten nach Injektion sein Maximum, um dann zunächst langsam, später rascher abzusinken, derart, daß nach 1 Stunde nur noch Spuren von Cocain im Blut nachweisbar sind. Auch in die Organe dringt das Cocain rasch vor. Bereits 20—40 Minuten nach Injektion übertrifft der Cocaingehalt von Gehirn, Leber und Niere der Meerschweinchen den des Blutes beträchtlich. Am meisten Cocain enthält die Niere, dann folgt die Leber, dann das Gehirn. Die Muskulatur enthielt im allgemeinen auffällig wenig Cocain; nur bei 2 Tieren, die nach der Injektion schwere Krämpfe bekommen hatten, wurden größere Alkaloidmengen in der Muskulatur nachgewiesen. 2 Stunden nach der Injektion waren sämtliche Organe bis auf die Leber, die noch kleine Mengen Alkaloid enthielt, praktisch frei von Cocain.

Die Verteilung von Novocain zwischen Liquor und Nervengewebe bei Injektion in den Wirbelkanal findet nach Küstner und Eissner[2] in der Weise statt, daß in der ersten Minute etwa $1/2$—$1/3$ der eingespritzten Menge vom Nervengewebe aufgenommen wird; nach 2 oder höchstens 3 Minuten haben sich die Nerven voll beladen, im Liquor bleibt noch eine Reserve zurück, die etwa $1/4$—$1/6$ der ursprünglichen Menge beträgt. Den Ergebnissen dieser Arbeit hat Bungenberg de Jong[3] widersprochen.

Eine Ausscheidung von Novocain in den Liquor tritt anscheinend nicht ein; Serafimow[4] fand nämlich auch nach intramuskulärer Verabreichung Novocain nie im Liquor.

Beim Verreiben mit Nervensubstanz in vitro gelang es Richard[5] zwar Cocain zu entgiften, nicht aber Novocain (Procain).

Um einen Anhaltspunkt für die Größe der *Eliminationsgeschwindigkeit* bei den einzelnen Lokalanaesthetica zu bekommen, kann man zunächst das Verhältnis derjenigen Dosen eines Mittels heranziehen, die bei verschiedener Applikationsart, z. B. subcutaner und intravenöser Injektion, denselben Effekt, z. B. eine Mydriasis von bestimmtem Ausmaß oder den Tod des Tieres herbeiführen. Pulewka[6] hat eine große Zahl von Lokalanaesthetica speziell auf dieses Verhältnis hin untersucht und gefunden, daß dabei für die einzelnen Mittel recht charakteristische Zahlen gefunden werden, die er als Applikationsquotienten bezeichnet. Aus diesen Applikationsquotienten läßt sich aber nur dann auf die relative Eliminationsgeschwindigkeit schließen, wenn die Resorptionsgeschwindigkeiten gleich groß oder wenigstens bekannt sind.

Eine unmittelbarere Methode zur Bestimmung der Eliminationsgeschwindigkeit ist die intravenöse Dauerinfusion mit variierter Einlaufsgeschwindigkeit, oder die schubweise Injektion mit verschieden langen Intervallen oder verschieden großen Schüben. Für Cocain hat Ross[7] bei intravenöser Dauerinfusion in die Femoralvene von Katzen gefunden, daß eine Verlangsamung der Einlaufgeschwindigkeit von 11,5 auf 2,8 mg pro Kilo und Minute, die tödliche Dosis von 12,8 auf 20,1 mg pro Kilo ansteigen läßt. Adrenalinzusatz zu 0,25 proz. Cocainlösungen im Verhältnis 1 : 250000 bis 1 : 10000 erhöhten aber die Giftigkeit um 7 % bis 140 %. Für die optischen Isomeren des Cocains hatte bereits Gottlieb[8] gefunden, daß

[1] Oelkers, H. A., u. W. Rätz: Arch. f. exper. Path. **170**, 246 (1933).

[2] Küstner, H., u. W. Eissner: Münch. med. Wschr. **1930 I**, 622.

[3] Bungenberg de Jong, W. J. H.: Münch. med. Wschr. **1930 I**, 1061. — Küstner, H., u. W. Eissner: Münch. med. Wschr. **1930 II**, 1406.

[4] Serafimow, B. N.: Z. exper. Med. **96**, 48 (1935).

[5] Richard, M.: Brun's Beitr. **149**, 1 (1930).

[6] Pulewka, P.: Arch. f. exper. Path. **169**, 482 (1933). — S. a. Haiber, L.: Diss. Tübingen, 1934.

[7] Ross, E. L.: J. Labor. a. clin. Med. **8**, 656 (1923).

[8] Gottlieb, R.: Arch. f. exper. Path. **97**, 113 (1923) — Hoppe-Seylers Z. **130**, 374 (1923).

die rechtsdrehenden Verbindungen bei rascher intravenöser Injektion ebenso giftig wie die linksdrehenden Verbindungen sind, während das bei subcutaner Injektion nicht der Fall ist, und daraus einen rascheren Abbau der d-Verbindungen erschlossen. MERCIER und RÉGNIER[1] fanden dann beim Vergleich von l-Cocain mit d-ψ-Cocain, daß bei einmaliger intravenöser Injektion am Hund die Dosis letalis für beide Alkaloide 0,025 g/kg betrug. Wurden die Injektionen in Zwischenräumen von 1 Minute gegeben, so betrug die Dosis letalis für Cocain 0,025 g/kg und für Psicain 0,032 g/kg; betrugen die Intervalle 5 Minuten, so wurden die Differenzen noch größer: die Dosis letalis für Cocain war dann 0,055 g/kg, für Psicain 0,126 g/kg. Es ist also unzweifelhaft, daß die d-Base rascher im tierischen Organismus eliminiert wird als die l-Base. Die Eliminationsgeschwindigkeit von Novocain, Tutocain, Larocain, Pantocain und Percain hat WILKMANN[2] durch schubweise, alle 10 Minuten wiederholte intravenöse Injektion beim Kaninchen ermittelt. Nach diesem Autor werden Novocain, Tutocain und Larocain rasch und mit ähnlicher Geschwindigkeit eliminiert, Pantocain etwas langsamer, Percain aber sehr viel langsamer als die übrigen Stoffe.

Die Methode der zeitlich variierten intravenösen Giftzufuhr sagt zwar etwas über die Eliminationsgeschwindigkeit, dagegen nichts über den *Eliminationsmodus* aus. Um hierüber Aufschluß zu erhalten, ist man zunächst auf die Untersuchungen der Körperausscheidungen, insbesondere des Harns, angewiesen. GOTTLIEB[3] stellte fest, daß nach subcutaner Injektion von 60 mg l-Cocain bei der Katze im Harn kleine Mengen von Cocain ausgeschieden werden, während nach Injektion von 200 mg d-Cocain kein Alkaloid in den Harn übertrat. GRUHN[4] setzte die Versuche von GOTTLIEB fort und fand, daß von den drei Isomeren l-Cocain, d-Cocain und d-ψ-Cocain das l-Cocain in sehr viel größerer Menge im Harn der Katze ausgeschieden wird als die Rechtsverbindungen. OELKERS und RAETZ[5] haben den Befunden von GRUHN widersprochen. Sie zeigten, daß die Ausscheidung von Cocain bei Kaninchen, Meerschweinchen und Hunden im Urin nach einer oder mehreren Injektionen von Cocainhydrochlorid kaum meßbar gering ist und bestenfalls 1% der zugeführten Menge beträgt. Auch im Kot der Tiere konnte kein Cocain nachgewiesen werden. Nach diesen Autoren wird also Cocain praktisch vollkommen im tierischen Organismus zerstört. OELKERS und RAETZ[6] fanden in Untersuchungen an der weißen Maus weiter, daß die Schnelligkeit, mit der Cocain im Tierkörper zerstört wird, etwa der Verseifungsgeschwindigkeit in vitro, beim Einbringen von Cocain in Boratpufferlösungen von $p_H = 7,4$ bis 7,5 bei 38° entspricht. Sie nehmen deshalb an, daß Fermente an diesem Verseifungsvorgang nicht beteiligt sind.

Im Gegensatz zu Cocain wird Percain offenbar nicht oder jedenfalls nicht vollständig im Organismus zerstört. MØLLER[7] fand beim Hunde im Laufe der ersten 24 Stunden nach der Injektion etwa 12% der injizierten Menge als ungespaltenes Percain wieder.

Ob Cocain durch andere Drüsen, z. B. durch die Magendrüsen, ausgeschieden wird, kann nicht als sichergestellt gelten[8].

Um festzustellen, welche Organe an der Elimination bzw. Zerstörung des Cocains besonders beteiligt sind, wurde der Effekt der Injektion in verschiedene

[1] MERCIER, F., u. J. RÉGNIER: C. r. Acad. Sci. Paris **189**, 872 (1929).
[2] WILKMANN, B.: Schmerz usw. **4**, 234 (1931).
[3] GOTTLIEB, R.: Hoppe-Seylers Z. **130**, 374 (1923).
[4] GRUHN, E.: Arch. f. exper. Path. **106**, 115 (1925).
[5] OELKERS, H. A., u. W. RAETZ: Arch. f. exper. Path. **170**, 246 (1933).
[6] OELKERS, H. A., u. W. RAETZ: Klin. Wschr. **1933 II**, 1985.
[7] MØLLER, K. O.: Arch. f. exper. Path. **170**, 312 (1933).
[8] HUBER, K. C.: Arch. f. exper. Path. **94**, 327 (1922).

Gefäßgebiete untersucht. Dabei fand Kusaka[1], daß die letale Cocaindosis am größten bei Infusion in die V. mesenterica war, nächtsgroß bei Einbringung in die V. hepatica, dann folgten Art. cruralis, V. cruralis und V. auricularis. Die Leber vermochte eine viel größere Menge Cocain aufzunehmen als die Extremität. Es ist bemerkenswert, daß die Cocainaufnahme durch die Leber beträchtlich stärker in der Pfortaderzirkulation als in dem Leberarterienkreislauf war.

Auch für Novocain fand Goinard[2], daß Injektion in die Art. femuralis weniger giftig war als in die V. femuralis.

VI. Allgemeine Wirkungen.

1. Tödliche Gaben.

Eine Zusammenstellung der tödlichen Dosen der wichtigsten neueren Mittel im Vergleich mit den älteren für die verschiedenen Tierarten und Applikationsweisen findet sich in der nachfolgenden Tabelle. Die Zahlen besitzen keine absolute Gültigkeit; ihr Wert liegt vor allem in der darin zum Ausdruck kommenden relativen Giftigkeit der einzelnen Stoffe untereinander. Die Giftigkeit für die jeweilige Tierart und Applikationsweise hängt ja, ganz abgesehen von der angewandten Konzentration[3], der Natur des salzbildenden Säureanions[4] und der damit teilweise in Zusammenhang stehenden Resorptions- und Eliminationsgeschwindigkeit, auch von der Empfindlichkeit des betroffenen Organismus ab. Diese Empfindlichkeit kann nicht nur aus inneren Gründen individuell schwanken, sondern sie kann auch abgeändert werden durch — vorausgeschickte, gleichzeitige, nachträgliche — Kombination mit anderen Pharmaca.

Bei der *Kombination mit Narkotica* steigt im allgemeinen die Giftigkeit der Lokalanaesthetica. Macht[5] fand, daß bei Katzen durch Äthernarkose die (subcutan) tödliche Cocaindosis von 30—40 mg/kg auf 15 mg/kg, und die tödliche Alypindosis von 24—30 mg/kg auf 6—7 mg/kg gesenkt wird. Auch bei Novocain sinkt durch Ätherdarreichung, nach Perez-Cirera[6] die tödliche Katzendosis von 0,050—0,055 g/kg auf 0,040 g/kg und die tödliche Mäusedosis von 0,090 g/kg auf 0,025 g/kg. Wenn allerdings die Einverleibung des Novocains vor der Ätherisierung erfolgte, änderte sich dessen Toxizität nicht.

Bei der *Kombination mit Hypnotica* dagegen ist häufig merkwürdigerweise eine Herabsetzung der Giftigkeit der Lokalanaesthetica beobachtet worden. La Mendola[7] fand an Hunden Sulfonal, Trional, Veronal, Medinal und Luminalnatrium dem Cocain antagonistisch wirksam. Nach Swanson[8] gelingt es, durch intravenöse Zufuhr von 50 mg/kg Amytal die letale Cocaindosis beim Kaninchen (100 mg/kg) zu entgiften. Maloney[9] zeigte ebenfalls am Kaninchen, daß zwischen Cocain und einer Reihe von Barbitursäurederivaten ein wechselseitiger Antagonismus besteht. Beispielsweise konnten an sich letale Dosen von 100—150 mg/kg Cocain entweder vollständig oder zu einem gewissen Prozentsatz in ihrem Endeffekt gehemmt werden, wenn die betreffenden Barbitursäurederivate sofort nach Eintritt der Krämpfe intravenös injiziert wurden. Die einzelnen Barbitursäurederivate waren nicht gleich wirksam: am stärksten antagonistisch erwiesen sich

---

[1] Kusaka, K.: Fol. pharmacol. jap. **4**, 79 (1927).

[2] Goinard, P.: C. r. Soc. Biol. Paris **118**, 689 (1935).

[3] Schwartz, A., u. A. Klotz: C. r. Soc. Biol. Paris **99**, 1583 (1928).

[4] Régnier, J., S. Lambin u. É. Szollosy: C. r. Soc. Biol. Paris **122**, 759 (1936).

[5] Macht, D. I.: Proc. Soc. exper. Biol. a. Med. **21**, 156 (1923).

[6] Perez-Cirera, R.: Brit. J. Anaesth. **8**, 67 (1931).

[7] La Mendola, S.: Arch. Farmacol. sper. **37**, 256 (1924).

[8] Swanson, E. E.: J. Labor. a. clin. Med. **17**, 325 (1932).

[9] Maloney, A. H.: J. of Pharmacol. **49**, 133 (1933); **51**, 127 (1934).

Tabelle 3. Tödliche Gaben für verschiedene Tierarten.

Mittel	Tierart	Applikationsweise	Tödliche Dosis in g pro kg	Bemerkung
Cocain	Maus (weiß)	subcutan	0,100[1]	
		intravenös	0,030[1]	
	Ratte (weiß)	intravenös	0,0125[2]	
	Meerschweinchen	subcutan	0,050[3]	
		intravenös	0,020[3]	
		intraarteriell	0,040[3]	
		intraperitoneal	0,060[3]	
	Kaninchen	subcutan	0,100[4]; 0,100[5]	
		intravenös	0,020—0,025[1]	
	Katze	subcutan	0,033[5]	
		intravenös	0,015[2]	
	Hund	subcutan	0,020—0,035[5]; 0,027[4]	
		intravenös	0,012[6]	
	Affe (Macacus rhesus)	subcutan	0,030[7]	
	Mensch	peroral	0,03?[8]	
Psicain	Maus (weiß)	subcutan	0,330[9]	
	Katze	subcutan	0,060—0,070[9]	
	Hund	intravenös	0,025[10]	
Tropacocain	Frosch	subcutan	0,800[11]	
	Ratte (weiß)	intravenös	0,015—0,020[2]	
	Katze	intravenös	0,018—0,022[2]	
Novocain	Frosch	subcutan	1,500[11]	
	Maus (weiß)	subcutan	0,600—0,700[1]	
		intravenös	0,060—0,070[1]; 0,090[12]	
	Ratte (weiß)	intravenös	0,045—0,055[2]	
	Meerschweinchen	subcutan	0,550[3]	
		intravenös	0,050[3]	
		intraarteriell	0,140[3]	
		intraperitoneal	0,600[3]	
	Kaninchen	subcutan	0,450[1]	
		intravenös	0,070[13]	
			0,040—0,055[1]	
	Katze	intravenös	0,040—0,045[2]	
	Hund	intracisternal	—	tödlich 1,3 bis 1,5 mg pro Zentimeter Rückgratlänge[14]
	Mensch	subcutan	0,032?[15] 0,0025?[16]	} Adrenalinzusatz!

1 Fromherz, K.: Arch. f. exper. Path. **158**, 368 (1930).
2 Hooper, Ch. W., u. E. Becker: Amer. J. Physiol. **68**, 120 (1924) — J. Labor. a. clin. Med. **10**, 43 (1924).
3 Kuroda, T.: Biochem. Z. **181**, 172 (1927).
4 Tatum, A. L., A. J. Atkinson, K. H. Collins: J. of Pharmacol. **26**, 325 (1925).
5 Atkinson, A. J., u. A. L. Tatum: J. of Pharmacol. **25**, 163 (1925).
6 Richard, A., u. F. Mercier: C. r. Soc. Biol. Paris **89**, 74 (1923).
7 Tatum, A. L., u. K. H. Collins: Arch. int. Med. **38**, 405 (1926).
8 Sammlung von Vergiftungsfällen **3**, A 303 (1932).
9 Gottlieb, R.: Arch. f. exper. Path. **97**, 113 (1923).
10 Mercier, F., u. J. Régnier: C. r. Acad. Sci. Paris **189**, 872 (1929).
11 Kondô, I.: Fol. pharmacol. jap. **7**, 17 (1928).
12 Gessner, C.: Arch. f. exper. Path. **168**, 569 (1932).
13 Meeker, W. R., u. E. B. Frazer: J. of Pharmacol. **22**, 375 (1923).
14 Cotui, F. W.: J. of Pharmacol. **48**, 223 (1933).
15 Sammlung von Vergiftungsfällen **2**, A 187 (1931).
16 Sammlung von Vergiftungsfällen **3**, A 63 (1932).

Tabelle 3 (Fortsetzung).

Mittel	Tierart	Applikationsweise	Tödliche Dosis in g pro kg	Bemerkung
Tutocain	Maus (weiß)	subcutan	$0,350^1$	
		intravenös	$0,050^1$	
	Meerschweinchen	subcutan	$0,200^2$; $0,270^3$	
		intravenös	$0,030^3$	
		intraarteriell	$0,080^3$	
		intraperitoneal	$0,250^3$	
	Kaninchen	subcutan	$0,200^1$	
		intravenös	$0,015$—$0,020^{1,\,4}$	
Larocain	Frosch (temp.)	subcutan	$0,860^5$	
	Maus (weiß)	subcutan	$0,380^5$; $0,300^1$	
		intravenös	$0,050^5$; $0,040^1$	
	Meerschweinchen	subcutan	$0,200^6$	
	Kaninchen	subcutan	$0,150^1$	
		intravenös	$0,015^1$	
Panthesin	Frosch	subcutan	$0,480^7$; $0,840^8$	
	Maus (weiß)	subcutan	$0,300$—$0,350^8$	
	Meerschweinchen	subcutan	$0,093^7$; $0,150^8$	
		intravenös	$0,020^8$	
	Kaninchen	subcutan	$0,240$—$0,250^8$	
		intravenös	$0,020^8$	
Isocain	Maus (weiß)	subcutan	$0,400^9$	
	Ratte (weiß)	subcutan	$0,700^9$	
	Kaninchen	subcutan	$0,300^9$	
	Katze	subcutan	$0,200^9$	
Butyn	Maus (weiß)	subcutan	$0,100^9$	
	Ratte (weiß)	subcutan	$0,150^9$	
		intravenös	$0,0075$—$0,010^{10}$	
	Kaninchen	subcutan	$0,050^9$	
	Katze	subcutan	$0,030^9$	
		intravenös	$0,015^{10}$	
Pantocain	Frosch (temp.)	subcutan	$0,200^5$	
	Maus (weiß)	subcutan	$0,053^5$; $0,045$—$0,050^{11}$	
		intravenös	$0,015^5$; $0,010$—$0,012^{11}$	
	Kaninchen	subcutan	$0,020^{11}$; $0,015$—$0,020^{12}$	
		intravenös	$0,006$—$0,008^{11,\,12}$	
	Mensch	subcutan	$0,008\,?^{13}$	
		Oberfl. des Nasen-Rachenraumes	$0,002\,?^{14}$	

[1] Fromherz, K.: Arch. f. exper. Path. **158**, 368 (1930).

[2] Wagner, W.: Arch. f. exper. Path. **109**, 64 (1925).

[3] Kuroda, T.: Biochem. Z. **181**, 172 (1927).

[4] Schulemann, W.: Klin. Wschr. **3**, 676 (1924).

[5] Gessner, O., J. Klenke u. F. R. Wurbs: Arch. f. exper. Path **168**, 447 (1932).

[6] Dietrichs, H.: Arch. f. exper. Path. **161**, 206 (1931).

[7] Gessner, O.: Narkose u. Anästh. **2**, 129 (1929).

[8] Rothlin, E.: Arch. f. exper. Path. **144**, 197 (1929).

[9] Schmitz, H. L., u. A. S. Loevenhart: J. of Pharmacol. **24**, 167 (1925). Bezüglich der relativen Giftigkeit von weiteren Novocainhomologen vgl.: Mc. Guigan, H., u. G. A. Brough: J. Labor. a. clin. Med. **11**, 479 (1926). — Sacks, J.: J. Labor. a. clin. Med. **13**, 281 (1927).

[10] Hooper, Ch. W., u. E. Becker: Amer. J. Physiol. **68**, 120 (1924) — J. Labor. a. clin. Med. **10**, 43 (1924).

[11] Fussgänger, R., u. O. Schaumann: Arch. f. exper. Path. **160**, 53 (1931).

[12] Laubender, W., u. W. Ost: Arch. f. exper. Path. **165**, 520 (1932).

[13] Sammlung von Vergiftungsfällen **5**, B 65 (1934).

[14] Sammlung von Vergiftungsfällen **6**, A 139 (1935).

Tabelle 3 (Fortsetzung).

Mittel	Tierart	Applikationsweise	Tödliche Dosis in g pro kg	Bemerkung
Percain	Frosch (temp.)	subcutan	0,041[1]; 0,060[2]	
	Maus (weiß)	subcutan	0,044[3]	
		intravenös	0,009[3]	
	Ratte (weiß)	subcutan	0,080—0,090[1]	
	Meerschweinchen	subcutan	0,0075[4];	
			0,008—0,009[1]	
			0,015[5]	
	Kaninchen	subcutan	0,005—0,010[6]	
		intravenös	0,002—0,004[6]	
	Katze	subcutan	0,015—0,020[6]	
		intravenös	0,004—0,008[6]	
	Hund	subcutan	0,020[6]	
	Mensch	subcutan	0,0024?[7]	Kein Adrenalin-zusatz!
Apothesin	Maus (weiß)	subcutan	0,700[8]	
		intraperitoneal	0,700[8]	
	Ratte (weiß)	intravenös	0,020[9]	
	Meerschweinchen	subcutan	0,250[8]	
	Kaninchen	intravenös	0,038—0,042[10]	
	Katze	subcutan	>0,800[8]	
		intravenös	0,020[9]; 0,025[8]	

Nembutal und Dial, dann folgten in absteigender Reihe Pernocton, Evipan-Natrium, Amytal, Phanodorm und schließlich Luminal, Allurat, Barbital und Ipral. Auch an Ratten[11] erwies sich prophylaktische Anwendung von 50 mg/kg Nembutal als antagonistisch wirksam gegen die tödlichen Dosen verschiedener Lokalanaesthetica (Butyn, Cocain, Novocain [Procain] und Alypin). Nach Downs und Eddy[12], die ebenfalls durch prophylaktische Anwendung von Barbital Ratten vor der tödlichen Cocainvergiftung retten konnten, ist der erzielbare Schutz bei dieser Tierart geringer als bei anderen Tierarten. Bezüglich der praktischen Verwertung dieses Antagonismus weisen Knoefel und Mitarbeiter[13] darauf hin, daß die Hypnotica nur bei jener Form der Cocainvergiftung Aussicht auf Erfolg bieten, bei der es zu einer allmählich eintretenden und länger anhaltenden Erregung des Zentralnervensystems mit Krämpfen und schließlicher Ausbildung einer Atmungslähmung kommt, nicht aber bei jener Form, bei der sofort eine Kreislaufstörung einsetzt. Die erste Form konnte durch subcutane, die zweite Form durch intravenöse Cocaindarreichung im Tierversuch nachgeahmt werden.

Diesen Arbeiten, die auf eine echte Toleranzsteigerung bei der kombinatorischen Anwendung von Hypnotica und Lokalanaesthetica schließen lassen, stehen

[1] Gessner, O., u. J. Nauheimer: Schmerz usw. 3, 44 (1930).
[2] Lipschitz, W., u. W. Laubender: Klin. Wschr. 8, 1438 (1929).
[3] Gessner, O.: Arch. f. exper. Path. 168, 569 (1932).
[4] Uhlmann, Fr.: Narkose u. Anästh. 2, 168 (1929).
[5] Kochmann, M.: Arch. f. exper. Path. 151, 100 (1930).
[6] Lipschitz, W., u. W. Laubender: Klin. Wschr. 9, 968 (1930).
[7] Sammlung von Vergiftungsfällen 2, A 39 (1931).
[8] Hamilton, H. C.: J. Labor. a. clin. Med. 11, 1082 (1926).
[9] Hooper, Ch. W., u. E. Becker: Amer. J. Physiol. 68, 120 (1924) — J. Labor. a. clin. Med. 10, 43 (1924). — Eggleston, C., u. R. A. Hatcher: J. of Pharmacol. 13, 433 (1919).
[10] Meeker, W. R., u. E. B. Frazer: J. of Pharmacol. 22, 375 (1923).
[11] Maloney, A. H.: J. of Pharmacol. 52, 297 (1934).
[12] Downs, A. W., u. N. B. Eddy: J. of Pharmacol. 45, 383 (1932).
[13] Knoefel, F. K., R. P. Herwick u. A. S. Loevenhart: J. of Parmacol. 39, 397 (1930).

auch gegenteilige Befunde gegenüber. De Nito[1] konnte bei Kaninchen keine Änderung der tödlichen Cocaindosis durch Vorbehandlung mit Veronal aufdecken. Und Cotui[2] zeigte, daß vorhergehende intravenöse Injektion von Amytalnatrium beim Hunde (25—45 mg/kg) die Resistenz des Atemzentrums gegen die minimal tödliche Dosis von Novocain bei intracisternaler Anwendung auf etwa ein Drittel herabsetzt, während Morphin oder Morphin-Scopolamin-Vorbehandlung sie unbeeinflußt läßt.

Auf dem Boden eines wechselseitigen Antagonismus von Hypnotica und Cocain lassen sich auch Bestrebungen verstehen, umgekehrt Cocain als Antidot gegen Schlafmittelvergiftungen zu verwenden. Martin und Kotzoglu[3] empfahlen, gestützt auf Tierversuche, Cocaininjektionen zur Behandlung der Zwischenfälle bei Avertinnarkosen des Menschen (2 ccm 1proz. Lösung subcutan).

Die *Kombination* von Lokalanaesthetica *mit Adrenalin* und Verwandten darf nicht nur unter dem bekannten Gesichtspunkt der örtlichen Fixierung der Lokalanaesthetica durch das Adrenalin betrachtet werden. Während diese notwendigerweise zu einer Herabsetzung der Giftigkeit des Lokalanestheticums führt, kann umgekehrt durch gleichzeitige Resorption beider Pharmaca eine beträchtliche Toxizitätssteigerung zustande kommen. Eichholtz und Hoppe[4] fanden an Ratten, daß bei intravenöser Injektion die Giftigkeit der Lokalanaesthetica durch Adrenalinzusatz erheblich gesteigert wird. Die größte Toxizitätssteigerung erfuhr Cocain (240%), was nach den Autoren auf dem bekannten Cocain-Adrenalin-Synergismus beruht, der sich bei den Ratten in dem für das Suprareninvergiftungsbild charakteristischen Auftreten von Lungenödemen zeigte. Die Toxizitätssteigerungen für Novocain (60%), Tutocain (100%) und Pantocain (100%) waren geringer. Ähnlich wie Adrenalin steigern auch die dem Adrenalin verwandten Stoffe, z. B. Corbasil und Ephedrin, nach den Untersuchungen von Keil und Rühling[5] die Giftigkeit der Lokalanaesthetica. Aber auch bei Verwendung vasoconstrictorischer Stoffe ganz anderer Zusammensetzung, z. B. der neuerdings benutzten Hypophysenhinterlappenextrakte, scheint die Toxizitätssteigerung einzutreten. Knoefel[6] fand nämlich, daß die toxische Wirkung einer Novocain- (Procain-) Lösung bei intravenöser Injektion durch Pituitrinzusatz von entsprechender Höhe in gleicher Weise verstärkt wird wie durch Adrenalinzusatz.

Die Giftigkeit der Lokalanaesthetica wird herabgesetzt durch zentral angreifende *Analeptica*. Dragstedt und Lang[7] zeigten an Kaninchen, daß nach Vergiftung mit mittleren tödlichen Cocaindosen der Prozentsatz der überlebenden Tiere ansteigt, wenn neben Barbitursäurederivaten atmungserregende Mittel gegeben werden. Neben Strychnin, Lobelin und Coffein bewährte sich am besten Atropin. Nach Zipf und Hoppe[8] führen letale Dosen von Novocain und Larocain an der Maus bei gleichzeitiger Injektion von Cardiazol in geeigneter Dosierung nicht mehr zum Tode. Auch bei intravenöser Infusion an der Katze konnte durch Zusatz von Cardiazol zu der das Lokalanaestheticum enthaltenden Infusionslösung die letale Dosis von Novocain und Larocain um über 100% gesteigert werden.

Hinsichtlich weiterer *Änderungen der Empfindlichkeit* gegenüber der allgemeinen Giftwirkung der Lokalanaesthetica sei auf folgende Arbeiten verwiesen: Ergotaminvorbehandlung

[1] De Nito, G.: Rass. Ter. e. Pat. clin. **1**, 545 (1929).
[2] Cotui, F. W.: J. of Pharmacol. **48**, 229 (1933).
[3] Martin, B., u. P. Kotzoglu: Dtsch. Z. Chir. **234**, 115 (1931).
[4] Eichholtz, F., u. G. Hoppe: Arch. f. exper. Path. **173**, 687 (1933).
[5] Keil, W., u. I. Rühling: Arch. f. exper. Path. **179**, 415 (1935).
[6] Knoefel, P. K.: Proc. Soc. exper. Biol. a. Med. **30**, 243 (1932).
[7] Dragstedt, C. A., u. V. F. Lang: J. of Pharmacol. **32**, 215 (1928).
[8] Zipf, K., u. H. Hoppe: Arch. f. exper. Path. **183**, 67 (1936).

steigert die Cocainempfindlichkeit[1]. Beim Hunde erniedrigt nach GIUSSANI[2] Calciumvorbehandlung die Cocainempfindlichkeit; bei Ratten erhöht Calciumvorbehandlung nach EICHHOLTZ und HOPPE[3] die Empfindlichkeit gegen Lokalanaesthetica. Magnesiumsalze können nach CYGANOV[4] nicht als Gegengifte bei der Behandlung von Cocainvergiftungen verwendet werden (Rattenversuche). Nach KNOEFEL und Mitarbeitern[5] steigert Magnesiumsulfat beim Kaninchen sogar die Giftigkeit der Lokalanaesthetica aufs Doppelte und darüber. Auch mit $KMnO_4$-Injektionen sind nach MUNTSCH[6] keine nennenswerten Erfolge bei Cocainvergiftung zu erwarten.

Experimentelle Leberschädigung durch Phosphor oder Chloroform setzt nach ELLINGER und HOF[7] die minimal tödliche Dosis verschiedener Lokalanaesthetica (Cocain, Novocain, Tutocain) bei intravenöser Injektion außerordentlich stark herab. Doppelseitige Vagotomie ist ohne Einfluß auf die Höhe der tödlichen Cocaindosis beim Kaninchen (SEEVERS und TATUM[8]). Dagegen vertragen tracheotomierte Kaninchen subcutan etwa 50% höhere Dosen Cocain als nicht operierte (Glottiskrampf!).

2. Zentralnervensystem.

Bei der resorptiven Wirkung des Cocains ist, wie bekannt, der hervorstechendste Angriffsort das Zentralnervensystem. Cocain ist ein zentralnervöses Krampfgift, für das, wie für viele andere Krampfgifte, eine anfängliche Erregung und eine nebenhergehende oder nachfolgende Lähmung charakteristisch ist. Derselbe Wirkungstyp gilt grundsätzlich auch für alle Cocainersatzmittel.

Aus der euphorischen Wirkung des Cocains beim Menschen hat man auf die *Hirnrinde* als erstem Angriffspunkt geschlossen. In der Tat haben weitere Untersuchungen gezeigt, daß Cocain die psychomotorischen Leistungen des Gehirns beeinflußt. MACCO und FIUMARA[9] fanden nach subcutaner Injektion von 0,01 bis 0,05 g Cocain beim Menschen, unabhängig von etwaigen Nebenwirkungen wie Wärmeempfindung im Kopf, leichter Dyspnoe, größerer Leichtigkeit der Bewegungen, leichter Nausea usw., stets eine Verkürzung der diskriminativen Reaktionszeit innerhalb der 1. Stunde nach Applikation. Auch GRAF[10] prüfte den Einfluß von Cocain auf Auffassung und Reaktionszeit beim Menschen. Er konnte mit Hilfe der tachistoskopischen Methode zeigen, daß Cocain die Auffassungsleistung herabsetzt. Die Zeiten der Wahlreaktionen verlängerten sich bei gleichzeitiger Zunahme der Fehlerzahl. Nur beim Maschinenschreiben trat in der 1. Stunde eine geringe Leistungszunahme ein, die jedoch in der 2. Stunde einem Sinken der Leistung unter die Norm Platz machte. Während GRAF bei vergleichender Prüfung von Cocain (0,02 g) und Psicain (0,01 g), außer einem bedeutend schnelleren Wirkungsablauf beim Psicain, keinen grundsätzlichen Unterschied in der Wirkung beider Pharmaca und auch keine deutliche Beeinflussung der Stimmungslage bei beiden Mitteln, also keine euphorische Wirkung fand, berichten BERINGER und WILMANNS[11] über andersartige Erfahrungen. Sie fanden nach subcutaner Injektion von 0,04—0,05 g Cocain beim Menschen meist eine euphorische Wirkung, gelegentlich Abulie und Apathie; trat Nausea ein, wurden die Versuchspersonen dysphorisch. Nach gleich großen Dosen Psicain wurde gelegentlich Müdigkeit, aber nie Euphorie beobachtet. Auch OFFERMANN[12]

[1] BACKMANN, E. L., u. H. RYDIN: C. r. Soc. Biol. Paris **95**, 1050 (1926).
[2] GIUSSANI, M.: Atti Soc. lombarda Sci. med. e biol. **17**, 47 (1928).
[3] EICHHOLTZ, F., u. G. HOPPE: Zit. S. 62.
[4] CYGANOV, S.: Ž. eksper. Biol. i. Med. **12**, 252 (1929).
[5] KNOEFEL, P. K., R. P. HERWICK u. A. S. LOEVENHART: J. of Pharmacol. **33**, 265 (1928).
[6] MUNTSCH: Arch. f. exper. Path. **161**, 544 (1931).
[7] ELLINGER, PH., u. W. HOF: Schmerz usw. **2**, 1 (1929).
[8] SEEVERS, M. H., u. A. L. TATUM: Proc. Soc. exper. Biol. a. Med. **23**, 763 (1926).
[9] DI MACCO, G., u. A. FIUMARA: Arch. Farmacol. sper. **37**, 278 (1924).
[10] GRAF, O.: Psychol. Arb. **9**, 244 (1926).
[11] BERINGER, K., u. K. WILMANNS: Münch. med. Wschr. **71**, 852 (1924).
[12] OFFERMANN, A.: Arch. f. Psychiatr. **76**, 600 (1926).

konnte — im Gegensatz zu den bekannten Wirkungen des Cocains — durch Psicain, selbst in vierfacher Dosis von Cocain keine Veränderungen des subjektiven und objektiven Befindens gesunder Versuchspersonen erzielen. Nur bei einigen Kranken, die an Encephalitis lethargica litten, wirkten die Psicaininjektionen cocainähnlich, d. h. es kam zum Nachlassen der Bewegungsarmut und der Starre, während der Tremor sich vorübergehend verstärkte. Tutocain, das ebenfalls geprüft wurde, hatte fast in allen Versuchen (abgesehen von leichten subjektiven Mißempfindungen) keinen Einfluß auf das Allgemeinbefinden; bei Encephalitikern wirkte es dysphorisch und lähmend.

Die Tierversuche weisen ebenfalls darauf hin, daß der erste Angriffspunkt des Cocains im Zentralnervensystem die Großhirnrinde ist. Macht und Bloom[1] konnten zeigen, daß Cocain bei Ratten die durch Dressur erworbene Fähigkeit, einen Irrgarten (Kreisbogenlabyrinth) fehlerfrei zu durchlaufen, aufzuheben vermag. Rizzolo und Chauchard[2] fanden, daß nach intraperitonealer Injektion von Cocain beim Hunde die Chronaxie der motorischen Zentren des M. orbicularis palpebrarum und der Vorderpfotenmuskulatur gleichzeitig und um denselben Betrag sinkt, während bei conjunctivaler Applikation in geeigneter Dosis nur der Chronaxiewert für den M. orbicularis palpebrarum verändert wird, woraus auf einen corticalen Angriffspunkt des Cocains zu schließen ist. Delmas-Marsalet[3] zeigte, daß bei Hunden, denen eine ganz oberflächliche Beschädigung eines Stirnpols des Gehirns, die fast symptomlos blieb, beigebracht wurde, durch Cocain dieselben Erscheinungen hervorgerufen werden, die bei tiefergehender Läsion des Frontalpols auftreten, nämlich unwiderstehlicher Bewegungsdrang mit Dreh- und Rollerscheinungen.

Ob die schon früher beschriebenen Weckwirkungen des Cocains auf einen corticalen Angriffspunkt zu beziehen sind, ist fraglich. Neuerdings haben Keil und Gropp[4] gefunden, daß zwar Cocain (2 mg/kg) bei avertinbetäubten Kaninchen (0,15—0,3 g/kg rectal) eine Weckwirkung entfaltet, daß aber alle übrigen geprüften Lokalanaesthetica (Novocain, Tutocain, Pantocain, Panthesin und Percain) selbst bei Anwendung von fast letalen Dosen nur unsichere Weckwirkungen besitzen.

Ganz sicher erschöpft sich aber die Cocainwirkung nicht in dem corticalen Angriffspunkt, vielmehr können auch die *Stammganglien* von der Wirkung betroffen werden. Allers und Hochstädt[5] fanden an Thalamuskatzen, d. h. solchen Tieren, denen die Hemisphären und das Corpus striatum entfernt, deren Thalamus aber sorgfältig geschont und funktionsfähig war, daß subcutane Injektion von Cocain nach einer kurzen Periode der Steigerung der Spontanunruhe das Auftreten starker tonischer Streckkrämpfe bewirkte. Dieser Zustand unterschied sich jedoch durch das Fehlen der typischen Reflexe von der Enthirnungsstarre und darf deshalb nicht einfach als pharmakologische Ausschaltung der kranial vom Mittelhirn gelegenen Hirnteile gedeutet werden. An nach Sherrington decerebrierten Katzen rief Cocain zunächst Streckkrämpfe und nachfolgend völlige Lösung der Hirnstarre hervor, ein Bild, das, wie Allers und Hochstädt[6] weiter fanden, durch Kleinhirnexstirpation nicht beeinflußt wird. Da die Durchtrennung der hinteren Wurzeln keinen Einfluß auf die Cocain-Streckkrämpfe hatte, Rückenmarksdurchschneidung aber die Krämpfe prompt verhinderte, verlegen die Autoren den Angriffspunkt der Cocainwirkung in caudal vom Vierhügel-

[1] Macht, D. I., u. Wm. Bloom: Arch. internat. Pharmacodynamie **25**, 379 (1921).
[2] Rizzolo, A., A. Chauchard u. B. Chauchard: C. r. Soc. Biol. Paris **95**, 605 (1926).
[3] Delmas-Marsalet, P.: C. r. Soc. Biol. Paris **116**, 227 (1934).
[4] Keil, W., u. E. Gropp: Arch. f. exper. Path. **177**, 18 (1934).
[5] Allers, R., u. O. Hochstädt: Z. exper. Med. **59**, 359 (1928).
[6] Allers, R., u. O. Hochstädt: Z. exper. Med. **70**, 213 (1930).

paar gelegene Zentren (pontine Kerne), bei deren Erregung sowohl tonische wie phasische Innervationsimpulse ausgesandt werden können.

MIYADERA[1] prüfte zur Analyse der zentralnervösen Vergiftungssymptome der Lokalanaesthetica[2] die er dem amyostatischen Symptomenkomplex vergleicht, den Einfluß dieser Stoffe auf die Dehnungsresistenz des M. quadriceps femuris der decerebrierten Katze. Er fand, daß kleine Dosen von Acoin, Cocain, Eucain B, Novocain und Tutocain die Dehnungsresistenz erhöhen, größere sie erniedrigen. Ähnliche Befunde erhob OZORIO DE ALMEIDA[3]. Auch bei diesen Befunden liegt der Angriffspunkt für die Tonuswirkung wahrscheinlich zum Teil im Hirnstamm.

Beim Frosch fanden RIESSER und SIMONSON[4], daß Cocain eine an die Intaktheit des Mittelhirns gebundene Kontrakturneigung erzeugt, die auch durch Stich in das Mittelhirn („Tonusstich") hervorgerufen werden kann.

Auf einen weiteren im Hirnstamm gelegenen Angriffspunkt des Cocains weisen die Versuche von DE MARCO[5] hin. Tauben reagieren auf akustische Reizung des freigelegten Labyrinthes mittels einer EDELMANNschen Pfeife durch reflektorisches Kopfsenken; dieser Reflex erfährt nach intramuskulärer Cocaininjektion (0,01 bis 0,02 g) eine sich allmählich entwickelnde, langanhaltende Steigerung.

Durch diese gesamten Untersuchungsergebnisse ist die früher viel diskutierte Annahme, Cocain übe eine direkte Wirkung auf das Labyrinth oder die Bogengänge aus, ziemlich gegenstandslos geworden. Es bedeutet keinen Widerspruch zu dieser Auffassung, daß Cocain bei örtlicher Heranbringung ans Labyrinth eigentümliche Wirkungen entfaltet, wie schon ältere Autoren fanden. Neuerdings haben TULLIO und CANOVA gezeigt, daß bei Cocainisierung des Labyrinthes der calorische Nystagmus sistiert[6], und daß Cocainisierung der Ampullen der einzelnen Bogengänge die sonst durch elektrische Reizung erzielbare charakteristische Bewegung nach der jeweiligen Ebene des Bogenganges zum Verschwinden bringt, und andere Bewegungen erscheinen[7].

Die Lokalanaesthetica beeinflussen schließlich auch die in der *Medulla oblongata* gelegenen Zentren. BUSH[8] fand bei Durchspülung der Taubenmedulla mit 0,05proz. Cocainlösung eine Reizung des Vaguszentrums, gemessen am Herzhemmungseffekt. Nach CAMUS[9] wird nach Injektion von Stovain oder Novocain in den Wirbelkanal von Hunden zwischen Atlas und Occiput die elektrische Reizung des zentralen Vagusendes auf die Atmung unwirksam, woraus auf eine Lähmung des Vaguszentrums zu schließen ist. BARDIER und STILLMUNKÈS[10] zeigten, daß Chloroform die bulbären Zentren für die zunächst erregende, dann lähmende Wirkung des Cocains sensibilisiert. DE SOUZA[11] allerdings berichtet über gegenteilige Versuchsergebnisse. Er streute Hunden 0,2—0,3 g Novocain in Krystallen auf den freigelegten Hirnbulbus und fand keine Veränderungen von Puls, Blutdruck und Atmung; es trat lediglich eine tiefe Narkose durch diffuse Verbreitung des Novocains über das Hirn hin ein.

---

[1] MIYADERA, T.: Mitt. med. Ges. Tokyo 46, 2092 u. dtsch. Zusammenfassung 2092 (1932); 46, 2119 u. dtsch Zusammenfassung 2119 (1932).

[2] Nach BRAIN unterscheiden sich übrigens die Cocainkrämpfe von ähnlichen Krampfarten, z. B. den hypoglykämischen Krämpfen, schon rein symptomatologisch. BRAIN, W. R.: Quart. J. exper. Physiol. 16, 43 (1926).

[3] OZORIO DE ALMEIDA, M., u. H. MOUSSATCHÉ: C. r. Soc. Biol. Paris 117, 383 (1934).

[4] RIESSER, O., u. E. SIMONSON: Pflügers Arch. 203, 221 (1924).

[5] DE MARCO, F.: Boll. Soc. ital. Biol. sper. 6, 902 (1931) — Arch. di Fisiol. 32, 414 (1933).

[6] TULLIO, P., u. S. CANOVA: Boll. Soc. ital. Biol. sper. 8, 340 (1933) — Otol. ecc. ital. 3, 466 (1933).

[7] TULLIO, P., u. S. CANOVA: Boll. Soc. ital. Biol. sper. 8, 1498 (1933) — Otol. ecc. ital. 3, 562 (1933).

[8] BUSH, A. D.: J. of Pharmacol. 15, 173 (1920).

[9] CAMUS, J.: Paris méd. 12, 205 (1922).

[10] BARDIER, E, u. A. STILLMUNKÈS: C. r. Soc. Biol. Paris 94, 118 (1926).

[11] DE SOUZA, M.: C. r. Soc. Biol. Paris 107, 91 (1931).

Eine ausgeprägte elektive Wirkung aufs *Rückenmark* kommt dem Cocain nach den älteren Untersuchungen nicht zu. Immerhin fand Takahashi[1] an Rückenmarksfröschen, die mit Strychninlösungen durchströmt wurden, daß Cocain die reflexsteigernde Strychninwirkung in kleinen Dosen erhöht, in größeren herabsetzt. Bei örtlicher Aufbringung von Cocain auf das freigelegte Rückenmark von Scylliorhinus canicsila erhob Rizzolo[2] folgende Befunde: Wurde das Cocain an die ventrale Oberfläche des Rückenmarkes gebracht und dort die elektrische Erregbarkeit mit Hilfe der Chronaxiemethode gemessen, so zeigte sich keine Veränderung der Chronaxie; wurde aber die dorsale Fläche des Rückenmarkes mit Cocain behandelt, so sank die an der Dorsalfläche gemessene Chronaxie zunächst ab, um später bei fortgesetzter Cocainisierung wieder zu steigen.

Die bei örtlicher Behandlung des Rückenmarks mit Cocain zu beobachtenden Chronaxieänderungen ähneln also bis zu gewissem Grade denen, die man an der peripheren Nervenfaser findet. Es ist nicht verwunderlich, daß man auch am Rückenmark durch Anwendung hoher Lokalanaestheticumkonzentrationen irreversible Schädigungen setzen kann, die den am peripheren Nerven beobachteten gleichen. Lundy, Essex und Kernohan[3] fanden die Grenzkonzentration von Novocain (Procain), die bei Hunden intradural Dauerlähmungen und Hand in Hand damit mikroskopisch nachweisbare Degenerationen hervorruft, zu 17,5%. Die bei der Lumbalanästhesie des Menschen häufig auftretenden Kopfschmerzen sollen nach Brandi[4] ihre Ursache in einer gewebsschädigenden Wirkung der Lokalanaestheticumlösung durch zu stark saure Reaktion und in einem zu hohen Kaliumgehalt der Lösungen haben.

Über die mit Hilfe der Angriffspunktanalyse gewonnenen Erkenntnisse hinaus sind nur wenige Befunde erhoben worden, die geeignet wären, unsere Vorstellungen von der Wirkungsweise der Lokalanaesthetica am Zentralnervensystem zu vertiefen. Yamakita[5] fand bei Messung des Hirnsauerstoffverbrauches, daß Cocain ähnlich wie andere zentral erregende Mittel (Strychnin, Coffein) den Sauerstoffverbrauch des Gehirns wesentlich mehr erhöht als der Durchblutungsgröße entspricht. Bei Untersuchung des Lipoidgehaltes der Gehirne von cocainbehandelten und normalen Tieren konnte La Mendola[6] keine sicheren Verschiebungen des Lipoidgehaltes durch Cocain feststellen. Allerdings waren die Lipoidextrakte aus den Gehirnen der Cocaintiere im Gegensatz zu denen der Normaltiere pharmakologisch hoch wirksam.

3. Atmung.

Die Wirkung der Lokalanaesthetica auf die Atmung, die zentral angreift, ist grundsätzlich nur ein Sonderfall der im vorhergehenden Abschnitt geschilderten Wirkung aufs Zentralnervensystem, d. h. auch hier besteht die Wirkung in einer anfänglichen Erregung und einer nebenhergehenden oder nachfolgenden Lähmung des Atemzentrums.

Orestano[7] zeigte, daß man durch intravenöse Zufuhr von Cocain bei Kaninchen und Hunden in Mengen von etwa 5—10 mg/kg und Minute charakteristische periodische Atembewegungen auslösen kann, falls die Gesamtmengen 7—27 mg/kg beim Kaninchen und 5—10 mg/kg beim Hunde nicht überschreiten. Nach einem primären Erregungsstadium, in welchem die Atembewegungen rascher und ausgiebiger werden, treten die respiratorischen Bewegungen in Perioden auf, die durch kurze Pausen getrennt sind. Bei Kaninchen können die Pausen fehlen und durch ganz kleine Atembewegungen ersetzt werden, die allmählich an Größe

---

[1] Takahashi, M.: Fol. pharmacol. jap. **16**, 9 (1933).
[2] Rizzolo, A.: C. r. Soc. Biol. Paris **97**, 1073 (1927).
[3] Lundy, J. S., H. E. Essex u. J. W. Kernohan: J. amer. med. Assoc. **101**, 1546 (1933).
[4] Brandi, B.: Z. exper. Med. **76**, 760 (1931).
[5] Yamakita, M.: Tohoku J. exper. Med. **3**, 496 (1922).
[6] La Mendola, S.: Arch. Farmacol. sper. **39**, 122, 129 (1925).
[7] Orestano, G.: Boll. Soc. ital. Biol. sper. **3**, 289 (1928) — Arch. internat. Pharmacodynamie **35**, 366 (1929).

zunehmen, worauf sich an ein Maximum wieder zunehmende Verkleinerung der respiratorischen Bewegungen anschließt (CHEYNE-STOKESche Atmung). Wenn die injizierte Cocainmenge nicht allzu groß ist, kann die Phase der periodischen Atmung neuerlich in eine Erregungsphase übergehen, die schließlich in die normale Atmung überleitet. Nach größeren Cocaindosen bestehen die Gruppen aus vielen kleinen und je einer großen Einatmung, woran sich entweder Atemlähmung oder ein allmählicher Übergang zur Norm anschließt. ORESTANO[1] hat weiter gefunden, daß die durch Cocain bei Kaninchen und Hunden auslösbare periodische Atmung weder durch gleichzeitige, noch durch nachgeschickte Injektion von Hexeton, Campher, Cardiazol oder Coramin verhindert oder zum Verschwinden gebracht wird. Wurde Hexeton prophylaktisch injiziert, so blieb zwar nach weiterer Cocaininjektion die periodische Atmung aus, jedoch derart, daß die nachgeschickte Cocaininjektion rasch zur Lähmung des Atemzentrums führte. Die genannten Analeptica vermögen also die Widerstandsfähigkeit des Atemzentrums gegenüber Cocain nicht zu erhöhen, Hexeton scheint sie sogar noch zu vermindern.

Außer Cocain rufen auch die übrigen Lokalanaesthetica in kleinen Dosen eine Beschleunigung und Vertiefung der Atmung, in höheren Dosen dagegen eine Lähmung des Atemzentrums hervor; HUANG[2] fand folgende Zahlen für die atmungslähmende Wirkung bei subcutaner und intravenöser Applikation und bei Injektion in den Subarachnoidealraum:

Tabelle 4.

	g/kg Kaninchen		
	subcutan	intravenös	subarachnoideal
Novocain	0,4	0,03	0,005
Tutocain.	0,2	0,025	0,005
Tropacocain	0,13	0,015	0,005
Cocain.	0,1	0,015	0,0005
Percain (Nupercain)	0,005	0,002	0,00005

Der Lähmung des Atemzentrums durch die Lokalanaesthetica vermögen nach HUANG[3] Coffein, Lobelin und Atropin entgegenzuwirken. Coffein wirkte, intravenös injiziert, nur im frühen Stadium der Atmungslähmung steigernd auf Atmungsfrequenz und -volumen des Kaninchens; die endgültige Wirkung letaler Dosen konnte durch Coffein nicht verhütet werden. Dagegen wurden bei prophylaktischer Anwendung von Coffein die letalen Grenzdosen der verschiedenen Lokalanaesthetica, mit Ausnahme derjenigen des Tropacocains, erhöht. Lobelin wirkte antagonistisch sowohl bei nachträglicher wie bei vorausgeschickter Injektion (0,001 g Lobelin. sulf. pro Kilogramm Kaninchen). Atropin wiederum verhütete die Atmungslähmung tödlicher Dosen der Lokalanaesthetica nur bei Vorbehandlung (0,02 g Atropin. sulf. pro Kilogramm Kaninchen); nachträglich injiziert vermochte Atropin die Versuchstiere auch bei Anwendung doppelt so hoher Dosen nicht mehr zu retten.

Die Lähmung der Atmung bei Anwendung der Lokalanaesthetica zur Lumbalanästhesie bedarf einer besonderen Betrachtung. Sie könnte einerseits dadurch

---

[1] ORESTANO, G.: Arch. internat. Pharmacodynamie **35**, 351 (1929).

[2] HUANG, Y.-I.: Jap. J. med. Sci., Trans. IV Pharmacol. **5**, 53 † (1931) — Fol. pharmacol. jap. **14**, dtsch. Zusammenfassung 2 (1932) — Fol. pharmacol. jap. **15**, deutsche Zusammenfassung 6 (1932).

[3] HUANG, Y.-I.: Fol. pharmacol. jap. **14**, dtsch. Zusammenfassung 9 (1932); **14**, dtsch. Zusammenfassung 12 (1932); **14**, dtsch. Zusammenfassung 25 (1932); **15**, dtsch. Zusammenfassung 5 (1932).

zustande kommen, daß durch Hochsteigen der Anaestheticumlösung im Wirbelkanal die die Atemmuskeln innervierenden motorischen Nerven der Reihe nach gelähmt würden; die Atemlähmung wäre dann gewissermaßen peripher bedingt. Sie könnte andererseits zentral — also durch Lähmung des Atemzentrums — zustande kommen, wobei wiederum zwei Wege möglich sind, auf denen das Mittel zum Atemzentrum gelangt: Hochsteigen im Wirbelkanal und resorptives Hingelangen auf dem Blutweg. Schließlich könnte die Atemlähmung sekundär im Gefolge einer Kreislauflähmung eintreten.

Wenn der Befund von DE SOUZA[1], der beim Aufbringen von Novocainkrystallen auf das freigelegte Atemzentrum von Hunden keine lähmende Wirkung sah, allgemeinere Gültigkeit besitzt, kommt eine Lähmung des Atemzentrums durch Hochsteigen der Anaestheticumlösung im Wirbelkanal nicht in Frage. LE GRAND und HERBAUX[2] haben indessen DE SOUZA widersprochen. Sie fanden, daß diese merkwürdige Resistenz des Atemzentrums eine Folge der vorausgegangenen Narkose ist. Wurde die Freilegung des Atemzentrums ohne Narkose durchgeführt, so trat sofort nach Aufbringung der Novocainkrystalle eine unregelmäßige, abflachende und stark verlangsamte Atmung auf, die bald in Atemstillstand überging. Die hohe Empfindlichkeit des Atemzentrums gegen direkt applizierte Lokalanaesthetica wurde noch von weiteren Autoren bestätigt. ISENBERGER und RICE[3] fanden nach cisternaler Injektion von 0,0063 g/kg Novocain bei Hunden in Morphin-Amytal- oder Äthernarkose Lähmung des Atemzentrums. HILL und MACDONALD[4] zeigten, daß 5—10 mg Novocain Katzen intracisternal in leichter Chloralosebetäubung injiziert die Atmung nach 1—2 Minuten lähmt, während bei intravenöser Zufuhr 50—70 mg/kg zur Atemlähmung nötig waren.

Trotz dieser hohen Empfindlichkeit des Atemzentrums gegen die Wirkung der Lokalanaesthetica ist ein großer Teil der Autoren geneigt, für die Atemlähmung bei der Lumbalanästhesie den zentralen Angriffspunkt nicht als das wesentlichste Moment zu betrachten[5].

4. Kreislauf.

Für die Kreislaufwirkung des Cocains und der Cocainersatzmittel, die zumeist im Blutdruckversuch ermittelt wurde, ist weniger die Wirkung aufs Herz als diejenige aufs Gefäßsystem ausschlaggebend. Nach den älteren Untersuchungen wirkt Cocain in kleinen Dosen blutdrucksteigernd, in großen Dosen führt es zu einem augenblicklichen und starken Fallen des Blutdruckes. Die Blutdrucksteigerung durch Cocain wird meist als durch Erregung des Vasomotorenzentrums bedingt aufgefaßt, da sie nach Halsmarkdurchschneidung fehlt.

Der bekannte Versuch von ADUCCO[6], der fand, daß nach vorangegangener intravenöser Cocaindarreichung bei einem doppelseitig vagotomisierten Hund die auf zentripetale faradische Vagusreizung hin entstehende Blutdruckerhöhung eine Steigerung nach Intensität und Dauer erfährt, weist ebenfalls auf den zentralen Angriffspunkt hin. PUPILLI[7] und HERMANN und JOURDAN[8] haben den Mechanismus dieses Phänomens genauer untersucht. PUPILLI[7] kommt zu dem Schluß, daß Cocain das Vasomotorenzentrum in dem Sinne beeinflußt, daß es seine Durchlässigkeit für das „erhöhende Agens" der afferenten Nervenfasern viel stärker heraufsetzt als für das „hemmende"; HERMANN und JOURDAN[8] nehmen eine zentrale funktionelle Sperrung des blutdrucksenkenden Reflexbogens an. Die nach höheren Cocaindosen

[1] DE SOUZA, M.: C. r. Soc. Biol. Paris **107**, 91 (1931).
[2] LE GRAND, A., u. N. HERBAUX: C. r. Soc. Biol. Paris **112**, 189 (1933).
[3] ISENBERGER, R. M., u. J. C. RICE: J. of Pharmacol. **56**, 307 (1936).
[4] FALKNER HILL, E., u. A. D. MACDONALD: J. of Pharmacol. **53**, 454 (1935).
[5] SEEVERS, M. H., u. R. M. WATERS: J. amer. med. Assoc. **99**, 961, 970 (1932).
[6] ADUCCO, V.: Arch. ital. biol. **82**, 70 (1930).
[7] PUPILLI, G.: Studi sassar **11**, 255 (1933)
[8] HERMANN, H., u. F. JOURDAN: C. r. Soc. Biol. Paris **113**, 792, 796 (1933).

auftretende *Blutdrucksenkung* ist nach Pupilli[1] wahrscheinlich ebenfalls zentralen Ursprungs. Pupilli[1] fand nämlich an curarisierten und nach Meltzer-Auer durch O_2-Insufflation geatmeten Hunden, daß nach Durchschneidung des Rückenmarks dicht unterhalb der Medulla oblongata die Blutdrucksenkung durch Cocain ausbleibt; allerdings trat durch Curare eine starke Empfindlichkeitsänderung (= Steigerung) des Vasomotorenzentrums gegenüber Cocain ein.

Die Cocainersatzmittel besitzen grundsätzlich eine dem Cocain analoge Wirkung auf den Blutdruck; nur ist bei ihnen die Phase der Blutdrucksteigerung oft nur andeutungsweise vorhanden oder fehlt gänzlich. Frugoni[2] fand für die relative Giftigkeit im Blutdruckversuch bei intravenöser Zufuhr folgende Reihe: Novocain, Cocain, Stovain, Pantocain, Percain, in der Novocain am ungiftigsten, Percain am giftigsten, also am stärksten blutdrucksenkend war.

Den Ausgangspunkt für weitere Untersuchungen über die Kreislaufwirkung der Lokalanaesthetica bildete der bekannte Synergismus von Cocain und Adrenalin, der sich am Kreislaufapparat besonders deutlich machen läßt, obwohl sein Wesen, wie bereits im Kapitel „Autonome Nerven" erörtert wurde, keineswegs geklärt ist[3]. Dieser Synergismus ist nach zwei Richtungen weiterverfolgt worden. Einerseits hat man versucht, inwieweit das Adrenalin durch verwandte Stoffe ersetzt werden kann, und andererseits hat man den Austausch des Cocainmoleküls gegen andere Lokalanaesthetica geprüft.

Tainter[4] fand, daß Stoffe, die dem Adrenalin verhältnismäßig ähnlich sind, insbesondere Brenzcatechinderivate wie Dioxyphenyläthanolamin (Nor-Adrenalin) und Dioxyphenylpropanolamin (Dioxy-nor-Ephedrin), in ihrer Blutdruckwirkung durch Cocain ebenfalls noch sensibilisiert werden. Aber schon geringe Abweichungen von dieser Struktur, z. B. Oxydation zum Keton, können den Synergismus vernichten. Die blutdrucksteigernde Wirkung von Dioxyphenyläthylamin wird nach Raymond-Hamet[5] durch Cocainisierung individuell schwankend entweder vermindert oder verstärkt. p-Oxyphenyläthylamin (Tyramin) wird, wie Tainter und Shoemaker[6] an Hunden und Katzen feststellten, durch unterschwellige Cocaindosen (4—22 mg pro Kilogramm subcutan) nicht nur nicht verstärkt, sondern die sonsthin durch Tyramin (0,2—0,5 mg intravenös) erzielbare Blutdrucksteigerung wird durch die Cocainvorbehandlung sogar unterdrückt. Dieser Cocain-Tyramin-Antagonismus ist spezifisch für Cocain; denn er kann durch andere Lokalanaesthetica nicht bewirkt werden. Der Antagonismus wird, wie Tainter und Chang[7] weiter fanden, durch Decerebrierung und Zerstörung der Medulla oblongata nicht geändert; er ist daher peripher bedingt. Ähnlich dem Tyramin verhält sich das Ephedrin (Phenylmethylaminopropanol): auch zwischen Cocain und Ephedrin besteht ein Antagonismus derart, daß Cocain die blutdrucksteigernde Wirkung des Ephedrins vernichtet oder weitgehend abschwächt und umgekehrt (de Eds[8], Ross[9], Tainter[10], Holck und Kan'an[11], Raymond-Hamet[12]). Tainter[10] hat auf Grund dieses gegensätzlichen Verhaltens von adrenalinverwandten Stoffen im Zusammenspiel mit Cocain eine

---

[1] Pupilli, G.: Studi sassar **11**, 117 (1933).
[2] Frugoni, P.: Boll. Soc. ital. Biol. sper. **9**, 1308 (1934).
[3] Siehe auch Hermann, H., G. Morin u. J. Vial: C. r. Soc. Biol. Paris **121**, 998 (1936).
[4] Tainter, M. L.: Arch. internat. Pharmacodynamie **41**, 365 (1931).
[5] Raymond-Hamet: Rev. de Pharmacol. **3**, 65 (1934).
[6] Tainter, M. L., u. H. A. Shoemaker: Proc. Soc. exper. Biol. a. Med. **23**, 157 (1925).
[7] Tainter, M. L., u. D. K. Chang: J. of Pharmacol. **30**, 193 (1927).
[8] de Eds, F.: Proc. Soc. exper. Biol. a. Med. **24**, 551 (1927).
[9] Ross, E. L.: Arch. of Otolaryng. **5**, 509 (1927).
[10] Tainter, M. L.: J. of Pharmacol. **36**, 569 (1929).
[11] Holck, E. G. O., u. Munir Kan'an: Proc. Soc. exper. Biol. a. Med. **30**, 1087 (1933).
[12] Raymond-Hamet: Arch. f. exper. Path. **160**, 1 (1931).

Trennung in sympathicomimetische und pseudosympathicotrope Mittel vorgeschlagen, zu welch letzteren Tyramin und Ephedrin zu rechnen wären und die
rein muskulär am Kreislaufapparat angreifen sollen. Nun hat aber Tainter[1]
weiter gezeigt, daß die blutdrucksteigernde Wirkung von Stoffen ganz anderer
chemischer Struktur, die ganz allgemein auf den glatten Muskel erregend wirken,
wie Barium, Strophantin und Hypophysenhinterlappenextrakte, durch Cocain
nicht verändert wird. Die Annahme eines muskulären Angriffspunktes von Tyramin und Ephedrin allein vermag daher den merkwürdigen Cocainantagonismus
nicht zu erklären.

Raymond-Hamet[2] fand, daß Cocainbehandlung nicht nur für die blutdrucksteigernde
Wirkung mittlerer und größerer Dosen von Adrenalin und Methyladrenalin, sondern auch
für die Blutdruckverminderung durch kleine Dosen dieser Pharmaca sensibilisiert. Er
glaubt, daß der Grund für die Cocainsensibilisierung darin liegt, daß Cocain die vasomotorischen Reflexe des Sinus caroticus lähmt und so die dort entstehenden regulato-
rischen Gegenwirkungen sowohl gegen Hypertension wie gegen Hypotension ausschaltet.
Nach Vercauteren[3] wirkt auch Novocain und Tutocain, allerdings erst in größeren
Dosen als Cocain, vermindernd auf die Reflexstärke der vasomotorischen Reflexe des
Sinus caroticus.

Ersetzt man in der Kombination Cocain-Adrenalin das Cocain durch ein
anderes Lokalanaestheticum, so geht der Synergismus am Kreislaufapparat ziemlich leicht verloren. Schon die Isomeren des Cocains, d-ψ-Cocain (Psicain) und
d-l-ψ-Cocain sowie das d-ψ-Cocapropylin (Psicain-Neu) wirken nicht mehr adre-
nalinsensibilisierend (Mercier[4], Philippot[5]). Nach Philippot[5] is t die adrenalin-
sensibilisierende Wirkung des Cocains an das Skelet des normalen Ekgonins gebunden, tritt aber nur dann zutage, wenn die OH-Gruppe aryliert und die COOH-
Gruppe mit einem aliphatischen Alkohol verestert ist. Auch dem Tropin, Ben-
zoyltropin, Benzoylpseudotropin (Tropacocain) und β-Eucain fehlt die adrenalin-
sensibilisierende Eigenschaft. Nach Wirt und Tainter[6] ist auch der Giftanta-
gonismus von Cocain gegen Tyramin ziemlich streng an die chemische Struktur
des Cocainmoleküls gebunden: schon nahe Verwandte des Cocains, wie Benzoylekgonin, Methylekgonin und Ekgonin, sowie erst recht in ihrer Struktur ferner
stehende Cocainersatzpräparate vermögen ihn nicht zu bewerkstelligen. Für Novocain allerdings fanden Steidle und Wiemann[7] einen Synergismus mit Adrenalin:
nach intravenöser Injektion von Novocain-Suprarenin-Gemischen beim Hund
nahm die Blutdruckerhöhung einen wesentlich protrahierteren Verlauf als mit
Adrenalin allein und wies einen zweiten Gipfel auf; Novocain, nach Adrenalin
gegeben, führte zu erneuter Blutdrucksteigerung, während Novocain allein immer
nur Blutdrucksenkung verursachte.

Die Kreislaufwirkung der Lokalanaesthetica bei ihrer Anwendung zur *Lumbalanästhesie* bedarf, ähnlich wie die Atmungswirkung bei diesem Anwendungsmodus,
einer besonderen Betrachtung. Hier sind, auch wenn man von sekundären
Schädigungen oder einer Herzgiftwirkung absieht, von vornherein vier Angriffs-
möglichkeiten gegeben: Lähmung der segmental aus dem Wirbelkanal aus-
tretenden Vasoconstrictoren, Lähmung des Vasomotorenzentrums durch Aufwärtsdringen der Lösung im Wirbelkanal, resorptive Gefäßlähmung peripherer
oder zentraler Natur.

[1] Tainter, M. L.: J. of Pharmacol. **46**, 27 (1932).
[2] Raymond-Hamet: C. r. Soc. Biol. Paris **112**, 452 (1933).
[3] Vercauteren, E.: C. r. Soc. Biol. Paris **109**, 563 (1932).
[4] Mercier, F.: C. r. Acad. Sci. Paris **193**, 883 (1931).
[5] Philippot, E.: C. r. Soc. Biol. Paris **118**, 802 (1935).
[6] Wirt, S. K. u. M. L. Tainter: J. of Pharmacol. **44**, 299 (1932).
[7] Wiemann, O.: Dtsch. Z. Chir. **179**, 388 (1923). — Steidle, H., u. O. Wiemann: Z.
exper. Med. **40**, 369 (1924).

Schilf und Ziegner[1] haben mit einer besonderen Methode einen lumbalen, thorakalen und cervicalen Duralsack bei erhaltenem Rückenmark angefertigt und gezeigt, daß die Blutdrucksenkung dann eintritt, wenn das Anaestheticum vom lumbalen zum thorakalen Rückenmark gelangt. Die Blutdrucksenkung wird demgemäß durch Lähmung der splanchnischen Wurzelgebiete verursacht. Steigt das Anaestheticum noch weiter empor, so kommt es primär zu einer Atemlähmung, woraus hervorgeht, daß eine Lähmung des Vasomotorenzentrums durch Aufwärtsdringen im Wirbelkanal als Todesursache nicht in Frage kommt. Ob die Lähmung der splanchnischen Wurzelgebiete als solche Ursache der Blutdrucksenkung ist, oder ob diese auf dem Umweg über eine Adrenalinverarmung zustande kommt, war Gegenstand weiterer Untersuchungen. Tournade und Schotte[2] leiteten das Nebennierenvenenblut eines Versuchshundes A, bei dem eine Spinalanästhesie mit Cocain oder Percain gemacht war, in die V. jugularis eines Testhundes B. Beim Hund A trat sehr bald eine Blutdrucksenkung ein, und bei Hund B zeigte sich eine Milzvergrößerung, die nach den Autoren auf eine Verminderung des Adrenalingehaltes im zugeführten Blut zurückzuführen ist. Die Milzvergrößerung von Hund B blieb bestehen, auch wenn durch Hebung des Kreislaufes von Hund A vermittels Ephedrininjektion größere Blutmengen in den Testhund B übertraten.

Nach Schuberth[3] verläuft die Kreislaufstörung bei der Spinalanästhesie unter dem Bilde eines Shocks, der sich von ähnlichen Zuständen aus anderer Ursache dadurch unterscheidet, daß die zirkulierende Blutmenge nicht abnimmt. Auch beim Menschen scheint die Blutdrucksenkung im wesentlichen durch eine segmentär fortschreitende Lähmung der in Spinalnerven verlaufenden Vasoconstrictoren zustande zu kommen: Attilio[4] fand nämlich bei Messung der Hauttemperatur des Menschen, daß während der Lumbalanästhesie eine Temperatursteigerung von 3—4° eintritt, die nur die unteren, nicht aber die oberen Gliedmaßen betrifft.

Die Gefahr der Blutdrucksenkung in der Lumbalanästhesie ist anscheinend nicht bei allen Lokalanaesthetica gleich groß; nach Versuchen von Stipa[5] ist sie bei Novocain am geringsten. Infolge der besonderen Art des Zustandekommens der Blutdrucksenkung in der Lumbalanästhesie ist auch die pharmakologische Gegenwirkung unter Umständen modifiziert. Nach Domenech-Alsina[6] wirkt Coffein bei stärkeren Blutdrucksenkungen dieser Art nicht antagonistisch, dagegen vermochten Adrenalin und Strophantin die Kreislauftätigkeit zu heben; Mercier[7] fand sogar eine verstärkte Adrenalinwirkung, gleichgültig, welches Lokalanaestheticum zur Lumbalanästhesie verwandt wurde. Nach Monro[8] ist Ephedrin, dagegen nicht Pseudoephedrin antagonistisch wirksam. Spartein, das normalerweise eine Blutdrucksenkung hervorruft, bewirkt beim lumbalanästhesierten Hund eine mehr oder weniger ausgeprägte Hypertension mit renaler Vasokonstriktion (Mercier und Rizzo[9]).

Über Versuche, primäre Hypertensionen (250—300 mm Hg) bei Kranken, die spastische Gefäßreaktionen am Augenhintergrund erkennen ließen, durch Lumbalanästhesien zum Rückgang zu bringen, berichten Berglund und Mitarbeiter[10].

---

[1] Schilf, E., u. H. Ziegner: Arch. klin. Chir. **130**, 352 (1924).

[2] Tournade, A., u. A. Schotte: C. r. Soc. Biol. Paris **116**, 208 (1934).

[3] Schuberth, O. O.: Acta chir. scand. (Stockh.) **78**, Suppl. Nr 43, Stockholm 1936.

[4] Attilio, O.: Boll. Soc. piemont. Chir. **4**, 731 (1934). — Siehe auch Brill, S., u. L. B. Lawrence: Proc. Soc. exper. Biol. a. Med. **27**, 728 (1930).

[5] Stipa, F.: Arch. Farmacol. sper. **54**, 185 (1932).

[6] Domenech-Alsina, F.: C. r. Soc. Biol. Paris **110**, 230 (1932).

[7] Mercier, F.: C. r. Acad. Sci. Paris **194**, 1984 (1932).

[8] Monro, J. E.: Quart. J. Pharmacy **7**, 32 (1934).

[9] Mercier F., u. C. Rizzo: C. r. Soc. Biol. Paris **115**, 769 (1934).

[10] Berglund, H., G. Medes, T. Q. Benson u. A. Blumstein: Acta med. scand. (Stockh.) **86**, 292 (1935).

Sie fanden, daß der Blutdruck sofort stark absank, und daß die renale Zirkulation vermindert und die Filtratmenge der Glomeruli stark herabgesetzt wurde.

5. Wärmehaushalt.

Es ist die Frage, ob die nach Einverleibung von Cocain bei Mensch und Tier auftretende Temperaturerhöhung einem Fieberzustand ähnelt oder nicht. Oder anders ausgedrückt: bewirkt Cocain *Hyperthermie* oder *Fieber*? Damit ist gleichzeitig die Frage nach dem *peripheren oder zentralen* Angriffspunkt der temperaturerhöhenden Cocainwirkung gestellt.

Die alte Beobachtung von Mosso[1], daß Antipyrin keinen Einfluß auf die durch Cocain bewirkte Temperatursteigerung hat, spricht zweifellos gegen die Fiebernatur. Isenschmid[2] fand an Kaninchen, die durch Schnitt zwischen Hypothalamus und Mittelhirn ihrer Wärmeregulation beraubt waren, daß subcutane Injektion von 0,05—0,065 g Coc. hydrochl. zu Temperaturerhöhungen um etwa 10% führte. Daraus geht hervor, daß die Intaktheit des Wärmezentrums für die Temperatursteigerung durch Cocain jedenfalls nicht unbedingt notwendig ist. Da Stoffwechselmessungen an diesen Tieren nicht vorgenommen wurden, blieb die Frage offen, ob es sich bei diesen Versuchen um eine Steigerung der Wärmebildung oder um eine Verminderung der Wärmeabgabe, beispielsweise durch Kontraktion der Hautgefäße, handelt. Barbour und Moise[3] zeigten dann weiterhin, daß bei Hunden, die durch Injektion von 20—30 mg/kg Cocain hyperthermisch gemacht waren, sowohl die Trockensubstanz des Blutes wie die Erythrocytenzahl anstieg (von 17 auf 18,4% bzw. von 6000000 auf 8300000). Auch das spezifische Gewicht des Plasmas stieg an, während bei dem durch Colivaccine hervorgerufenen Fieber die Plasmazusammensetzung (spez. Gew., Refraktometerwert usw.) vollkommen ungeändert blieb[4]. Barbour glaubt daher, daß das sog. Cocainfieber auf Störung der Wärmeabgabe infolge Eindicken des Blutes zurückzuführen sei.

Wenngleich durch diese Versuche dargetan ist, daß periphere Vorgänge an der Störung der Wärmebilanz durch Cocain beteiligt sein können, so ist doch die Frage, ob Cocain am Wärmezentrum selbst angreift oder nicht, weder im bejahenden noch im verneinenden Sinne entschieden. Noch weniger geklärt ist die Wirkung der übrigen Lokalanaesthetica auf den Wärmehaushalt. Während Vos[5] sowohl beim Menschen wie im Tierexperiment ganz allgemein unter der resorptiven Einwirkung der Lokalanaesthetica eine Steigerung der Körpertemperatur sah, fanden Glaubach und Pick[6], daß Percain weder beim Kaninchen, noch beim Meerschweinchen auf die Körpertemperatur einwirkt, Novocain aber beim Kaninchen eine geringfügige Temperatursenkung, beim Meerschweinchen einen starken Temperatursturz bewirkt.

6. Stoffwechsel.

Die lange verbreitete Ansicht, daß Cocain ein Sparmittel des gesamten Stoffwechsels sei, ist bereits durch die früheren Arbeiten im negativen Sinne entschieden worden. Trotzdem ist die Frage, ob nicht Cocain die Stoffwechselvorgänge doch in irgendeiner Weise beeinflusse, lebendig geblieben und ist für verschiedene Partialstoffwechselprozesse bearbeitet worden.

[1] Mosso, U.: Arch. f. exper. Path. **26**, 316 (1890).
[2] Isenschmid, R.: Arch. f. exper. Path. **85**, 271 (1920).
[3] Barbour, H. G., u. M. D. Moise: J. of Pharmacol. **19**, 270 (1922).
[4] Barbour, H. G.: J. of Pharmacol. **29**, 427 (1926).
[5] Vos, J. C.: Diss. Groningen 1923.
[6] Glaubach, S., u. E. P. Pick: Arch. f. exper. Path. **162**, 537 (1931).

Bezüglich der Wirkung von Cocain auf den *Gasstoffwechsel* fanden HERBST und SCHELLENBERG[1], daß der Ruhestoffwechsel des Menschen im Liegen sich nach Cocainaufnahme (0,05—0,1 g Coc. hydrochl.) um 7,5—22% erhöht. Das Maximum der Steigerung wird etwa 30 Minuten nach der Einnahme erreicht, nach 1 Stunde ist die Wirkung wieder abgeklungen. Bei Versuchen, die Veränderung des Arbeitsstoffwechsels unter Cocain zu messen, hatten THIEL und ESSIG[2] gefunden, daß Cocain die Leistung am Fahrradergometer (ausgedrückt in Meterkilogramm) nach Einzelgaben von 0,1 g maximal um 53%, bei Gaben von 0,05 g täglich 10mal an aufeinanderfolgenden Tagen gegeben, maximal um 177% erhöht. Sie konnten aber die Veränderung des Wirkungsgrades durch Cocain nicht sicher feststellen, da der Ruhestoffwechsel vor und nach der Arbeitsleistung variierte. Auch HERBST und SCHELLENBERG[3] zeigten, daß man so nicht zu eindeutigen Aussagen kommen kann, da bei Abzug des „Ruhestoffwechsels vor der Arbeit" der O_2-Verbrauch/mkg unter Cocaineinfluß erniedrigt, bei Abzug des „Ruhestoffwechsels nach Schluß der Erholung" erhöht erscheint. Dagegen gelang es diesen Autoren bei kleinen Arbeitsleistungen, bei denen die gesamte Erholung noch in die Zeit des erhöhten Ruheumsatzes fiel, eindeutige Ergebnisse zu erhalten dahingehend, daß der Energieverbrauch für eine Arbeitsleistung durch das Cocain nicht beeinflußt wird. In gewissem Gegensatz zu diesen Befunden berichtet BAGNARESI[4], daß er nach intramuskulärer Injektion von 1 ccm 2,5proz. Cocainlösung bei nüchternen Versuchspersonen keine Veränderung des Gasstoffwechsels gefunden habe. Dagegen wird nach diesem Autor die spezifisch-dynamische Wirkung der Standardkost verstärkt und ist von längerer Dauer.

Bezüglich der Veränderung des *Eiweißstoffwechsels* durch Cocain fanden seinerzeit UNDERHILL und BLACK[5] an Hunden, daß kleine Dosen von Cocain keinen Einfluß auf den Stickstoffumsatz haben, größere die Stickstoffbilanz negativ machen. Die Veränderung des Kreatinin- und Harnsäurestoffwechsels unter dem Einfluß der Lokalanaesthetica hat DIETEL[6] durch Bestimmung des Blutspiegels dieser Stoffe beim Menschen zu ermitteln gesucht.

Ausgedehntere Untersuchungen liegen über den Einfluß des Cocains auf den *Zuckerstoffwechsel* vor. ISHII und Mitarbeiter[7] beobachteten bei Durchströmung der überlebenden Krötenleber, daß Cocain die Zuckermobilisierung durch Adrenalin erhöht. Sowohl Vorbehandlung mit Cocain, wie gleichzeitige Anwendung von Cocain führte zu einer wesentlich stärkeren Zuckerausschüttung durch Adrenalin, als wenn Adrenalin allein gegeben wurde. Cocain allein bewirkte in Konzentrationen von 1 : 300000 bis 1 : 10000 entweder keine oder nur schwache Zuckermobilisierung. Im Gegensatz zu dem Synergismus von Cocain mit Adrenalin bezüglich der Glykogenumwandlung fanden die Autoren[8] mit Atropin keinen Synergismus, sondern einen Antagonismus. Auch bei Messung des Blutzuckerspiegels tritt die glykogenmobilisierende Fähigkeit des Cocains zutage. MAEDA[9] fand, daß prinzipiell alle Lokalanaesthetica hyperglykämisch wirken; er gibt die minimal blutzuckersteigernden und die sichere und beträchtliche Hyperglykämie verursachenden Dosen folgendermaßen an (s. Tabelle 5).

---

[1] HERBST, R.: Arch. f. exper. Path. **157**, 131 (1930). — HERBST, R., u. P. SCHELLENBERG: Arb.physiol. **4**, 203 (1931).

[2] THIEL, D., u. B. ESSIG: Arb.physiol. **3**, 287 (1930).

[3] HERBST, R., u. P. SCHELLENBERG: Arb.physiol. **4**, 203 (1931).

[4] BAGNARESI, G.: Rass. Ter. e Pat. clin. **4**, 693 (1932).

[5] UNDERHILL, F. P., u. C. L. BLACK: J. of biol. Chem. **11**, 234 (1912).

[6] DIETEL, F. G.: Arch. klin. Chir. **163**, 452 (1931).

[7] ISHII, R., u. SH. SAKATA: Fol. pharmacol. jap. **8**, dtsch. Zusammenfassung 3 (1929).

[8] ISHII, R., SH. SAKATA u. Y. TANIUCHI: Fol. pharmacol. jap. **9**, dtsch. Zusammenfassung 1 (1929).

[9] MAEDA, T.: Nagasaki Igakkwai Zassi **12**, 591 (1934).

Nach diesem Autor rufen unterschwellige Dosen von Adrenalin (0,00005 mg/kg) nur bei unterschwelligen Dosen der Lokalanaesthetica eine nennenswerte Wirkungssteigerung hervor. Fujino[1] fand aber, daß nur überschwellige Dosen von Adrenalin oder Adrenalon mit Cocain synergistisch bezüglich der Hyperglykämie wirken. Lefebvre[2] zeigte bei Hunden in Dialnarkose, daß eine vorangehende Injektion von Novocain (Scurocain) in die V. femoralis (10 mg/kg) die Adrenalinhyperglykämie wesentlich verstärkt, ohne daß Novocain (Scurocain) allein den Blutzucker beeinflußt.

Tabelle 5.

	mg/kg intravenös	
	minimal blutzuckersteigernd	sicher hyperglykämisch von Krampfwirkung begleitet
Cocain	1,0	10,0
Novocain	2,0	30,0
Tutocain	3,0	8,0
Pantocain. . . .	0,5	3,0

Die bei chirurgischen Operationen in Lokalanästhesie beobachteten Blutzuckersteigerungen[3] sind, wie Calzolari[4] zeigte, sicher nur zum Teil auf eine resorptive Wirkung der Lokalanaesthetica zurückzuführen. Die Hyperglykämie fällt nämlich wesentlich geringer aus, wenn nach Vornahme der Lokalanästhesie kein operativer Eingriff erfolgt.

Da die Erscheinungen bei der Cocainvergiftung in manchem an das Symptomenbild der Parathyreoidektomie erinnern, lag der Gedanke nahe, daß unter der Cocaineinwirkung im Blut faßbare Veränderungen des *Mineralstoffwechsels* entstehen, wie sie vom Fehlen der Epithelkörper her bekannt sind. Underhill und Gross[5] konnten jedoch keine Abweichungen des Cl-, P-, Ca-, K- und Na-Gehaltes des Blutes von der Norm während der Cocainvergiftung aufdecken.

Es sind auch Versuche unternommen worden, durch Bestimmung des *Zellstoffwechsels* unter dem Einfluß der Lokalanaesthetica Einblick in eine evtl. spezifische Stoffwechselwirkung zu bekommen. Ahlgren[6] hat als Test die Gewebsatmung der zerkleinerten Muskulatur pankreasdiabetischer Frösche, gemessen mit der Thunbergschen Methylenblaumethode, Kaymer[7] und Mertens[8] die Dehydrierungsvorgänge im Skeletmuskel von Frosch, Kaninchen und Meerschweinchen, gemessen ebenfalls mit der Thunbergschen Methylenblaumethode, und Fomin und Strajesko[9] die Einstellung des Oxydations-Reduktionspotentials in Kaninchenhirnextrakten benutzt. Die Ergebnisse dieser Versuche sind aber noch zu wenig durchsichtig, um klare Schlüsse zuzulassen.

Für eine spezifische Beeinflussung des *Hormonstoffwechsels* durch Cocain liegen keine sicheren Befunde vor. Forster[10] prüfte die Wirkung von Cocain auf den Vaginalcyclus der weißen Ratte mit völlig negativem Ergebnis. Matsuda[11] fand allerdings, daß die Lokalanaesthetica (Cocain, Tutocain, Novocain) die durch Injektion von Hypophysenhinterlappenextrakt zustande kommende Melanophorenausbreitung beim Frosche hemmen und die Melanophoren des normalen Frosches zur Zusammenballung bringen.

Bei Prüfung der Einwirkung von Lokalanaesthetica auf das *Wachstum von Fibroblastenkulturen* fand Saitô[12], daß sämtliche von ihm untersuchten Mittel das Wachstum hemmten. Am stärksten wirksam waren Alypin und Tutocain, dann folgten Tropacocain und Cocain; am schwächsten wirkte Novocain.

[1] Fujino, G.: Okayama-Igakkai-Zasshi **43**, 3165, dtsch. Zusammenfassung 3188 (1931).

[2] Lefebvre, F.: Arch. internat. Pharmacodynamie **48**, 196 (1934).

[3] de Fermo, C.: Arch. ital. Chir. **25**, 356 (1930).

[4] Calzolari, T.: Policlinico Sez. chir. **41**, 224 (1934).

[5] Underhill, F. P., u. E. G. Gross: J. of biol. Chem. **58**, 141 (1923).

[6] Ahlgren, G.: Klin. Wschr. **3**, 667 (1924).

[7] Kaymer, F. K., Diss. Münster 1933.   [8] Mertens, J.: Diss. Münster 1933.

[9] Fomin, S. W., u. D. N. Strajesko: Ukrain. biochem. Ž. **9**, 43 u. dtsch. Zusammenfassung 53 (1936).

[10] Forster, A.: Endokrinol. **2**, 401 (1928).

[11] Matsuda, H.: Fol. pharmacol. jap. **20**, 117 (1935).

[12] Saitô, K.: Fol. pharmacol. jap. **21**, 1 u. dtsch. Zusammenfassung 21 (1935).

7. Chronische Vergiftung. Gewöhnung. Überempfindlichkeit.

Die älteren Arbeiten, die die Frage der Cocaingewöhnung im Tierexperiment zum Gegenstand der Untersuchung machten, ergaben, daß, im Gegensatz zu Morphin, eine Gewöhnung d. h. Toleranzsteigerung gegenüber Cocain nicht zu erzielen ist. Es trat vielmehr umgekehrt im Laufe der chronischen Zufuhr häufig eine Toleranzverminderung, die als Überempfindlichkeit gedeutet werden kann, ein. Die Tierexperimente haben also keinen Aufschluß über die Tatsache gegeben, daß beim Menschen, gemäß den Angaben der Literatur, zum Teil sehr große Dosenerhöhungen im Laufe der chronischen Zufuhr eintreten und ertragen werden. Die neueren Arbeiten haben nichts Wesentliches an diesem Stand des Wissens geändert.

TATUM und SEEVERS[1] benutzten für ihre Versuche Hunde und Affen. Die Hunde erhielten täglich kleine Cocainmengen subcutan (z. B. eine 10 kg schwere Hündin 0,03 g pro Tag) über eine Zeit von 16—25 Monaten. Anfänglich trat nur eine dem Geübten sichtbare Steigerung physischer und psychischer Erscheinungen ein. Die Symptome der Stimulation nahmen immer mehr zu, bis es schließlich zum Auftreten von Krämpfen kam. Ein ähnliches Bild wurde bei 2 Affen hervorgerufen, von denen der eine (Macacus rhesus) 30 mg und der andere 5 mg Cocain täglich erhielt. Bei beiden Tierarten waren beim plötzlichen Absetzen der Cocainzufuhr keinerlei Abstinenzerscheinungen zu beobachten. DOWNS und EDDY[2] machten ähnliche Erfahrungen an Hunden, denen sie 6 Wochen lang täglich 0,015 g/kg Cocain gaben, also höhere Dosen als die vorher genannten Autoren. Auch bei diesen höheren Dosen litt das Allgemeinbefinden der Tiere, beurteilt nach Körpergewicht, Aussehen des Felles, Glanz der Augen usw., nicht. An Ratten, denen in 24- oder 72stündlichen Wiederholungen 0,075 g/kg Cocain (d. i. 75% der akut tödlichen Dosis) gegeben wurde, konnten DOWNS und EDDY[3] ebenfalls keine Gewöhnung erzielen. Alle Tiere verloren während des Versuches an Körpergewicht; sie starben nach einer bestimmten Anzahl von Injektionen, und zwar die weiblichen Tiere nach durchschnittlich 22, und die männlichen nach durchschnittlich 9 Injektionen. Nur ABE und TAKEBAYASHI[4] berichten, daß es ihnen gelungen sei, an Hunden bei lang dauernder Cocainzufuhr eine Gewöhnung zu erzielen, so daß die Tiere tägliche überletale Dosen vertrugen. Bei Kaninchen dagegen trat im Lauf der chronischen Giftzufuhr eine Steigerung der Empfindlichkeit und demgemäß Tod mit unterletalen Dosen ein. Da TAKEBAYASHI[5] gefunden hatte, daß die unterschiedliche Cocainempfindlichkeit verschiedener Tierarten auf einem verschiedenen Verteilungskoeffizienten des Cocains zwischen Serum einerseits und Organen (Hirn, Rückenmark, Leber) andererseits beruht, versuchen die Autoren den Unterschied zwischen dem Verhalten von Hund und Kaninchen bei der chronischen Zufuhr auf demselben Boden zu erklären. Nach ABE und TAKEBAYASHI wird nämlich bei cocaingewöhnten Hunden die Cocainbindungsfähigkeit der Gewebe vermindert, die des Blutes vermehrt; bei den überempfindlichen Kaninchen wird die Organbindungsfähigkeit erhöht, während die Serumbindung die gleiche bleibt. OELKERS und RINTELEN[6] kommen auf Grund ihrer Versuche an Mäusen, Meerschweinchen, Kaninchen und Hunden zu dem Schluß, daß es zwar bei besonders vorsichtigem Vorgehen — anfänglich

---

[1] TATUM, A. L.: J. of Pharmacol. **33**, 268 (1928). — TATUM, A. L., u. M. H. SEEVERS: J. of Pharmacol. **36**, 401 (1929).
[2] DOWNS, A. W., u. N. B. EDDY: J. of Pharmacol. **46**, 195 (1932).
[3] DOWNS, A. W., u. N. B. EDDY: J. of Pharmacol. **46**, 199 (1932).
[4] ABE, K., u. H. TAKEBAYASHI: Jap. J. med. Sci., Trans. IV Pharmacol. **5**, 34* (1930).
[5] TAKEBAYASHI, H.: Jap. J. med. Sci. Trans IV Pharmacol. **5**, 32* (1930).
[6] OELKERS, H. A., u. K. RINTELEN: Arch. f. exper. Path. **170**, 239 (1933).

hohe Dosen, später sehr niedrige, dann wieder allmähliche Steigerung — im Laufe der chronischen Zufuhr gelingt, einige Symptome abzuschwächen, daß aber die Gesamtschädigung der Tiere doch so groß ist, daß von einer Toleranzsteigerung nicht gesprochen werden kann.

Die Wirkungsweise von *Cocainersatzmitteln* bei chronischer Zufuhr ist nur wenig untersucht worden. Sollmann[1] prüfte den Einfluß von Novocain (Procain), Butyn und einigen anderen Ersatzmitteln auf das Wachstum weißer Ratten. Er fand, daß Dosen von 1 bis 6 oder 8 mg/kg und Tag das normale Wachstum stören und die Widerstandsfähigkeit herabsetzen. Die Unterschiede traten etwa zwischen der 4. und 8. Woche nach Beginn der Darreichung auf; doch konnten die Tiere bis 25 und 28 Wochen am Leben gehalten werden. Merkwürdigerweise beeinträchtigte Cocain in Dosen von 0,1 bis 10 mg/kg und Tag die normale Entwicklung so gut wie gar nicht.

Bezüglich der Symptomatologie, Therapie usw. der chronischen Cocainvergiftung beim Menschen sei, ohne Anspruch auf Vollständigkeit, auf einige neuere Arbeiten und Monographien verwiesen[2].

C. Wirkung auf Fermente, Bakterien, Pflanzen, niedere Tiere usw.

Ob Cocain eine spezifische Wirkung auf *Fermentreaktionen* ausübt, die über die durch seine Eigenschaften als Stoff von Alkaloidnatur bedingte hinausreicht, ist fraglich. Rona und Mitarbeiter[3] untersuchten den Einfluß von l-Cocain, d-ψ-Cocain und Cocainabbauprodukten neben anderen Alkaloiden auf die Wirkung von Hefeinvertase. Sie fanden, daß alle diese Stoffe auf die Geschwindigkeit der fermentativen Hydrolyse (ausgedrückt durch die Veränderung der Reaktionskonstante erster Ordnung) hemmend wirken. Diese Hemmungen waren in allen Fällen reversibel, und bei gleichem p_H und gleicher Giftkonzentration von der Fermentmenge unabhängig; sie waren ferner direkt proportional dem Logarithmus der Giftkonzentration und stiegen mit zunehmendem p_H an, soweit nicht, wie beim Cocain selbst, Besonderheiten der Löslichkeit von störendem Einfluß waren. Ein Einfluß der optischen Konfiguration konnte nicht festgestellt werden. Broekmeyer[4] zeigte, daß im Gegensatz zur Serumlipase sehr viele Organlipasen gegen Cocain unempfindlich sind, z. B. die Leberlipase, die Nierenlipase, die Erythrocytenlipase und die Pankreaslipase. Nach Oelkers[5] sind auch Pepsin, Trypsin, Erepsin, Kathepsin, Schweineleberesterase und Pankreasdiastase gegen Cocain wenig empfindlich. Dagegen wurde die Wirkung der Kartoffeltyrosinase durch Cocain in förderndem Sinn, die Harnstoffspaltung durch Sojaurease, die Tributyrinspaltung durch menschliche Serumlipase und die reduzierende Kraft von Froschmuskulatur im hemmenden Sinne beeinflußt.

Hinsichtlich der Wirkung auf *Bakterien* haben Macht[6] und Mitarbeiter im Gegensatz zu den alten Untersuchungen von Grasset folgende Feststellungen getroffen: Cocain und Novocain lassen jede antiseptische Wirkung gegenüber Staphylococcus aureus und Gonococcus vermissen. Alypin, Stovain und Holocain zeigen in höheren Konzentrationen eine deutlich wachstumshemmende und sogar keimtötende Kraft; β-Eucain ist ebenfalls wirksam, α-Eucain nicht. Energische keimtötende Wirkung besitzen Apothesin und vor allem Benzylalkohol.

---

[1] Sollmann, T.: J. of Pharmacol. **23**, 449 (1924).

[2] Dixon, W. E.: Brit. med. J. **3177**, 819 (1921) — **3248**, 543 (1923). — Joël, E., u. F. Fränkel: Erg. inn. Med. **25**, 988 (1924) u. Berlin: Julius Springer 1924. — Joël, E.: Die Behandlung der Giftsuchten. Leipzig: Georg Thieme 1928. — de Block, L.: Toxicomanies. Paris: Vigot Frères u. Liège: Georges Thone 1927. — Meignant, P.: L'intoxication cocainique. Bull. méd. **1933**, 565. — Hesse, E.: Die Rausch- und Genußgifte. Stuttgart: F. Enke 1938.

[3] Rona, P., C. van Eweyk u. M. Tennenbaum: Biochem. Z. **144**, 490 (1924).

[4] Broekmeyer, J.: Klin. Wschr. **3**, 1526 (1924).

[5] Oelkers, H. A.: Arch. f. exper. Path. **170**, 265 (1933).

[6] Macht, D. I., Y. Satani u. E. O. Swartz: J. of Urol. **4**, 347 (1920).

Beim Studium der Einwirkung von Cocain auf *Hefepilze* fand STADNITSCHENKO[1], daß höhere Konzentrationen (5%) die Pilze im Verlauf weniger Stunden zum Absterben bringen. Dagegen übte ein Zusatz von 0,1—0,5% Cocain zum Nährsubstrat bisweilen eine stimulierende Wirkung auf die Vermehrung von Saccharomyces cerevisiae aus. Die Sporenbildung und die fermentative Funktion dieses Pilzes ist gegen die Wirkung des Cocains widerstandsfähig; erst bei fast toxischen Dosen von 3% und darüber wird eine Unterdrückung dieser Eigenschaften beobachtet. Eine stimulierende Wirkung des Cocains auf die Fermentationsfähigkeit konnte niemals festgestellt werden.

MACHT und LIVINGSTON[2] untersuchten den Einfluß von Cocain und seiner Spaltprodukte (Ekgonin, Methylalkohol, Benzoesäure) auf *Pflanzen*, nämlich auf das Längenwachstum der Hauptwurzel junger Lupinenkeimlinge, indem die zu prüfenden Stoffe in verschiedenen Konzentrationen den Wasserkulturen zugesetzt wurden. In folgenden Konzentrationen zeigte sich völlige Wachstumshemmung: 4,8% Methylalkohol, 2,5% Benzoylekgonin, 2% Cocainhydrochlorid, 0,055% Ekgoninhydrochlorid und 0,007% Natriumbenzoat. Aus diesen Versuchen geht der große Unterschied im Verhalten der pflanzlichen und tierischen Zelle Pharmaca gegenüber hervor: Cocain, der für tierisches Gewebe unter den genannten Stoffen weitaus giftigste Körper, erwies sich von geringer Giftigkeit für das Wurzelwachstum; umgekehrt war das für Tiere nahezu völlig harmlose Natriumbenzoat höchst different für die Pflanzenwurzeln.

Die Frage, ob die Lokalanaesthetica die Permeabilität von Pflanzenzellen und Modellzellen zu verändern imstande sind, wurde von BAUR und Mitarbeitern[3] geprüft. Als Modellzelle diente vor allem die TRAUBEsche Zelle, die von einer Niederschlagsmembran aus Ferrocyankupfer umschlossen wird; von Pflanzenzellen wurden beispielsweise die Epidermiszellen der Blattmittelrippe von Rhoeo discolor verwandt. An den Modellzellen wurde gefunden, daß die verschiedenen Lokalanaesthetica (Cocain, Psicain, Anästhesin, Alypin, Novocain, Percain usw.) das Wachstum und die Alterung der Zellen hemmen, woraus auf eine Verminderung der Wasserdurchlässigkeit der Membranporen zu schließen ist. Die Durchlässigkeit für Farbstoffe, die an weiteren Modellmembranen geprüft wurde, wurde nicht geändert. An den Pflanzenzellen wurde eine Hemmung der Plasmolyse durch die Lokalanaesthetica beobachtet, falls nicht zellschädigende Konzentrationen angewandt wurden, die zu beschleunigter Plasmolyse führten. Ein Parallelismus zwischen der permeabilitätshemmenden Kraft und der Wirkungsstärke der Lokalanaesthetica konnte in diesen Versuchen nicht aufgefunden werden. An Lipoidmembranen (Ricinolsäure-Kollodium) hat indessen SIVADJIAN[4] für einige Lokalanaesthetica der Chinolin- und Piperazinreihe bezüglich ihrer eigenen Diffusionsfähigkeit bei Anwendung in Form von Salzen schwacher Säuren einen Parallelismus mit der anästhetischen Wirksamkeit aufgefunden.

Die Prüfung der Einwirkung von Cocain und Verwandten auf *niedere Tiere*, die schon früher vielfach durchgeführt wurde, hat eine weitere Bereicherung erfahren. Bei diesen Versuchen stehen die narkotischen Wirkungen in der Regel im Vordergrund der Erscheinungen; nur gelegentlich, je nach der Höhe der Differenzierung und Organisation, treten auch Erregungsphänomene auf. Die

[1] STADNITSCHENKO, N.: Bull. Acad. Sci. URSS VII s. 5, 669 u. dtsch. Zusammenfassung 684 (1934).

[2] MACHT, D. I., u. M. LIVINGSTON: Amer. J. Physiol. 59, 465 (1922) — J. gen. Physiol. 4, 573 (1922).

[3] BAUR, M.: Arch. f. exper. Path. 157, 130 (1930). — KRÜGER, E.: Diss. Kiel 1932. — BROCK, H.: Diss. Kiel 1933. — SAETZLER, K.: Diss. Marburg 1932. — MÖLLER, W.: Diss. Marburg 1932.

[4] SIVADJIAN, J.: J. Pharmacie, VIII. s. 17, 361 (1933).

Untersuchungen sind meist unternommen worden, um Fragen allgemein-pharmakologischer Natur, z. B. die Abhängigkeit von Dosis und Wirkungsstärke, zu klären. Unter Umständen vermögen sie auch einen Anhaltspunkt für die örtliche, gewebsschädigende Eigenschaft der Lokalanaesthetica zu geben. Folgende Tierarten sind zu diesen Prüfungen benutzt worden:

Protozoen: Paramäcien im Vergleich mit Spermien, Erythrocyten, Hefe und Pflanzenkeimlingen (Rhode[1]).

Mollusken: Anodonta; Einfluß auf die Flimmerbewegung der Kiemen (Segerdahl[2]).

Arthropoden (Crustaceen): Limnoria und Artemia salina im Vergleich mit Krötenlarven (Shackell[3]).

Arthropoden (Tracheaten): Wirkung auf Acrididen im Vergleich mit der Wirkung anderer Alkaloide (Becker[4]).

Vertebraten (Anamnier); Pisces: Gobius flavescens, Wirkungsverstärkung der Cocainnarkose durch Pyrogallol und Äthylcarbamat (Rydin[5]); Gasterosterus aculeatus, Vergleich der Wirkung von d-ψ-Cocain und l-Cocain (Mercier und Valette[6]); Carassius auratus, Beeinflussung der Atmung und ihrer Temperaturabhängigkeit (Baudin[7]); marine Fische — Box boops, Mugil Cephalus, Oblata melanura, Pagellus Erythrinus, Scorpaena Scropha —, Feststellung der letalen Dosis von Cocain bei intramuskulärer Injektion zu 0,166—0,93 g/kg (de Marco[8]).

Vertebraten (Anamnier); Amphibien: außer den gebräuchlichen Frosch- und Krötenarten (Raniden und Bufoniden) Bombinator pachypus, Percaineinwirkung auf die Ciliarzellen der Larvenepidermis (Déruaz und Baumann[9]).

---

[1] Rhode, H.: Z. exper. Med. **38**, 506 (1923).
[2] Segerdahl, E.: Skand. Arch. Physiol. (Berl. u. Lpz.) **42**, 77 (1922).
[3] Shackell, L. E.: J. ·of Pharmacol. **23**, 146 (1924).
[4] Becker, R.: Arch. f. exper. Path. **100**, 335 (1924).
[5] Rydin, H.: C. r. Soc. Biol. Paris **96**, 814, 816 (1927).
[6] Mercier, F., u. G. Valette: C. r. Soc. Biol. Paris **102**, 1016 (1929).
[7] Baudin, L.: C. r. Soc. Biol. Paris **110**, 235 (1932).
[8] de Marco, R.: Boll. Soc. ital. Biol. sper. **8**, 1488 (1933).
[9] Déruaz, G., u. A. Baumann: C. r. Soc. Biol. Paris **111**, 946 (1932).

Röntgenkontrastmittel.

Von

G. HECHT-Wuppertal-Vohwinkel.

Mit 29 Abbildungen.

1. Vorbemerkung.

Die Röntgenkontrastmittel als Hilfsmittel der Diagnose sollen ihrer Bestimmung gemäß möglichst indifferente, wirkungslose Stoffe sein, die im Organismus keine andere Veränderung hervorrufen, als daß sie irgendeinem Hohlraum vorübergehend schattengebende Eigenschaft verleihen. Die Geschichte der Röntgenkontrastmittel zeigt, daß dieses Ziel durchaus nicht so leicht zu erreichen war, wie man wohl zunächst erwartet hatte, und wie man es auch heute annehmen könnte, nachdem ein leistungsfähiges Sortiment für die verschiedenen Zwecke vorliegt. Vielmehr hat die Kontrastmittelfrage von Anfang an ein pharmakologisches Problem dargestellt, nicht erst, seit im Jahre 1924 zum ersten Male die Idee verwirklicht wurde, den Transport des Kontrastmittels in ein sonst unzugängliches Organ hinein der allgemeinen Zirkulation und den Verteilungsvorgängen zu überlassen.

Kurz umrissen besteht dieses Problem darin, den als Kontrastmittel zu benutzenden Stoff in seiner Konsistenz, seinen Löslichkeits- und Verteilungseigenschaften dem physiologischen und physikochemischen Milieu, in das er hineingelangen soll, ideal anzupassen. Darin eingeschlossen ist die toxikologische Seite des Problems, die nicht übersehen werden darf. Die Entwicklungsgeschichte der Röntgenkontrastmittel hat viele Zwischenfälle und sogar eine nicht geringe Zahl von Todesfällen zu verzeichnen, von denen wohl ein Teil zu vermeiden gewesen wäre, wenn die pharmakologischen Eigenschaften der verwendeten Kontrastmittel genauer bekannt gewesen wären.

Bezüglich der in dieser Arbeit verwerteten, insbesondere experimentellen, aber auch klinischen Literaturangaben, sei folgendes bemerkt: Es sollen hier Beobachtungen zusammengestellt werden, die für die pharmakologische Beurteilung der Kontrastmittel und ihrer praktischen Anwendungsart von Belang sind, in der Wiedergabe des diesbezüglichen Schrifttums wurde Vollständigkeit angestrebt, wenn auch angesichts der Verstreutheit der Literatur nicht erreicht. Daneben sind die physikalischen Vorbedingungen der Kontrastmittel sowie ihre chemischen Eigenschaften soweit berücksichtigt, wie sie für das Verständnis der pharmakologischen Fragen von Wichtigkeit erschienen. Praktisch-klinische Arbeiten über die Anwendung von Kontrastmitteln sind soweit berücksichtigt, als sie neue Kontrastmittel oder neue Anwendungsarten von Kontrastmitteln bringen oder wichtige Angaben über Verträglichkeit und Nebenwirkungen enthalten. Dagegen mußte das Schrifttum, das sich mit Fragen der diagnostischen Technik, soweit sie keine pharmakologischen Gesichtspunkte enthält, sowie mit Fragen des praktischen Wertes und der diagnostischen Ausbeute der Kontrastmittelanwendung befaßt, unberücksichtigt bleiben.

2. Historisches.

Die erste, und bisher auch verbreitetste Anwendung fanden Röntgenkontrastmittel zur Darstellung des Magen-Darm-Kanales. Nach CRANE[1] hat HEMMETER bereits 1896 vorgeschlagen, Wismut zur Darstellung des Magens zu benutzen. Unabhängig von diesem Vorschlage haben als erste, soweit ich feststellen kann, die Franzosen ROUX und BALTHAZARD[2] den gleichen Gedanken praktisch verwirklicht. Am 12. Juni 1897 — also weniger als $1^1/_2$ Jahre nach der Mitteilung RÖNTGENS über die Entdeckung der neuen Strahlen — berichteten sie vor der Société de biologie, daß sie nach Vermischung der Speisen mit Bismut. subnitr. die Magenperistaltik des Menschen vor dem Röntgenschirm beobachtet hatten, in ihrer Arbeit ist die erste Skizze eines kontrastgefüllten Magens abgebildet. Nahezu gleichzeitig und offenbar unabhängig von ihnen benutzte auch CANNON[3] in Amerika das Bismut. subnitr. zu dem gleichen Zweck der Beobachtung physiologischer Magen-Darm-Bewegungen im Tierversuch und konnte durch die neue Methodik eine völlige Neubelebung der Magen-Darm-Physiologie und Pharmakologie herbeiführen, während GRÜTZNER[4] in Versuchen an Fröschen und Ratten Magen und Darm mit Hilfe von Quecksilber und Zinnober sichtbar machte.

In der klinischen Diagnostik hat man zunächst damit begonnen, mit Blei oder mit Quecksilber armierte Schläuche in den Magen einzuführen (WEGELE, LINDEMANN, ROSENFELD[5]) oder Kapseln, die mit metallischem Wismut gefüllt waren, verschlucken zu lassen (STRAUSS, BOAS und LEVY-DORN[6]). Suppige oder breiige Wismutzubereitungen fanden zunächst Anwendung zur Diagnose morphologischer Veränderungen des Oesophagus (RUMPEL[7], REITZENSTEIN[8], HOLZKNECHT[9], BLUM[10]). BADE[11] gab die Darstellung des Magens nach Aufblasen mit Luft an. Die Kontrastmittel für die Magendarmdiagnostik wurden also schon in den ersten Jahren der Röntgenologie soweit entwickelt, wie es die Praxis erforderte; wenn sich trotzdem diese Diagnostik sehr langsam einführte und HILDEBRAND[12] noch 1901 ihren praktischen Wert nicht für erwiesen ansah, so lag dies wohl an der noch unvollkommenen Strahlentechnik, die nur schwache Schirmbilder und nur sehr lange Expositionszeiten bei Aufnahmen gestattete. Erst als in dieser Hinsicht bedeutende Fortschritte erzielt waren, konnte RIEDER[13]

---

[1] CRANE, A. W.: Prioritäts-Ansprüche. (Amer. J. Roentgenol. März 1715.) Zit. n. Fortschr. Röntgenstr. **23**, 537 (1915).

[2] ROUX, J. CH., u. V. BALTHASARD: C. r. Soc. Biol. Paris 12. 6., 10. 7. u. 24. 7. 1897. — Étude du fonctionnement moteur de l'estomac. Arch. de Physiol. (5) **10**, 85 (1898).

[3] CANNON, W. B.: Amer. J. Physiol. **1** 359 (1898); **12**, 387 (1904); **23**, 105 (1909).

[4] GRÜTZNER: Über die Bewegungen des Darminhaltes. Pflügers Arch. **71**, 492 (1898).

[5] ROSENFELD: Klinische Diagnostik der Größe, Form und Lage des Magens. Zbl. inn. Med. **1899**, Nr 1.

[6] STRAUSS, BOAS u. LEVY-DORN: Dtsch. med. Wschr. 77, **1898**.

[7] RUMPEL: Die klinische Diagnose der spindelförmigen Speiseröhrenerweiterung. Münch. med. Wschr. **1897**, Nr 15.

[8] REITZENSTEIN: Zur Kenntnis und Diagnose der tiefen Oesophagusdivertikel. Münch. med. Wschr. **1898**.

[9] HOLZKNECHT: Das radiographische Verhalten der normalen Brustaorta. Wien. klin. Wsch. **13**, 225 (1900) — Zum radiographischen Verhalten pathologischer Prozesse der Brustaorta. Wien. klin. Wschr. **13**, 573 (1900).

[10] BLUM, V.: Zur Diagnose der Oesophagusdivertikel. Wien. klin. Wschr. **13**, 256 (1900).

[11] BADE: Eine neue Methode der Röntgenographie des Magens. Dtsch. med. Wschr. **1899**, Nr 38.

[12] HILDEBRAND: Über den diagnostischen Wert der Röntgenstrahlen in der inneren Medizin. Münch. med. Wschr. **48**, 1957, 2008 (1901).

[13] RIEDER: Radiologische Untersuchungen des Magens und Darmes beim lebenden Menschen. Münch. med. Wschr. **51**, 1548 (1904) — Beiträge zur Topographie des Magen-Darmkanals beim lebenden Menschen nebst Untersuchungen über den zeitlichen Ablauf der Verdauung. Fortschr. Röntgenstr. **8**, 144 (1904) — Röntgenuntersuchungen des Magens und Darmes. Münch. med. Wschr. **53**, 111 (1906).

in den Jahren 1904—1906 diesen im Verhältnis zur Skelet- und Thoraxuntersuchung vernachlässigten Zweig der Röntgendiagnostik zu einer ergebnisreichen Methode ausbauen. An Stelle der Verabreichung mehr oder weniger unüberlegter Kontrastmittelmengen stellte er das Prinzip der Ganzausfüllung des Hohlorgans („RIEDER-Mahlzeit") (ferner HOLZKNECHT[1], GROEDEL[2]). Als Kontrastmittel hatte sich dabei das Bismut. subnitr. durchgesetzt, das Aufblähungsverfahren stand nur in schwacher Konkurrenz dazu. Aber von dem Augenblick an, als die neue Diagnostik auf breiter Basis Anwendung fand, zeigte es sich, daß das damalige Kontrastmittel nicht in allen Fällen harmlos war. Es kam zu schweren Vergiftungen und einer Anzahl von Todesfällen, die meist nicht dem Wismut, sondern einer Reduktion des Nitrats zu Nitrit zur Last gelegt wurden (BENNECKE und HOFFMAN[3], BOEHME[4], ZABEL[5], HILDEBRAND[6], E. MEYER[7] u. a.). Derartige Zwischenfälle waren durch Ersatz des salpetersauren Salzes durch das Bismut. carbonicum zu umgehen, und so hat auch diese Verbindung zeitweilig eine Rolle als Kontrastmittel gespielt (GROEDEL[8], E. MEYER[7]), wobei aber immer noch die Gefahr einer Wismutvergiftung bestand (DANULESCU und SIMICI[9], PALICOT[10]). Von BEST und COHNHEIM[11] wurde ferner die bisher allgemein anerkannte Auffassung widerlegt, daß das Bismut. subnitr. ohne Einfluß auf den Ablauf der Peristaltik sei.

Dementsprechend hat in jener Zeit eine lebhafte Suche nach einem neuen Magen-Darm-Kontrastmittel eingesetzt, wie man daran erkennen kann, daß damals eine ganze Reihe heute wieder verlassener Mittel versuchsweise benutzt wurde, so Wismutsulfid, Zinnober, Ceroxyd, Thoroxyd, Zirkondioxyd (KAESTLE[12]), Eisenoxyd (TAEGE[13]), Magneteisenstein (LEWIN[14], ALEXANDER[15]), Manganoxyd

---

[1] HOLZKNECHT u. BRAUNER: Die röntgenologische Untersuchung des Magens. Wien. klin. Rundsch. 1905, 14, 16. — HOLZKNECHT: Über die radiologische Untersuchung des Magens im allgemeinen und ihre Verwendung für die Diagnose des beginnenden Carcinoms im besonderen. Berl. klin. Wschr. 5, 1906.

[2] GROEDEL: Die Verwendung der Röntgenstrahlen zur Diagnose der Magenkrankheiten und zum Studium der Morphologie und Physiologie des Magens. Münch. med. Wschr. 54, 1068 (1907).

[3] BENNECKE u. HOFFMANN: Münch. med. Wschr. 1906, Nr 19 (Vereinsbericht).

[4] BOEHME: Über Nitritvergiftung nach interner Darreichung von Bismuth. subnitr. Naunyn-Schmiedebergs Arch. 57, 447 (1907).

[5] ZABEL: Zur Kasuistik und Symptomatologie der Vergiftungen mit Bismuth. subnitr. Dtsch. med. Wschr. 35, 200 (1909).

[6] HILDEBRAND: Über die Methode, durch Einbringen von schattengebenden Flüssigkeiten Hohlorgane des Körpers im Röntgenogramm sichtbar zu machen. Fortsch. Röntgenstr. 11, 96 (1908).

[7] MEYER, E.: Ther. Mh. 22, 388 (1908).

[8] GROEDEL: Wien. klin. Rundsch. 1908, 273.

[9] DANULESCU u. SIMICI: Arch. des Mal. Appar. digest. 1920, Nr 10, 684.

[10] PALICOT: Von der Wahl des besten Kontrastmittels. Arch. Electr. méd. 1922, Nr 473, 33.

[11] BEST u. COHNHEIM: Münch. med. Wschr. 58, 2732 (1911).

[12] KAESTLE, C.: Bolus alba und Bismuth. subnitr., eine für die röntgenologische Untersuchung des Magendarmkanals brauchbare Mischung. Fortschr. Röntgenstr. 11, 266 (1909) — Die Thorerde, Thorium oxydatum anhydricum in der Röntgenologie des menschlichen Magendarmkanals, ein Ergänzungsmittel und teilweiser Ersatz der Wismutpräparate. Münch. med. Wschr. 55, 2666 (1908) — Zirkonoxyd als kontrastbildendes Mittel in der Röntgenologie. Münch. med. Wschr. 56, 2576 (1909) — Die Wismutverbindungen und ihre Ersatzpräparate in der Röntgenologie des menschlichen Magendarmkanals. Münch. med. Wschr. 56, 919 (1909).

[13] TAEGE: Eisen als Ersatz des Wismuts für Röntgenaufnahmen. Münch. med. Wschr. 56, 758 (1909) Nachtrag zu obiger Mitteilung Münch. med. Wschr. 56, 1184 (1909).

[14] LEWIN, L.: Über Wismutvergiftungen und einen ungiftigen Ersatz des Wismuts für Röntgenaufnahmen. Münch. med. Wschr. 56, 643 (1909).

[15] ALEXANDER: Über Wismutvergiftungen und einen ungiftigen Ersatz des Wismuts für Röntgenaufnahmen. Dtsch. med. Wschr. 56, 877 (1909).

(GÜNTHER[1]), kolloidales Wolfram (KRÜGER[2] und VON HAYEK). Unter diesen waren sicher hervorragend brauchbare, aber sie alle wurden dann rasch verdrängt von dem von P. KRAUSE[3] vorgeschlagenen Bariumsulfat, dessen gute Eignung von BACHEM und GÜNTHER[4] nachgewiesen wurde. (Nach JONES[5] scheint das Bariumsulfat in Amerika schon früher verwendet worden zu sein.) Der hauptsächliche Vorteil dieses neuen Mittels war sein geringer Preis, daneben auch seine geringe Neigung zur Sedimentation und das Fehlen des sandigen Geschmackes. So hat es sich rasch allgemein durchgesetzt[6], nur an wenigen Stellen blieben Wismutcarbonat, Zinnober (KOPP[7]) oder Zirkonoxyd noch längere Jahre in Gebrauch. Auch bei der in neuerer Zeit in den Vordergrund tretenden Methode der „Reliefdarstellung" hat sich das Bariumsulfat bewährt.

Als zweites Hohlorgansystem wurden die Harnwege der Röntgenkontrastdarstellung zugänglich. Auch hier wurden zuerst schattengebende Sonden gebraucht. VOELKER und VON LICHTENBERG[8] wirkten hier bahnbrechend, nachdem WULFF[9] offenbar als erster eine Blasenkontrastaufnahme hergestellt hatte, wobei er als Kontrastmittel eine 10proz. Suspension von Bism. subnitr. benutzt hatte und KLOSE[10] in der gleichen Weise Ureteren dargestellt hatte. VOELKER und VON LICHTENBERG fürchteten bei diesem Mittel die Gefahr der Konkrementbildung und griffen an Stelle dessen zum Kollargol, mit dem sie 1905 die Darstellung der Blase und 1906 die des Nierenbeckens beschrieben. In Deutschland fand dieses Verfahren aber erst dann größere Verbreitung, nachdem die Gebrüder MAYO ihre Erfahrungen an einem überaus großen Material mitgeteilt hatten (CASPER[11]). Man beobachtete dann aber eine Reihe von Zwischenfällen, von denen ein Teil schädlichen Eigenschaften des Kollargols zur Last gelegt wurde. So mußte der Wunsch nach einem Ersatz desselben durch ein besser verträgliches Mittel aufkommen. Dieser Wunsch führte zu Versuchen mit Bromnatrium (BRAASCH[12], SCHEELE[13], WELD[14]), Jodnatrium (CAMERON[15], GOLDSTEIN[16]), Jodkali (RUBRITIUS[17]), Jodlithium (JOSEPH[18]), Thornitrat (BURNS[19]), kolloidem

[1] GÜNTHER: Dtsch. med. Wschr. 1911, Nr 15, 717.
[2] KRÜGER: Kolloidales Wolfram als Ersatz für Wismut bei Röntgenaufnahmen des Magen- und Darmkanals. Münch. med. Wschr. 59, 1910 (1912).
[3] KRAUSE, P., u. SCHILLING: Die röntgenologische Untersuchung zur Darstellung des Magen-Darmkanals, mit besonderer Berücksichtigung des Kontrastmittels. Fortschr. Röntgenstr. 20, 456 (1912).
[4] GÜNTHER u. BACHEM: Bariumsulfat als schattengebendes Kontrastmittel bei Röntgenuntersuchungen. Dtsch. med. Wschr. 37, 717 (1911).
[5] JONES: Bariumdiagnostik. Amer. J. Roentgenol. Oktober 1916.
[6] Mercks Jahresber. 27, 44 (1913).
[7] KOPP, I. G.: Zinnober als Kontrastmittel bei der Röntgendiagnostik des Magens und Darmes und des Blutgefäßapparates. Nederl. Tijdschr. Geneesk. 1920 II, 2009.
[8] VOELKER u. VON LICHTENBERG: Die Gestalt der menschlichen Harnblase im Röntgenbild. Münch. med. Wschr. 52, 1576 (1905); 53, 105 (1906).
[9] WULFF: Verwendbarkeit der X-Strahlen für die Diagnose der Blasendeformitäten. Fortschr. Röntgenstr. 8, 193 (1904).
[10] KLOSE: Dtsch. Z. Chir. 72, 613 (1904).
[11] CASPER, L.: Indikationen und Grenzen der Pyelographie. Berl. klin. Wschr. 53, 1259 (1914).
[12] BRAASCH: Urographie. W. B. Saunders Comp., Philadelphia und London 1928.
[13] SCHEELE: Z. Urol. 1921, 347 — Fortschr. Röntgenstr. 28, 264 (1921/22) (Sitzungsbericht).
[14] WELD, E. H.: The use of sodium bromide in roentgenography. J. amer. med. Assoc. 71, 1111 (1918).
[15] CAMERON, D. F.: Aqueous solutions of potassium and sodium iodids as opaque mediums in roentgenography; preliminary report. J. amer. med. Assoc. 70, 754 (1918) — A comparative study of sodium iodid as opaque medium in pyelography. Arch. Surg. 1, 184 (1920).
[16] GOLDSTEIN: Amer. J. Surg. 35, 89.   [17] RUBRITIUS: Z. Urol. 14, 57 (1920).
[18] JOSEPH, E.: Ein neues Kontrastmittel für die Pyelographie. Zbl. Chir. 1921, 1191. — Die Harnorgane im Röntgenbild. 1926.
[19] BURNS, J. E.: Thorium—a new agent for pyelography. J. amer. med. Assoc. 64, 2126 (1915).

Jodsilber (KELLY und LEWIS[1], PRAETORIUS[2]). Alle diese haben sich als prinzipiell verwendbar erwiesen, bei allen sind aber auch störende Nebenwirkungen beobachtet worden, so daß der Fortschritt gegenüber dem Kollargol mit diesen Mitteln zunächst nicht überwältigend war.

Nach diesen Erfolgen an naturgegebenen Hohlorganen wurden auch schon in der Frühzeit der Kontrastmittelbenutzung pathologische Hohlräume, wie Fisteln, Absceßhöhlen u. dgl. der neuen Diagnostik unterworfen, bei denen begreiflicherweise der Wunsch, ihre Topographie zu erkennen, besonders dringend war. Bleierne Sonden zur Röntgenbeobachtung derselben wurden schon 1897 von ARNOZAN und BERGONIÉ[3] benutzt. Die weitere Initiative auf diesem Gebiet ging von BECK[4] aus, der eine Paste von Bism. subnitr. in Vaselin angab, die, durch Wärme verflüssigt, in die Fistelgänge injiziert wurde. Das Hauptinteresse an diesem Verfahren glitt bald auf das therapeutische Gebiet über, da BECK unbeabsichtigte Heilerfolge damit erzielte. Diagnostisch als Kontrastverfahren aber kam die Methode in Verruf, die Zahl der dabei beobachteten Wismutvergiftungen ist nicht gering. Erst während des Krieges wurden infolge des erhöhten Interesses der Kriegschirurgie für diese Methode an Stelle der BECKschen Paste andere Mittel gesetzt, so von HOLZKNECHT, LILIENFELD und PORDES[5] Zirkonoxyd-Gelatinestäbchen und von MELCHIOR und WILLIMOWSKI[6] das Jodipin. Letzteres geht zurück auf die Beobachtung von Röntgenschatten nach therapeutischen Injektionen dieses jodierten Öles (FRITSCH[7], HÜRTER[8], DAHLHAUS[9]), die man anfänglich für Verkalkungen gehalten hatte, deren richtige Deutung aber schon FRITSCH[7] 1911 zur Empfehlung des Jodipins als Kontrastmittel veranlaßt hatte (s. ferner SCHÖMAKER[10]). Im allgemeinen aber blieb diese Methode ohne größere Verbreitung, bis SICARD und FORESTIER[11] und ihre Mitarbeiter die hervorragende Eignung jodierten Öles für die verschiedensten Kontrastzwecke in der Praxis zeigten, und zwar zur Darstellung des Bronchialbaumes, der Epiduralräume, des Rückenmarkskanals, der Urethra, der thrombosierten Arterie. Etwa gleichzeitig wurde das Jodöl in die Hysterosalpingographie (HEUSER[12], PORTIEF[13], FERRE[14], FORSDIKE[15]), die ihrerseits auf Vorschläge von

---

[1] KELLY, H. A., u. R. M. LEWIS: Silver Jodide Emulsion—a new medium for Skiagraphy of the urinary tract. Gynec. and Obst. 16, 707 (1913).

[2] PRAETORIUS: Z. urol. Chir. 1919.

[3] ARNOZAN u. BERGONIÉ: [J. Méd. Bordeaux 21, 11 (1897).] Ref. in Wien. klin. Wschr. 11, 58 (1898).

[4] BECK, E. G.: Der diagnostische Wert und die therapeutische Wirkung der Wismutpräparate bei chronischen Eiterungen. Münch. med. Wschr. 57, 1735 (1910) — J. amer. med. Assoc. 52, 14 (1909); 67, 21 (1916).

[5] HOLZKNECHT, G., L. LILIENFELD u. PR. PORDES: Die radiologische Darstellung der Ursprünge von Fistelgängen mittels einer vereinfachten und verbesserten Füllungstechnik. Berl. klin. Wschr. 53, 417 (1916).

[6] MELCHIOR u. WILLIMOWSKI: Bruns' Beitr. 103, 334 (1916).

[7] FRITSCH: Bruns' Beitr. 75.

[8] HÜRTER: Z. Röntgenkde u. Radiumforsch. 1911, Nr 1.

[9] DAHLHAUS Z. Röntgenkde u. Radiumforsch. 1911, Nr 2.

[10] SCHÖMAKER: Zbl. Chir. 1912, Nr 42.

[11] SICARD u. FORESTIER: Bull. Soc. méd. Hop. Paris 1922, 463; 1924, 207 — Presse méd. 1923, 44 — Paris méd. 1925, 145 — Brit. J. Radiol. 31, 239 (1927). — SICARD, HAGUENAU u. LAPLANE: Revue neur. 1924, 1. — FORESTIER u. LEROUX: J. Radiol. et Electrol. 1923, 351.

[12] HEUSER, C.: Lipiodol in der Diagnose der Schwangerschaft. [Lancet 2, 1111 (1925).] Ref. in Fortschr. Röntgenstr. 34, 411 (1926).

[13] PORTIEF: Zit. von FORESTIER.

[14] FERRE: J. Radiol. et Electrol. 1925.

[15] FORSDIKE: Zit. nach WINTERNITZ: Mercks Jahresber. 39, 16 (1925).

Rubin[1] und Cary[2] zurückgeht, und von Neuswanger[3] in die Pyelographie eingeführt.

Nicht alle diese Gebiete waren röntgendiagnostisches Neuland. Die Darstellung des Bronchialbaumes als unbeabsichtigter Nebenbefund infolge von „Verschlucken" bei der Kontrastbreieinnahme oder auch bei Oesophago-Trachealfistel war schon oft beobachtet worden (Ziegler[4]). Allgemein aufgefallen war dabei, wie wenig Beschwerden dies mit sich brachte. So kam es wohl, daß man schon früh versuchte, diese Füllung absichtlich herbeizuführen. Springer[5] hat solche Versuche mit Jodoform und Wismutpulver gemacht, Telemann[6] mit 10proz. Bariumsulfataufschwemmung, Weingärtner[7] mit Einblasen von 5 g Thoroxyd. Die Darstellung der Hirnventrikel mittels Luftfüllung ist von Dandy[8] (1919) und Bingel[9] (1921) angegeben worden.

Die Benutzung jodierten Öles zur Darstellung von Teilen der Blutbahn konnte nur ein Notbehelf sein. Wegweisend war hier die Methode von Brooks[10], der eine 50proz. Jodnatriumlösung benutzte. Krömecke[11] versuchte für den gleichen Zweck 10—20% Strontiumchlorid (s. a. Berberich und Hirsch[12]). Eine ganz besondere diagnostische Bedeutung hat die Kontrastfüllung der Hirnarterien von der Art. carot. comm. aus gewonnen. Diese Methode ist von dem Portugiesen Moniz[13] entwickelt worden. Als Kontrastmittel diente anfänglich Jodnatrium, später Thorotrast (Löhr und Jakobi[14]).

Die pharmakologisch interessanteste Periode — „the very acme of romance" (Fantus[15]) — der Kontrastmittelentwicklung setzte mit dem Versuch ein, die Anhäufung des Kontrastmittels im Erfolgsorgan, den Verteilungs-, Ausscheidungs- oder Speicherungsvorgängen zu überlassen. Die ersten Versuche dieser Art betrafen die Pyelographie. Zu einem praktisch leistungsfähigen Verfahren aber wurde zuerst die Cholecystographie in den Händen von Graham und Cole[16]

[1] Rubin, J. C.: Zbl. Gynäk. **38**, 658 (1914).

[2] Cary, W. H.: Amer. J. Obstetr. Dis. Women Child **69**, 462 (1914).

[3] Neuswanger, C. H.: Iodized oil as a pyelographic medium. Surg. etc. **43**, 169 (1926).

[4] Ziegler: Kontrastspeise im Bronchialbaum. Fortschr. Röntgenstr. **27**, 320 (1919/21).

[5] Springer: Prag. med. Wschr. **1906**.

[6] Telemann: Verh. dtsch. Röntgenges. **1913**.

[7] Weingärtner: Physiologische und topographische Studien am Tracheo-Bronchialbaum des lebenden Menschen. Habilitationsschrift Berlin 1919. Zit. nach Fortschr. Röntgenstrahlen **26**, 410 (1918/19).

[8] Dandy: Ann. Surg. **1919** — Ventriculographie. Surg. gynecol. and obst. **30**, 329 (1920). Ref. in Zbl. ges. Chir. **8**, 558 (1920).

[9] Bingel, A.: Encephalographie, eine Methode zur röntgenologischen Darstellung des Gehirns. Fortschr. Röntgenstr. **28**, 205 (1921/22) — Die röntgenographische Darstellung des Gehirns. Klin. Wschr. **1**, 2191 (1922).

[10] Brooks, B.: Intraarterial injection of sodium iodid. J. amer. med. Assoc. **82**, 1016 (1924).

[11] Krömecke: Med. Klin. **1924**, Nr 12, 395.

[12] Berberich u. Hirsch: Die röntgenographische Darstellung der Arterien und Venen am lebenden Menschen. Klin. Wschr. **2**, 2226 (1923).

[13] Moniz, E.: Injektionen in die Carotis und injizierbare, schattengebende Substanzen. Arterielle Encephalographie und ihre Bedeutung in der Lokalisierung der Hirntumoren. Presse méd. **63**, 969 (1927) — Revue neur. **34 II**, 72 (1927) — Fortschr. Röntgenstr. **48**, 398 (1933).

[14] Löhr u. Jakobi: Über kombinierte Encephalo-Arteriographie. (Dtsch. Ges. f. Chir. **1932**.) Ref. in Fortschr. Röntgenstr. **46**, 224 (1932) — Die Arteriographie und die kombinierte Encephalarteriographie. Fortschr. Röntgenstr. **48**, 385 (1933) — 26. Tagg Dtsch. Röntgenges. **1935**.

[15] Fantus: X-ray contrast media. J. amer. pharmaceut. Assoc. **18**, 231 (1929).

[16] Graham u. Cole: Roentgenographic examination of the gallbladder. J. amer. med. Assoc. **82**, 613 (1924). — Graham, Cole u. Copher: Visualization of the gallbladder by the sodium salt of tetrabromphenophthalein. J. amer. med. Assoc. **82**, 1777 (1924). — Cholecystography. J. amer. med. Assoc. **84**, 1175 (1925).

(1923), die die von ABEL und ROWNTREE[1] aufgefundene spezifische Gallefähigkeit der halogenierten Phenolphthaleine zu diesem Zweck ausnutzten. Sie verabreichten diese zuerst in Form der Salze intravenös; wenig später konnten sie zeigen, daß auch die perorale Verabreichung zum Ziele führt.

Dieser volle Erfolg ließ den Wunsch, in der gleichen Weise die Harnwege darzustellen, immer lebhafter werden (VON LICHTENBERG[2]). Die Versuche von OSBORNE, SUTHERLAND, SCHOLL und ROWNTREE[3] und von VOLKMANN[4], durch intravenöse Injektion großer Dosen (5—18 g) von Jodnatrium zum Ziele zu kommen, mußten wegen der häufigen Unverträglichkeit und mangelhaften Harnfähigkeit dieses Salzes wieder aufgegeben werden. In beiden Richtungen war es vielleicht ein Fortschritt, als ROSENO[5] 1928 dieses Jodsalz mit Harnstoff kombinierte (Pyelognost); doch wurde dieses Verfahren rasch und entscheidend überholt von der Anwendung organischer Jodverbindungen. Nachdem HRYNTSCHAK[6] in dieser Richtung schon systematische Vorarbeit geleistet hatte, machte SWICK[7] 1929 bei therapeutischen Versuchen mit Selektan die Beobachtung (damals bei LICHTWITZ in Altona), daß diese Verbindung gut harnfähig ist. Bei dem Versuch, diese Eigenschaft zur „Ausscheidungs"-Kontrastdarstellung der Harnwege zu benutzen, ergab sich der Wunsch, das Selektan im Sinne noch besserer Harnfähigkeit und Verträglichkeit abzuwandeln, ein Wunsch, der von BINZ und RÄTH[8] mit der Darstellung des „Uro"-Selektans erfüllt wurde. Diesem ersten, den Anforderungen der Praxis entsprechenden Kontrastmittel reihten sich dann in rascher Folge das Abrodil, das Uroselektan B, das Perabrodil und das Hippuran an[9].

Etwa um die gleiche Zeit eröffneten RADT[10] und OKA[11] neue Perspektiven der Kontrastmittelanwendung durch die Darstellung der reticuloendothelhaltigen Organe Milz und Leber mittels kolloiden Thoroxyds und ferner EHRHARDT[12] durch die Placentographie mit dem gleichen Mittel.

Nach diesen Erfolgen ist die Entwicklung der Kontrastmittel zu einem gewissen Stillstand gekommen; trotz vielfacher Bemühungen haben die letzten Jahre keinen entscheidenden Fortschritt gebracht.

[1] ABEL u. ROWNTREE: On the pharmacological action of some phthaleins and their derivatives with especial reference to their behavior as purgatives. J. of Pharmacol. 1, 231 (1909).

[2] VON LICHTENBERG: Handb. d. Urologie 2 (1929) — Grundlagen und Fortschritte der Ausscheidungsurographie. Arch. klin. Chir. 171, 1 (1932).

[3] OSBORNE, E. D., C. G. SUTHERLAND, A. J. SCHOLL u. L. G. ROWNTREE: Roentgenography of urinary tract during excretion of sodium iodid. J. amer. med. Assoc. 80, 368 (1923).

[4] VOLKMANN, J.: Zur röntgenographischen Darstellung der Harnwege durch intravenöse Verabreichung schattengebender Mittel. Dtsch. med. Wschr. 1924, 1413.

[5] ROSENO, A.: Die intravenöse Pyelographie. Klin. Wschr. 8, 1165 (1929). Nachtrag zur gleichnamigen Arbeit. Klin. Wschr. 8, 1623 (1929). — ROSENO, A., u. H. JEPKENS: Die intravenöse Pyelographie. Fortsch. Röntgenstr. 39, 859 (1929).

[6] HRYNTSCHAK: Studien zur röntgenologischen Darstellung von Nierenparenchym und Nierenbecken auf intravenösem Wege. Z. Urol. 23, 893 (1929).

[7] SWICK, M.: Darstellung der Niere und Harnwege im Röntgenbilde durch intravenöse Einspritzung eines neuen Kontraststoffes, des Uroselektans. Klin. Wschr. 8, 2087 (1929).

[8] BINZ u. RÄTH: Die Chemie des Uroselektans. Klin. Wschr. 9, 2297 (1930). Zur Geschichte s. ferner: BRAASCH, W. F., u. H. C. BUMPUS: J. amer. med. Assoc. 95, 1425 (1930).

[9] Vgl. auch BINZ, A.: Geschichte der Entdeckung und des Gebrauches von Uroselektan. Z. Urol. 31, 73 (1937) — Chemische Forschung und medizinische Anwendungen. Ber. dtsch. chem. Ges. 70 A, 127 (1937). — GOLDSTEIN u. ABESHOUSE: A historical and practical consideration of pyelographic media. Amer. J. Roentgenol. 33, 165 (1935).

[10] RADT, P.: Eine Methode der röntgenologischen Kontrastdarstellung von Milz und Leber. Klin. Wschr. 8, 2128 (1929).

[11] OKA, M.: Eine neue Methode zur röntgenologischen Darstellung der Milz (Lienographie). Fortschr. Röntgenstr. 40, 497 (1929).

[12] EHRHARDT, K.: Die röntgenologische Darstellung der Placenta im Tierexperiment. Klin. Wschr. 11, 332 (1932).

3. Physikalisches.

Röntgenkontrastmittel zur diagnostischen Anwendung müssen so viel stärker als das umgebende Körpergewebe Röntgenlicht schwächen, daß ihre Anwesenheit auf dem Schirmbild oder auf der Aufnahme als Kontrast imponiert.

Die Schwächung von Röntgenlicht einer bestimmten Wellenlänge beim Durchtritt durch Materie folgt in formal der gleichen Weise wie die des sichtbaren Lichtes der allgemeinen Beziehung $J = J_0 \cdot e^{-d\mu}$, d. h. die Intensität J ist nach Durchtritt durch eine Schicht von der Dicke d auf einen durch den Schwächungskoeffizienten μ bestimmten Bruchteil der Ausgangsintensität J_0 herabgesetzt. Eine Schicht von der Dicke $d = \ln 2/\mu$ wird also die Intensität um die Hälfte schwächen (Halbwertschicht).

Für den vorliegenden Zweck ist es nach Walter[1] vorteilhaft, die obige Formel in der Form zu schreiben: $J = J_0 \cdot e^{-\frac{\mu}{\varrho} \cdot m}$. Darin stellt ϱ die Dichte, μ/ϱ den „Massenschwächungskoeffizienten" der durchstrahlten Materie, m die auf der durchstrahlten Flächeneinheit senkrecht zur Strahlenrichtung vorhandene Gewichtsmenge der schwächenden Materie dar.

Die für die vorliegende Erörterung wichtigste Erscheinung ist nun die, daß die Schwächung des Röntgenlichtes in Materie beliebiger chemischer Zusammensetzung ausschließlich von der Art und Menge der darin vorhandenen Elemente abhängig ist, unabhängig aber von der chemischen oder physikalischen Form, in der diese Elemente vorliegen (Benoist[2]). Es ist also gleichgültig, ob es sich um Gemische, Lösungen oder chemische Verbindungen handelt. Sind demnach die Massenschwächungskoeffizienten $(\mu/\varrho)_1$, $(\mu/\varrho)_2$ ... usw. der verschiedenen in einem Material vorhandenen Elemente, sowie die auf 1 qcm des Querschnitts senkrecht zur Strahlenrichtung entfallenden Mengen derselben m_1, m_2, ... usw. bekannt, so berechnet sich die Schwächung des Röntgenlichtes in dieser Materie zu $J = J_0 \cdot e^{-[(\mu/\varrho)_1 \cdot m_1 + (\mu/\varrho)_2 \cdot m_2 + \cdots]}$ (Walter). Der Schwächungskoeffizient einer beliebigen Materie setzt sich also in additiver Form aus denen der darin vorhandenen Elemente zusammen. Zur Beurteilung der Schwächung in Materie ist die Kenntnis der Massenschwächungskoeffizienten der vorhandenen Elemente entscheidend. (In neuerer Zeit ist allerdings erkannt worden, daß das μ/ϱ eines Elementes in gewissen Grenzen sich von dem chemischen Bindungszustand abhängig erweist. Doch sind diese Abweichungen für die Kontrastmittelfrage quantitativ ohne Belang.)

In den meisten Veröffentlichungen, in denen der Kontrasteffekt der verschiedenen chemischen Elemente erörtert wird, wird nur allgemein angegeben, daß dieser Massenschwächungskoeffizient mit steigendem Atomgewicht der Elemente zunimmt. Das trifft auch in der Regel zu. Daher ist auch z. B. die bisweilen aufgestellte Behauptung, daß Jodlithium stärker schattengebend sei als andere Jodide, physikalisch nicht haltbar. Über den Zusammenhang zwischen der Röntgenlichtschwächung und dem Atomgewicht lassen sich aber allgemein gültige recht genaue quantitative Angaben machen, die hier kurz angedeutet werden sollen, da sie praktisch wichtige Konsequenzen haben.

Entsprechend den komplizierten physikalischen Vorgängen, die sich bei der Schwächung des Röntgenlichtes abspielen, ist allerdings eine einfache theoretisch durchsichtige Beziehung zwischen dem Massenschwächungskoeffizienten der Elemente und ihrer Stellung im periodischen System nicht vorhanden. Als die beiden wesentlich verschiedenen Komponenten der Schwächung werden Absorption und

---

[1] Walter, B.: Über die besten Formeln zur Berechnung der Absorption der Röntgenstrahlen in einem beliebigen Stoff. Fortschr. Röntgenstr. **35**, 929, 1308 (1927).

[2] Benoist: J. Physique et Radium **10**, 658 (1901).

Streuung unterschieden, dementsprechend setzt sich der Massenschwächungskoeffizient aus dem Absorptions- und Streuungskoeffizienten zusammen: $\mu/\varrho = \sigma/\varrho + \tau/\varrho$. Für den Absorptionskoeffizienten σ/ϱ sind nun einige empirische Formeln angegeben, die seinen Zusammenhang mit der Ordnungszahl der Elemente und mit der Wellenlänge bestimmen. Diese sagen aus, daß σ/ϱ etwa mit der 4. Potenz der Ordnungszahl und mit der 3. Potenz der Wellenlänge zunimmt, haben also etwa die Form $\sigma/\varrho = \text{konst.} \cdot Z^4 \lambda^3$. Der Streuungskoeffizient τ/ϱ ist dem gegenüber so wenig von der Ordnungszahl und der Wellenlänge abhängig, daß der Anteil der Streuung an der Gesamtschwächung bei kleinen Wellenlängen (unter 0,1 Å) sehr groß wird, im Bereich der diagnostischen Strahlenhärte aber zwar auch für die Schwächung im Wasser und in Geweben — die ja im wesentlichen aus leichten Elementen bestehen — noch wesentlich, für den Kontrast-

effekt der schwereren Elemente aber relativ unbedeutend ist. Bezüglich der genaueren Einzelheiten dieser Verhältnisse muß auf die physikalische Literatur verwiesen werden.

Dagegen ist es notwendig, zu betonen, daß die genannte Beziehung zwischen Schwächung und 4. Potenz der Ordnungszahl sowie 3. Potenz der Wellenlänge noch nicht ausreicht, um den praktischen Wert der Elemente

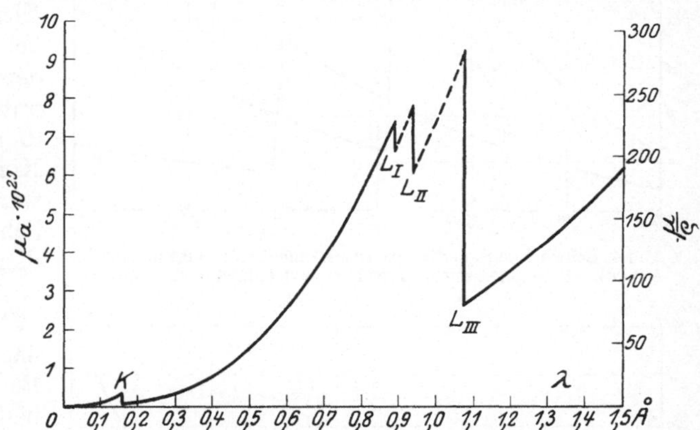

Abb. 1. Schwächung der Röntgenstrahlen in Platin. (Nach COMPTON.)

als Kontrastmittelgrundlage sicher zu kennzeichnen. Aus ihr wäre zu folgern, daß stets von zwei Elementen dasjenige mit der höheren Ordnungszahl Ceteris paribus das bessere Kontrastmittel abgeben würde und daß stets mit der Weichheit der Strahlung der Kontrasteffekt eines Elementes intensiver würde. Diese Auffassung findet man meist vertreten, wo die Kontrastmitteleignung der Elemente erörtert wird, so z. B. bei FANTUS[1], MENVILLE[2] sowie bei FRAZIER und GLASER[3]. MENVILLE stellte allerdings in orientierenden Experimenten Ausnahmen fest, die er aber nicht weiter erörtert. Auch CAMERON[4] zeigte schon, daß unter bestimmten praktischen Verhältnissen eine 15proz. Jodnatriumlösung einen intensiveren Schatten gab als eine 15proz. Thoriumnitratlösung. Diese Ausnahmen bedürfen jedoch wegen ihrer praktischen Bedeutung näherer Betrachtung.

Das „Schwächungsspektrum" jedes Elementes zeigt „Absorptionskanten", an denen die an sich mit zunehmender Wellenlänge ansteigenden Schwächungskoeffizienten sprunghaft abfallen. Als Beispiel dafür sei in Abb. 1 das Spektrum des Platins dargestellt.

Die Lage dieser Kanten, von denen für die vorliegenden Fragen nur die sog. K-Absorptionskante von Wichtigkeit ist, ist für jedes Element charak-

[1] FANTUS, B.: X-Ray contrast media. J. amer. pharmaceut. Assoc. 18, 231 (1929).

[2] MENVILLE: Experimental work bearing upon the standardisation of the absorptive powers of the X-rays by salts of the various metals. Radiology 3, 118 (1924).

[3] FRAZIER, C. H., u. M. S. GLASER: Iodized rapeseed oil (campiodol) for cerebrospinal visualization. J. amer. med. Assoc. 91, 1609 (1928).

[4] CAMERON, D. F.: Aqueous solutions of potassium and Sodium Jodids as opaque mediums in Roentgenography. J. amer. med. Assoc. 70, 754 (1918).

teristisch und in einfacher Weise von der Ordnungszahl abhängig (Moseley). Die Existenz dieser Kanten hat zur Folge, daß in der Reihe der nach Ordnungszahlen geordneten Elemente die Schwächung bestimmter Wellenlängen zwar im allgemeinen, der genannten Regel entsprechend, stark ansteigt, aber an bestimmten, von der Wellenlänge abhängigen Stellen von einem Element zum nächsten plötzlich wieder sprunghaft abfällt. Und dieser starke Abfall der Schwächungskoeffizienten vom leichteren Element zum schwereren trifft bei Wellenlängen, wie sie in der diagnostischen Technik benutzt werden, mitten zwischen diejenigen Elemente, die in Kontrastmitteln verwendet werden. Zur Veranschaulichung des Sachverhaltes diene die Abb. 2.

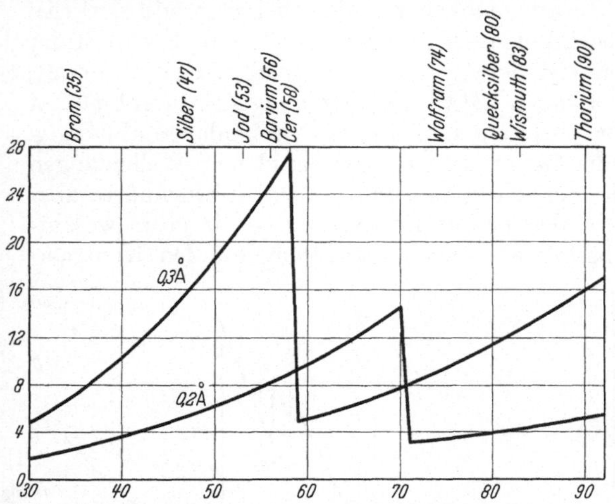

Abb. 2. Schwächungskoeffizienten der Elemente für $\lambda = 0,2$ und $0,3$ Å, Abszisse = Ordnungszahlen. (Berechnet nach Küstner und Voges[1]).

Für vier wichtige Kontrastmittelelemente ist in Abb. 3 das Schwächungsspektrum im Bereich der in der Diagnostik benutzten Strahlung wiedergegeben. Aus dieser Abbildung ist u. a. ersichtlich, daß — bei Verwendung gleicher Gewichtsmengen der Elemente auf der durchstrahlten Flächeneinheit — das Thorium ein schwächeres Kontrastmittel ist als Barium oder auch Jod, aber immer noch wirksamer als Brom, und ferner, daß Barium und Jod ihren Kontrastwert nicht nur allmählich einbüßen, wenn mit

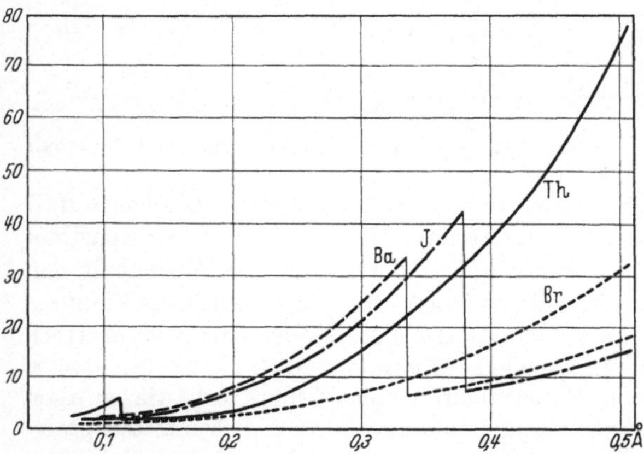

Abb. 3. Schwächungsspektrum von Brom, Jod, Barium und Thorium. (Berechnet nach Küstner und Voges).

zu harter Strahlung gearbeitet wird, sondern plötzlich auch, wenn die Wellenlänge den Wert der K-Absorptionskante eben überschritten hat. Dementsprechend ist z. B. Brom bei der Wellenlänge 0,38 Å noch ein besseres Kontrastmittel als Jod, bei 0,37 Å aber ist Jod schon wesentlich stärker. Darauf hat Walter[2] bereits hingewiesen; er berechnete folgende Schwächungskoeffizienten μ/ϱ für 10proz. Lösungen in Wasser von:

	KCL	KBr	KJ
μ/ϱ für $\lambda = 0,37$ Å	0,485	1,35	3,63
μ/ϱ für $\lambda = 0,38$ Å	0,515	1,44	0,85

[1] Küstner, H., u. F. Voges: Tabellen zur Absorption der Röntgenstrahlen. Strahlenther. **46**, 585 (1933).
[2] Walter: Zit. S. 86.

Die bisherigen Angaben bezogen sich auf bestimmte definierte Wellenlängen, „monochromatisches" Röntgenlicht. Die üblichen Röhren produzieren aber ein ziemlich breites Spektrum, dessen kurzwellige Grenze durch die Beziehung $\lambda_{min} = 12{,}3/\text{kVs}$ mit dem Scheitelwert der Röhrenspannung verknüpft ist. Von diesem wird aber beim Durchgang durch den Körper schon ohne Kontrastmittel der langwellige Teil so wesentlich stärker geschwächt als der kurzwellige, daß der Bilderfolg bei Kontrastmittelanwendung von der Schwächungskraft des Kontrastmittels gegenüber dem kurzwelligen Anteil abhängig ist.

Es sei aber betont, daß die praktische Auswertung dieser Gesetzmäßigkeiten durch Umstände, die in der apparativen Technik der Diagnostik begründet sind, eine erhebliche Einschränkung erfährt. Gerade in den Fällen, in denen man in der Menge oder der Konzentration der Kontrastmittel beschränkt ist, wie z. B. bei der Ausscheidungskontrastdarstellung der Gallenblase oder der Harnwege, ist man kaum in der Lage, die optimale Weichheit der Strahlung auszunutzen (WEBER[1]), da die erforderliche Kürze der Belichtungszeit eine Strahlungsintensität bedingt, die nur bei relativ hoher Röhrenspannung zu erreichen ist (vgl. auch BINZ, RÄTH, MAIER-BODE und HERRMANN[2], deren Ergebnisse allerdings nicht ohne weiteres auf die Verhältnisse in der diagnostischen Praxis übertragen werden können, da sie ohne Anwendung der Verstärkungsfolien gewonnen sind. Über diese Zusammenhänge vgl. z. B. EGGERT[3]).

Der physikalische Effekt der in Gewebshohlräume eingefüllten Gase als „negativer" Kontrastmittel bedarf keiner Erörterung. Auf der anderen Seite ist es wegen der zu geringen Dichte nicht möglich, durch Verwendung von Edelgasen hoher Ordnungszahl zu einem positiven Kontrast zu gelangen.

4. Chemisches.

Im Anschluß an diese kurze Darstellung der physikalischen Prinzipien sei in Tabelle 1 eine Übersicht über die chemischen Verbindungen gegeben, die als Kontrastmittel in der diagnostischen Praxis benutzt werden oder früher benutzt worden sind, geordnet nach denjenigen Elementen, die ihnen den Kontrasteffekt verleihen. Es ist dabei auch hinsichtlich der nur gelegentlich versuchten Stoffe Vollständigkeit angestrebt. Angesichts der ungewöhnlichen Verstreutheit der Literatur muß aber zugegeben werden, daß der eine oder andere solcher Versuche unberücksichtigt geblieben sein mag.

Wie man sieht, umfaßt diese Tabelle nur einen kleinen Teil der in physikalischer Hinsicht zur Kontrastgebung geeigneten Elemente. Diese Beschränkung hat ihren Grund zum Teil in der Seltenheit und damit dem hohen Preis vieler solcher Elemente, zum anderen Teil in der zu hohen Giftigkeit derselben. Eine Diskussion sämtlicher Elemente unter diesem Gesichtspunkt dürfte wenig fruchtbar sein. Man kann wohl nicht die Möglichkeit leugnen, daß bisher nicht benutzte oder wieder verlassene Elemente in besonderen Verbindungen brauchbare Kontrastmittel abgeben könnten, andererseits muß man feststellen, daß die Praxis sich in letzter Zeit immer mehr auf einige wenige beschränkt.

Wenn man die gesamten Kontrastmittel ihrer äußeren Form nach einteilt in: 1. Feste, unlösliche Kontrastmittel; 2. wasserlösliche Kontrastmittel; 3. kolloide Kontrastmittel; 4. ölige Kontrastmittel und 5. Gase, so wird die erste Gruppe heute nahezu ausschließlich durch Bariumsulfat repräsentiert, die zweite und

---

[1] WEBER: Zur optimalen Darstellung minimaler Kontraste im Röntgenbild. Fortschr. Röntgenstr. **34**, 370 (1926).

[2] BINZ, RÄTH, MAIER-BODE u. HERRMANN: Röntgenkontrastwirkung von Halogenpyridonderivaten. Z. angew. Chem. **45**, 713 (1932).

[3] EGGERT, J : Einführung in die Röntgenphotographie. 6. Aufl. Leipzig 1936.

Tabelle 1.

Element	Atom-gewicht	Z	Kontrastmittel	Handelsname	Hauptanwendungs-gebiet	Autor
Mangan	54,9	25	Manganoxyd		Magen-Darm	Günther[1]
Eisen	55,8	26	Eisenoxyd Fe_2O_3 Magneteisenstein Fe_3O_4		Magen-Darm Magen-Darm	Kaestle[2] Kaestle[2]
Brom	79,9	35	Bromnatrium Bromammonium Tetrabromphenolphthalein Bromierte Öle	(Brom-Tetragnost) (Lipibromol Bromipin Contrastol)	Pyelographie Pyelographie Gallenblase Bronchographie	Braasch[3] Couths[4] Graham u. Cole[5] Dyroff[6], Putnam[7]
Strontium	87,6	38	Strontiumchlorid Strontiumbromid		Pyelographie, Arteriographie Gallenblase	Krömecke[8], Wichels u. Behrens[9] Sabatani u. Milani[10]
Zirkon	91,2	40	Zirkonoxyd	(Kontrastin)	Magen-Darm	Kaestle[11]
Silber	107,9	47	Argent. colloidale Protargolsalbe	Kollargol	Pyelographie	Völker u. von Lichtenberg[12] Stiassmy, zit. n. Eldering[13]
Jod	126,9	53	1. Wasserlösl. Jodverbindungen a) Anorganische: Jodnatrium Jodkalium Jodlithium Jodnatrium-Harnstoff Kolloidales Jodsilber b) Organische: Jodmethansulfosaures Natr. Dijodmethansulfosaures Natr. N-Methyl-5-Jod-2-Pyridon 5-Jod-2-Pyridon-N-essigsaures Natrium 3,5-Dijod-4-Pyridon-N-essig- saures Diäthanolamin 3,5-Dijod-4-Pyridon-N-methyl- 2,6-Dikarbonsäuredinatrium- salz o-Jodhippursaures Natr. Tetrajodphenolphthalein-Natr.	Umbrenal (Pyelognost) (Pyelon) Intramin-pervesical Abrodil, Skiodan Tenebryl Selektan-neutral Uroselektan Perabrodil, Diodrast Uroselektan B, Neo Jopax Hippuran Jod-Tetragnost, Jodophthalein	Pyelographie Pyelographie Pyelographie Ausscheidungs- urographie Pyelographie Ausscheidungs- urographie Cholecystographie	Cameron[14], Goldstein[15] Rubritius[16] Joseph[17] Roseno[18] Kelly u. Lewis[19] Bronner, Hecht u. Schüller[20] Legueu, Fey u. Truchot[21] Swick[22] Swick[22] Hecht[23] von Lichtenberg u. Heckenbach[24] Swick[25] Graham, Cole u. Copher[26]

			Phenoltetrajodphthalein-Natr.	Phenthetiothalein-Sodium	Cholecystographie	GRAHAM, COLE, COPHER u. MOORE [27]
			Erythrosin, Eosin, Phloxin		Cholecystographie	GRAHAM, COLE u. COPHER, TERAUCHI [28]
			Dijodphenylchinolincarbon-[säure	Biloptin	Cholecystographie	PRIBRAM [29]
			Dijoddiäthyläther des Disalicylphthaleins		Cholecystographie	KIRKLIN u. KENDALL [30]
			Choleselektan		Cholecystographie	PRIBRAM [31]
			2. Ölige Jodverbindungen			
			Jodiertes Mohnöl	Lipjodol, Jodipin	Bronchographie	SICARD u. FORESTIER [32]
			Jodfettsäure-Äthylester	Jodipin, dünnflüssig	Hysterosalpingo-[graphie	
			Dijoderukasäureisobutylester	Immetal		ELDERING [33]
			Dijodbrassidinsäureäthylester	Lipjodin		
			Chlorjodrüböl	Campiodol	Pyelographie	GLASER u. KÜTZMANN [46]
			3. Andere Jodverbindungen			
			Jodoform	—	Bronchographie	G. ROSENTHAL [34]
			Vioform	—	Bronchographie	G. ROSENTHAL [34]
			Tetrajodpyrrol	Jodol	Bronchographie	BELFIELD u. ROLNIK [35]
			Jodthymol	—	Bronchographie	BELFIELD u. ROLNIK [35]
Caesium	132,8	55	Tetrajodphenolphthaleincaesium		—	JOHNSON u. HITZROTH [36]
Barium	137,4	56	Bariumsulfat	gebrauchsfertige Zubereitungen unter verschiedenen Namen im Handel	Magen-Darm	P. KRAUSE [37]
Cer	140,2	58	Ceriumdioxyd		—	KAESTLE [38]
Wolfram	184,0	74	Kolloides Wolfram		Magen-Darm	KRÜGER u. HAYEK [39]
Quecksilber	200,6	80	Zinnober HgS		Magen-Darm	KAESTLE [38]
			Oxymercuri-o-chlorphenoxyessigsaures Natrium	Merbaphen (Novasurol)	Pyelographie	FREUDENTHAL u. LUNDE [40]
			2,7-Dibrom-4-hydroxymercurifluorescein Dinatriumsalz	Mercurochrom	Cholecystographie	MARTIN u. HILL [41], GRAHAM, COLE u. COPHER
Wismut	209,0	83	Bismuthum subnitricum		Magen-Darm	s. S. 80—81
			Bismuthum carbonicum		Magen-Darm	s. S. 80—81
			Natrium-(oder Kalium-)Wismuthtartrat		Pyelographie	OSTERBERG u. THOMPSON [42]
Thorium	232,1	90	Thorerde (Thoriumdioxyd)			KAESTLE [38]
			Thoriumdioxydsol	Umbrathor, Tordiol	Pyelographie Darm-Relief usw.	BLÜHBAUM, FRIK u. KALKBRENNER [43]
			Thoriumdioxydsol „stabilisiert"	Thorotrast		RADT [44]
			Thornitrat			BURNS [45]

vierte fast ebenso ausschließlich durch Jodverbindungen. Daneben treten in weit geringerem Anwendungsumfang die Gase und ferner das die dritte Gruppe repräsentierende Thorium und — immer seltener benutzt — Bromverbindungen. Eine Übersicht über die derzeit im Handel befindlichen Kontrastmittel und Kontrastmittelspezialitäten gibt Lossen[1].

5. Toxikologisches.

Im Rahmen dieser Arbeit ist es nicht möglich, die Toxikologie aller als Kontrastmittel in Betracht kommenden Verbindungen aufzurollen. Eine kurze Diskussion findet man bei Grommes[2]. Menville[3] untersuchte eine große Reihe von Elementen auf die Toxizität oraler Gaben löslicher Salze bei Hunden. Eine Gesamtdarstellung dieser Frage aber hieße nahezu eine erschöpfende Darstellung der Pharmakologie aller schweren Elemente zu geben. In dieser Hinsicht muß auf den III. Band dieses Handbuches verwiesen werden. Wie schwer es im übrigen ist, nach der allgemeinen toxikologischen Charakteristik eines Elementes seine Kontrastmitteleignung zu beurteilen, zeigt das Beispiel des Bariumsulfates und das des Zinnobers für den Fall, daß ein „toxisches" Element ein gefahrloses Kontrastmittel abgeben kann, das des Thoriums in gewissem Sinne für den gegenteiligen Fall. Nimmt man noch hinzu, daß chemisch recht ähnliche Derivate

---

[1] Lossen, H.: Kontrastmittel, Röntgenärztliche Rezeptsammlung usw. München-Berlin 1939.

[2] Grommes: Diss. Köln 1936. Die Röntgenkontrastmittel vom pharmakologisch-toxikologischen Standpunkt aus.

[3] Menville: Zit. S. 87.

Fußnoten zu umstehender Tabelle 1.

[1] Günther: Zit. S. 82.   [2] Kaestle: Zit. S. 81.   [3] Braasch: Zit. S. 82.

[4] Couths, W. E.: J. Urol. (Fr.) **24**, 296 (1927). Ref. in Fortschr. Röntgenstr. **37**, 438 (1928).

[5] Graham u. Cole: Zit. S. 84.

[6] Dyroff: Dtsch. med. Wschr. **1926**, 397.

[7] Tutnam, T. J.: J. amer. med. Assoc. **87**, 1102 (1926).

[8] Krömecke: Zit. S. 84.

[9] Wichels, P., u. A. Behrens: Z. klin. Med. **100**, 815 (1925).

[10] Sabatani, G., u. E. Milani: Presse méd. **1925**, 1160.

[11] Kaestle: Zit. S. 81.   [12] Völker u. von Lichtenberg: Zit. S. 82.

[13] Eldering: Zit. S. 154.   [14] Cameron: Zit. S. 82.   [15] Goldstein: Zit. S. 82.

[16] Rubritius: Zit. S. 82.   [17] Joseph: Zit. S. 82.   [18] Roseno: Zit. S. 85.

[19] Kelly u. Lewis: Zit. S. 83.   [20] Bronner, Hecht u. Schüller: Zit. S. 117.

[21] Legueu, Fey u. Truchot: Zit. S. 103.   [22] Swick: Zit. S. 85.

[23] Hecht u. Reitmann: (unveröffentlicht).

[24] von Lichtenberg u. Heckenbach: Zit. S. 114.

[25] Swick: Zit. S. 106.   [26] Graham, Cole u. Copher: Zit. S. 107.

[27] Graham, Cole, Copher u. Moore: Zit. S. 133.

[28] Terauchi: Zit. S. 110.   [29] Pribram: Zit. S. 110, Fußnote 3.

[30] Kirklin, R., u. E. C. Kendall: Radiology **9**, 205 (1927).

[31] Pribram: Zit. S. 110, Fußnote 8.

[32] Sicard u. Forestier: Zit. S. 83.

[33] Eldering, B.: Zit. S. 154.

[34] Rosenthal, G.: Presse méd. **1927** u. **1931**.

[35] Belfield, W. F., u. H. C. Rolnik: J. amer. med. Assoc. **86**, 1831 (1926).

[36] Johnson u. Hitzroth: Zit. S. 109.   [37] Krause, P.: Zit. S. 82.

[38] Kaestle: Zit. S. 81.   [39] Krüger u. von Hayek: Zit. S. 82.

[40] Freudenthal, P., u. E. Limoe: Hospitalstidende **73**, Nr 21 (1930).

[41] Martin, L., u. J. H. Hill: Amer. J. med. Sci. **177**, 710 (1929).

[42] Osterberg, A. E., u. J. Thompson: Proc. Staff Meetings Mayo Clinic **7**, 105 (1932).

[43] Blühbaum, Frik u. Kalkbrenner: Zit. S. 136.

[44] Radt: Zit. S. 85.   [45] Burns: Zit. S. 82.

[46] Glaser u. Kützmann: Zit. S. 158.

eines Kontrastelementes toxikologisch enorme Unterschiede zeigen können, wie z. B. $J \cdot CH_2 \cdot COONa$ und $J \cdot CH_2 \cdot SO_3Na$, so wird man einsehen, daß die toxikologische Seite der Kontrastmitteleignung unbekannter Verbindungen nicht wie die physikalische auf Grund fester Regeln vorhergesagt werden kann, sondern einer experimentellen Untersuchung bedarf.

Was die vorübergehend benutzten und heute wieder verlassenen wie auch die nur versuchsweise angewendeten Kontrastmittel angeht, so wurden schon im historischen Teil darüber Angaben gemacht, daß nur bei einem Teil derselben allgemeine oder lokale Giftwirkung die Veranlassung gewesen ist, sie wieder aufzugeben. Insbesondere mußten die Wismutverbindungen wegen ihrer unberechenbaren Nebenwirkungen wieder verlassen werden. FORST[1] hat in seiner Darstellung der Pharmakologie des Wismuts auch die als Kontrastmittel benutzten Wismutpräparate (Bismutum subnitricum, Bismutum carbonicum, BECKsche Paste) eingehend geschildert, worauf hier verwiesen sei. Für einige der versuchsweise benutzten Kontrastmittel sind keine ausreichenden Unterlagen vorhanden, um eine fruchtbare Erörterung ihrer Toxikologie zu ermöglichen. Aus diesen Gründen beschränke ich mich im wesentlichen auf die Beschreibung der zur Zeit hauptsächlich benutzten Kontrastmittel. Nur bei den Jodverbindungen ist eine breitere Besprechung unter Einschluß einiger den Kontrastmitteln nahe verwandten und einiger versuchsweise zu Kontrastzwecken benutzten organischen Jodverbindungen am Platze.

6. Die lokalen Vorbedingungen für die Kontrastmittel.

Je nach dem Organ, dessen Kontrastdarstellung beabsichtigt ist, sind natürlich ganz verschiedenartige pharmakologische Eigenschaften des zu verwendenden Kontrastmittels zu fordern. Feste Kontrastmittel wird man im allgemeinen nur dort anwenden können, wo sie auf Grund der natürlichen physiologischen Vorgänge restlos wieder entfernt werden. Wäßrige Lösungen von krystalloiden Kontrastmitteln sind nur dort brauchbar, wo sie durch bestimmte anatomische Strukturen an einer sofortigen diffusen Ausbreitung gehindert sind. Sie haben weiter die unangenehme Eigenschaft, daß sie in Konzentrationen, wie sie meist zur Erzielung eines hinreichend intensiven Schattens notwendig sind, stark hypertonische Lösungen darstellen und als solche einen schädigenden Einfluß auf die berührten Gewebselemente ausüben können. Dies trifft insbesondere für die Bromide zu. Nach verschiedenen Angaben entspricht z. B. unter praktischen Verhältnissen eine 25proz. Bromnatriumlösung in ihrer Schattenwirkung einer 15proz. Jodnatriumlösung. Erstere aber ist osmotisch 16mal stärker konzentriert als die Gewebssäfte, letztere dagegen nur 7mal. Die Folge davon ist, daß es bei Anwendung solcher Bromnatriumlösungen in der Blase in einer Reihe von Fällen zu schweren Schleimhautzerstörungen gekommen ist (BÖRINGER[2], NEUPERT[3], HEYN[4], OTTOW[5], HINDSE-NIELSEN[6]), ebenso bei Verwendung derselben zur Fistelfüllung (SIEVERS[7]). Ferner ist prinzipiell bei wasserlöslichen Kontrast-

---

[1] FORST: Dies. Handb. 3, Teil 4.

[2] BÖRINGER, K.: Hämaturie nach Natriumbromid bei Pyelo- und Cystoradiographie. Zbl. Chir. 1922, 1558.

[3] NEUPERT: Blasenschädigung durch Bromnatriumlösung. Klin. Wschr. 3, 249 (1924).

[4] HEYN: Zbl. Chir. 1924, 526.

[5] OTTOW, B.: Blasenschädigung durch Bromnatrium bei Cystoradiographie. Zbl. Gynäk. 1926, 1199.

[6] HINDSE-NIELSEN: Cystoradiographie mit Bromnatriumlösung — Cystitis gravis — Exitus letalis. Zbl. Chir. 1929, 1681.

[7] SIEVERS, R.: Röntgenographie der Gelenke mit Jodisin. Fortschr. Röntgenstr. 35, 16 (1927).

mitteln von allen Anwendungsorten aus mit einer Resorption zu rechnen, so daß
neben den lokalen Wirkungen an die Abwesenheit allgemein-toxischer Eigenschaften bei diesen Mitteln die höchsten Anforderungen zu stellen sind. Kolloide
Kontrastmittel neigen meist zu einer Fixation auf der Oberfläche von Schleimhäuten oder in anderen Gewebselementen, wodurch bei ihnen ganz spezielle
pharmakologische Probleme auftreten. Die öligen Kontrastmittel ergeben infolge
ihrer großen Oberflächenspannung meist Tropfenbildung, so daß sie nur in besonderen Fällen zur wirklichen Ausfüllung von Hohlorganen geeignet sind. Bei den
Gasen schließlich ist bei sehr vielen Anwendungsarten mit der Gefahr des Eindringens in das Venensystem und damit der Luftembolie zu rechnen.

Es ist zweckmäßig, die verschiedenen mit Kontrastmitteln aufzufüllenden
Organe nach ihren physiologischen und anatomischen Eigenschaften in folgender
Weise einzuteilen:

a) Der Verdauungskanal.

Zur Kontrastauffüllung der Teile des Verdauungskanales ist die Anwendung
von Suspensionen fester Kontrastmittel das geeignetste Verfahren. In Wasser
gelöste Stoffe würden hier wegen ihres Geschmacks, ihrer Konzentration, ihrer
Resorbierbarkeit und ihrer Einflüsse auf die physiologische Motorik kaum in
Frage kommen und sind auch praktisch niemals benutzt worden. Ölige Kontrastmittel würden schon wegen ihrer physikalischen Form, die eine gleichmäßige Ausfüllung oder einen gleichmäßigen Wandbelag verhindert, nicht in Betracht kommen. Dagegen spielen hier die Gase für sich allein oder in Kombination mit
suspendierten Kontrastmitteln eine gewisse praktische Rolle.

Neben der Ganzauffüllung der Hohlräume des Verdauungskanals ist in neuerer
Zeit die Untersuchung mittels eines dünnen Kontrastmittelbelags der Schleimhaut von besonderer Bedeutung geworden (ÅKERLUND). Dieser feine Belag ist
unter gewissen Voraussetzungen mit suspendierten Kontrastmitteln zu erzielen.
Ein besonders zweckmäßiger Weg seiner Herstellung wäre aber darin zu sehen,
wenn es gelänge, aus einer evtl. kolloiden Lösung einen der Schleimhaut gleichmäßig fest anhaftenden Kontrastmittelniederschlag zu erzielen. Dieses Problem
ist zur Zeit noch nicht so gelöst, daß es eine allgemein anwendbare Methode
darstellt.

Von besonderer Bedeutung ist es, daß die für den Verdauungskanal benutzten
Kontrastmittel ohne Einfluß auf die peristaltischen Bewegungsvorgänge sind.
Diese Voraussetzung ist auch bei Suspensionen wasserunlöslicher Stoffe keineswegs immer erfüllt.

b) Die Teile des Respirationstraktes.

Im Vordergrund des Interesses steht hier die Kontrastdarstellung des Bronchialbaumes. Eine selbstverständliche Voraussetzung dabei ist es, daß bei der
Auffüllung kein zu großer Teil der Lunge aus der Atemfunktion ausgeschaltet
wird. Dementsprechend kommt eine wirkliche „Auffüllung" des Bronchialbaumes nicht in Betracht. Das Einblasen von Kontrastmitteln in Form fester
Pulver ist versucht worden, hat sich aber nicht zu einer brauchbaren Methode
entwickeln lassen. Wirklich durchgesetzt hat sich nur die Benutzung der Öle
für diesen Zweck. Wäßrige Lösungen versagen, weil sie einmal eine zu starke
osmotische Reizwirkung besitzen und auf der anderen Seite von den Epithelien
viel zu rasch resorbiert werden.

Andere Teile der Atemwege, deren Kontrastfüllung praktisch geübt wird,
sind die Nasennebenhöhlen. Auch hier sind die öligen Kontrastmittel bisher die
geeignetsten, während wäßrige Lösungen wegen ihrer osmotischen Reizwirkung
kaum in Frage kommen.

c) Ausführungsgänge von sekretorischen oder exkretorischen Organen.

Für diesen Zweck stehen sich zwei verschiedene Methoden der Kontrastauffüllung gegenüber, nämlich die Einbringung des Kontrastmittels in aufsteigender Richtung von der Mündung des Ausführungsganges her und 2. die Möglichkeit, das Kontrastmittel von dem Ausscheidungsorgan in seine Ausscheidungswege hinein ausscheiden zu lassen. Dies letztere Problem ist bisher nur für die Ausscheidungswege von Leber und Nieren gelöst.

Die Gallenwege. Direkte Auffüllung der Gallenwege mit Kontrastmitteln ist praktisch nur bei chirurgischem Angehen dieser Organe möglich, also etwa nach Anlegung einer Gallenfistel. In diesem Falle wird als Kontrastmittel meist Jodöl benutzt. Die Auffüllung der Gallenblase mittels Punktion derselben durch die Bauchhaut ist versucht worden (BURCKHARDT und MÜLLER[1]), doch sind damit erhebliche Gefahren verknüpft. In pathologischen Fällen ist häufiger ein Übertreten des Magen-Darm-Kontrastbreies in das Gallengangsystem als Zufallsauffüllung der Gallenwege gesehen worden.

Die Ausscheidungskontrastdarstellung der Gallenwege setzt die Ausscheidung des Kontrastmittels durch die Leber voraus. Daneben ist aber auch eine weitere Eindickung desselben durch Wasserresorption seitens der Gallenblase erforderlich. Die Gallenblasenschleimhaut selbst besitzt keine solchen exkretorischen Eigenschaften, daß man ihr eine Kontrastmittelabscheidung zumuten könnte. Die Darstellung der Gallengänge wird erst dadurch möglich, daß man die Gallenblase zur Kontraktion und damit zur Auswerfung der Kontrastgalle in den Cysticus und Choledochus hinein veranlaßt.

Die Harnwege. Zur instrumentellen Auffüllung von Blase, Harnleiter und Nierenbecken sind alle zur Verfügung stehenden Kontrastmittelarten benutzt worden: sowohl Suspensionen unlöslicher Mittel, wie wäßrige und kolloide Lösungen, ölige Kontrastmittel und Gase. Suspensionen werden nicht mit Sicherheit wieder restlos entleert. In zurückbleibenden Teilchen hat man daher die Gefahr zu sehen, daß sie einen Ausgangspunkt zu Konkrementbildung abgeben können. Aus diesem Grunde sind sie abzulehnen. Auch die benutzten kolloiden Lösungen sind nicht so stabil, daß es nicht zu Ausfällungen und Ausflockungen innerhalb der Harnwege kommen könnte. Man muß ihnen daher die gleiche Gefahrenmöglichkeit zusprechen. Ferner ist durch die besonderen Verhältnisse des Nierenbeckens die Möglichkeit gegeben, daß solche Lösungen in das Nierenkanälchensystem eindringen und dann zu einer direkten Schädigung der Niere führen. Rein wäßrige Lösungen sind daher zur Darstellung der Harnwege zweifellos geeigneter. Es ist aber zu fordern, daß resorptiv völlig ungiftige Kontrastmittel benutzt werden, da einerseits die Schleimhaut der Harnwege relativ gut resorbieren kann und es andererseits bei geringen Druckerhöhungen zu feinsten Zerreißungen und damit zum Übertritt des Kontrastmittels in die Blutbahn kommen kann. Ölige Kontrastmittel werden zur Darstellung der Urethra vielfach benutzt, bieten aber auch hier die Gefahr der Ölembolie. Zur Darstellung des Nierenbeckens sind sie wegen ihrer Nichtmischbarkeit mit dessen natürlichen Inhalt weniger geeignet. Gase werden ebenfalls zur Auffüllung der Harnorgane benutzt. Bei der Auffüllung des Nierenbeckens kann ein Eindringen in die Blutbahn stattfinden, ist aber wohl kaum gefährlich, da die benutzten Gasmengen klein sind.

Die Kontrastauffüllung der Ausführungsgänge der Speicheldrüsen, des Pankreas und des Tränen-Nasen-Kanals wird nur gelegentlich geübt. Als Kontrastmittel wird meist Jodöl benutzt.

---

[1] BURCKHARDT u. MÜLLER: Dtsch. Z. Chir. **161.**

Bei der **Darstellung des Uterus und der Tuben** konkurriert die Anwendung der meist benutzten öligen Kontrastmittel mit der wäßriger Lösungen und der von Gasen. Die Anwendung wäßriger Lösungen schließt die Möglichkeit der bisweilen vorgekommenen Ölembolien aus, erlaubt aber im allgemeinen nicht die gleiche Schattenintensität zu erzielen.

d) Seröse Höhlen und Spalten.

Eine Kontrastdarstellung der Pleura wird kaum geübt, wenn nicht als Nebenergebnis eines aus anderen Gründen angelegten Pneumothorax. Die Darstellung des Perikards durch Injektion von Jodöl ist versucht worden, stellt aber einen gefährlicheren chirurgischen Eingriff dar. Die Peritonealhöhle ist häufig zur Erkennung der Lagerung und Oberflächenstruktur der großen Bauchorgane oder zur Darstellung von Verwachsungen mit Gasen aufgefüllt worden. Andere Kontrastmittel kommen hier praktisch nicht in Frage.

Die Darstellung der Gelenkspalten kann durch Einblasung von Gasen oder durch Injektion wasserlöslicher Kontrastmittel oder von Ölen vorgenommen werden. Die ersteren beiden Arten haben hier den Vorteil, daß sie durch Resorption relativ rasch wieder entfernt werden. Aus besonderen diagnostischen Gründen benutzt man neuerdings häufig die gleichzeitige Einbringung von wäßriger Kontrastmittellösung und Gas.

Ähnliche Bedingungen wie bei den serösen Höhlen sind auch bei der Darstellung der von Liquor ausgefüllten Räume des Zentralnervensystems gegeben. Doch besteht hier eine besondere Empfindlichkeit der nervösen Organe gegen osmotische Störungen, so daß die besser wasserlöslichen Kontrastmittel praktisch ausschalten. Dementsprechend werden praktisch fast nur die Gase und Jodöle benutzt.

e) Blutgefäße.

Zur Kontrastauffüllung von Teilen der Blutbahn kommen naturgemäß nur Mittel in Frage, deren alsbaldiger Übertritt in die allgemeine Zirkulation keine Schädigung mit sich bringt. Aus diesem Grunde kommen hierfür nur wasserlösliche und kolloide Kontrastmittel in Betracht. Die Darstellung arterieller Verzweigungen ist an folgenden Gefäßgebieten angewendet worden: Die Injektion in die Carotis interna zur Sichtbarmachung des intrakraniellen Gefäßverlaufs, diejenige der Aorta abdominalis zur Darstellung der Baucharterien, insbesondere mit Einschluß der Nierenarterie, diejenige der Extremitätenarterien zur Darstellung einer Embolie oder sonstiger pathologischer Prozesse. Die Darstellung von Venen spielt eine besondere Rolle bei varikös entarteten Gefäßgebieten. Sogar die Darstellung der Lungenarterien ist mit Hilfe der Einbringung von Kontrastmittellösungen in den rechten Vorhof möglich geworden.

f) Parenchymatöse Organe.

Die besondere Kontrasthervorhebung eines parenchymatösen Organes setzt eine Speicherung des Kontrastmittels in dessen Gewebselementen voraus. So tritt z. B. der Nierenschatten während der intravenösen Pyelographie und häufig auch der Leberschatten während der Ausscheidung eines Gallenkontrastmittels deutlicher hervor. Wirklich effektvoll dargestellt werden kann aber bisher nur das Speicherorgan par excellence, nämlich das Reticuloendothel in Leber, Milz, Lymphdrüsen und die Placenta.

g) Pathologische Hohlräume.

Diagnostisch wichtig ist die Darstellung von Absceß-, Fistel- und anderen Wundhöhlen. Für diesen Zweck werden suspendierte Kontrastmittel in zähflüssigen Vehikeln oder aber jodierte Öle benutzt.

7. Feste Kontrastmittel. — Das Bariumsulfat.
a) Chemisches und Toxikologisches.

Das Bariumsulfat, $BaSO_4$, Molekulargewicht 233,5, Dichte 4,5, Krystallform rhombisch-monoklin, kommt in der Natur als Schwerspat vor. Seine toxikologische Ausnahmestellung unter den Bariumsalzen verdankt es seiner Schwerlöslichkeit in Wasser, Alkalien, Säuren (löslich ist es in konzentrierter Schwefelsäure) und organischen Lösungsmitteln. Bei Körpertemperatur löst es sich zu etwa 0,3 mg% in Wasser. Da auch lösliche Bariumsalze in der Dosis von 0,2 g oral für den erwachsenen Menschen noch als harmlos angesehen werden können, so würde selbst die Menge Bariumsulfat, die sich in dem gesamten Wasservorrat des Körpers lösen kann, noch unbedenklich sein. In Wirklichkeit geht im Magen-Darm-Kanal noch sehr viel weniger in Lösung, und mit einer Resorption des gelösten Anteils ist außerdem nicht zu rechnen. Entsprechende analytische Resultate liegen aber nicht vor.

Noch KOBERT[1] fürchtete, daß „im Darmkanal durch Reduktion und Einwirkung organischer Stoffe eine teilweise Lösung eintreten könnte". Er bezeichnete das Bariumsulfat daher als verdächtig und wollte es aus Nahrungs- und Genußmitteln ausgeschlossen wissen. Die Möglichkeit einer solchen Reduktion unter dem Einfluß der Bakterienflora des Darmes ist theoretisch wohl nicht ganz von der Hand zu weisen. BACHEM und GÜNTHER[2] sahen aber im Tierversuch bei Verabreichung größerer Mengen keinerlei Schaden. Die inzwischen in zahllosen Fällen beim Menschen ohne jede Nebenwirkung verabreichten Bariumsulfatgaben haben ihren Schlußfolgerungen Recht gegeben. Man kann daraus schließen, daß die genannte Reduktion, sofern sie überhaupt stattfindet, nicht zur Bildung toxischer Mengen löslicher Bariumsalze führt.

Es gibt kein zweites Kontrastmittel, bei dessen Anwendung schädliche Nebenwirkungen so vollständig unbekannt geblieben sind wie beim Bariumsulfat. Voraussetzung dafür ist allerdings die chemisch einwandfreie Beschaffenheit des benutzten Produktes, insbesondere, angesichts der hohen Toxizität wasserlöslicher Bariumsalze, die Freiheit von solchen. KRAUSE und KAEDING[3] haben 1923 in einer Umfrage, die 130000 Fälle umfaßte, von keiner Schädigung bei Verwendung chemisch reinen Bariumsulfates berichten können. In ihrer Arbeit findet man auch eine ausführliche Darstellung der bis dahin bekanntgewordenen Vergiftungen mit löslichen Bariumsalzen und mit unreinem Sulfat einschließlich derjenigen, die sich in der Kontrastpraxis ereignet haben. Diese hatten überwiegend aber eine Verwechslung des Sulfates mit dem Sulfid als Ursache. Solche Fälle sind später noch von SAVIGNAC[4], ALTHOFF[5], WÜRZ[6] und McNALLY[7] beschrieben worden.

Auf Veranlassung solcher Zwischenfälle ist das Bariumsulfat für Kontrastzwecke in den meisten Kulturstaaten offizinell geworden, in den Arzneibüchern sind entsprechende Vorschriften für die Reinheitsprüfung angegeben.

---

[1] KOBERT: Lehrbuch der Intoxikationen. 2. Aufl. **2**, 237 (1906).

[2] GÜNTHER u. BACHEM: Bariumsulfat als schattengebendes Kontrastmittel bei Röntgenuntersuchungen. Dtsch. med. Wschr. **37**, 717 (1911).

[3] KRAUSE, P., u. K. KAEDING: Das Barium sulf. in der Röntgenologie mit Kritik der Vergiftungsfälle nach Anwendung des Bariumsulfats bei Magen-Darmuntersuchungen. Fortsch. Röntgenstr. **30**. Kongreßber. **32—34** (1922/23); **31**, 231 (1923/24).

[4] SAVIGNAC: Presse med. **1923**, 536.

[5] ALTHOFF: Tödliche Vergiftung durch Röntgenbrei. [Med. Klin. **41**, 1426 (1924).] Ref. in Fortschr. Röntgenstr. **33**, 129 (1925).

[6] WÜRZ, P.: Vergiftungen mit Bariumpräparaten bei Röntgenuntersuchungen. [Dtsch. Z. gerichtl. Med. **4/2**, 173.] Ref. in Fortschr. Röntgenstr. **33**, 305 (1925).

[7] McNALLY, W. D.: Two deaths from the administration of barium salts. J. amer. med. Assoc. **84**, 1805 (1925).

Die Herstellung eines diesen Ansprüchen entsprechenden Produktes geschieht meist nicht durch Reinigung des natürlichen Rohstoffes, sondern durch Fällung reiner Bariumsalzlösung mit reiner Schwefelsäure bzw. Sulfaten (Feldhoff[1]).

b) Die Kontrastmahlzeit.

In der ersten Zeit der Verwendung des Bariumsulfates hat man die orale Verabreichung so wie die bisher übliche der Wismutpräparate geübt: Vermischung des Kontrastmittels mit Speisen suppig-breiiger Konsistenz oder mit Milch (Frankl[2]). Eine Schwierigkeit, die nötige Kontrastintensität zu erzielen, besteht dabei nicht. Wohl aber kommt es darauf an, die Sedimentation des Kontrastmittels möglichst zu verhindern. Dieses Ziel wird zunächst durch die Verwendung eines möglichst feinkörnigen Präparates angestrebt. Um dies zu gewährleisten, schreibt z. B. das deutsche Arzneibuch eine Sedimentationsprobe des Bariumsulfates in Wasser vor, in der eine Mindeststabilität der Suspension festgelegt ist. Nach Baeschlin[3] liegt die optimale Teilchengröße von Bariumsulfat für Kontrastzwecke unter $2\,\mu$.

Weiter läßt sich eine Stabilisierung der Suspension aber durch Zusätze organischer Stoffe erreichen. Es ist eine große Zahl solcher „gebrauchsfertiger" Präparate im Handel, denen bei der Fabrikation Gelatine, Traganth, Agar-Agar, Carragheen-Gummi oder andere Pflanzenschleime, Paraffinöl, Dextrin oder ähnliches zugesetzt ist [s. auch Bauermeister[4] (1915), Espeut[5] (1920), Wittkowsky[6], Knight und Dowset[7]].

In den letzten Jahren ist die sog. „Reliefdarstellung" immer mehr in den Vordergrund getreten (Forssel, H. H. Berg[8] u. a.), bei der es das Ziel ist, durch einen möglichst dünnen Kontrastmittelbelag der Schleimhaut deren Oberflächenstruktur in ihren feineren Einzelheiten („Relief") sichtbar zu machen. Diese diagnostische Methode stellt neue Anforderungen an den Kontrastbrei: Er muß 1. auf der Schleimhaut „haften", so daß er nicht der Schwere entsprechend herabsinkt und nicht klumpt; 2. flüssig sein, so daß er sich leicht verteilt und 3. auch in dünnster Schicht noch die größtmögliche Schattenintensität ergeben (Geyer[9], Adam[10], Neuschul und Herrmann[11]). Die erste Forderung der Haftfähigkeit ist nach Adam bei reiner Bariumsulfatsuspension sehr viel schlechter erfüllt als bei Präparaten mit organischen Zusätzen. Der gleiche Autor stellte

---

[1] Feldhoff, R. A.: Über Röntgenkontrastmittel. Pharmaz. Ztg **74**, 980 (1929).

[2] Frankl: Die Kontrastmittel in der Radiologie. Fortschr. Röntgenstr. **27**, 664 (1919/20).

[3] Baeschlin, E.: Studien über den Verteilungsgrad pulverförmiger Arzneistoffe unter besonderer Berücksichtigung von Bariumsulfat für Röntgenuntersuchungen, Wismutsubcarbonat, Zinkoxyd. Diss. Zürich 1936.

[4] Bauermeister, W.: Über Citobarium (Merck), ein neues Röntgenkontrastmittel. Dtsch. med. Wschr. **41**, 768 (1915) — Über Röntgenkontrastmittel. Dtsch. med. Wschr. **46**, 1336 (1920) — Zur Eubarytliteratur. Dtsch. med. Wschr. **47**, 75 (1921).

[5] Espeut: Eubaryt, ein neues Schattenmittel für die Röntgenuntersuchung des Magen-Darmkanals. Dtsch. med. Wschr. **46**, 1363 (1920).

[6] Wittkowsky, C.: Vergleichende Prüfung verschiedener Bariumpräparate. Med. Klin. **20**, 1076 (1924).

[7] Knight u. Dowset: Carobengummi. [Pharmac. J. **136** (4) (82), 35 (1936).] Ref. in C. Z. **1936 I**, 3540.

[8] Berg, H. H.: Zur Röntgenuntersuchung des Schleimhautreliefs am Dickdarm. Fortschr. Röntgenstr. **39**, 132, 134 (1929); **40**, 844 (1929).

[9] Geyer, G.: Vergleichende Untersuchungen im Handel befindlicher Bariumsulfatkontrastmittel. Fortschr. Röntgenstr. **34**, 935 (1926).

[10] Adam, A.: Kontrastmittel und Innenwanddarstellung des Verdauungstraktus. Fortschr. Röntgenstr. **45**, 385 (1932).

[11] Neuschul u. Hermann: Röntgenkontrastmittel und ihre physikochemische Analyse. Klin. Wschr. **15**, 1604 (1936).

fest, daß bei dem Bestreben, eine eben noch flüssige Suspension von reinem Bariumsulfat herzustellen, zwar weniger feinteilige Produkte geringer Stabilität noch in dem Verhältnis 200 g $BaSO_4$ auf 150 ccm H_2O flüssige Mischungen ergeben, sehr feinteilige hoher Suspensionsstabilität aber bei dem gleichen Verhältnis bereits pastenartige Mischungen. NEUSCHUL[1] und HERRMANN prüften die eben noch flüssige Suspensionskonzentration verschiedener Zubereitungen. Diese lag bei dem reinen $BaSO_4$ bei 41,7 g in 100 ccm Suspension, während Präparate mit (nicht näher angegebenen) organischen Zusätzen noch bei bis zu 193,4 g in 100 ccm flüssig waren. Für die Reliefmethode sind daher passend gewählte organische Zusätze von ausschlaggebender Bedeutung. Über kolloides Bariumsulfat vgl. ARENS und MESIROW[2], über eine Suspension in kolloidem Aluminiumhydroxyd WOLDMANN[3].

c) Einflüsse auf den Verdauungskanal.

Die Motilität des Magen-Darm-Kanals wird durch Bariumsulfat nicht beeinflußt (WISSING[4], WOLF[5]). Bariumsulfat ist als Therapeuticum bei infektiösen Enteritiden und ähnlichem benutzt worden (KRAUSE), seine Wirkung dabei ist wohl mit seinem Adsorptionsvermögen in Zusammenhang zu bringen.

Als eine seltene Folge der Bariumsulfatverabreichung ist hier noch zu erwähnen, daß von einigen Autoren (KLEIN[6], LEMPERG[7], GREGORA[8], CAMPBELL[9], GOLOB[10]) die Bildung von Bariumsulfatsteinen im Darm beobachtet ist. Nach BAUERMEISTER[11] spielt das Bestehen einer schweren Obstipation dabei eine wesentliche Rolle, daneben ist auch die Natur des verabreichten Bariumsulfates von Bedeutung insofern, als bei den mit Pflanzenschleimen oder ähnlichen organischen Zusätzen hergestellten Kontrastmitteln diese Steinbildung noch nicht beobachtet wurde.

BURKHARDT und GERLACH[12] konnten in einem 5 Monate nach der Kontrastmahlzeit untersuchten Falle isoliert im Dickdarm Barium spektrographisch nachweisen. Der Befund ist nicht aufgeklärt, aber wohl in diesem Zusammenhange erwähnenswert.

[1] NEUSCHUL: Beurteilung von Bariumsulfatkontrastmitteln auf Grund von physikalisch-chemischen Untersuchungen. (13. Tagg d. vereinigten Dtsch. Röntgenol. u. Radiol. in der Tschechoslowak. Republik. Prag, Sitzg v. 26. bis 27. X. 1935.) Fortschr. Röntgenstr. **53**, 169 (1936).

[2] ARENS u. MESIROW: Gastric mucosal relief; modified sedimentation method using colloidally suspended barium sulphate, preliminary report. Radiology **29**, 1 (1937).

[3] WOLDMANN, E. E.: Barium sulphate suspension in colloidal aluminium hydroxide; improved contrast medium for roentgenographie diagnosis of gastrointestinal lesions. Amer. J. Roentgenol. **40**, 705 (1938).

[4] WISSING, O.: Vergleichende Untersuchungen über die Motilität des Magens nach klinischen Probemahlzeiten und nach Barytbrei. Acta radiol. (Stockh.) **1**, 243.

[5] WOLF, A.: Der Einfluß verschiedener Kontrastmittel und deren Konsistenz auf die Entleerung des Magens. Berl. klin. Wschr. **1921**, 126.

[6] KLEIN: Darmverschluß durch zwei Baryumsulfatsteine nach Röntgenkontrastmahlzeit. Med. Klin. **1923**, 405.

[7] LEMPERG, F.: Ein Fall von Darmverschluß durch Bariumsulfatstein. Zbl. Chir. **1923**, Nr 28, 1083.

[8] GREGORA: Beitrag zu den Fehlerquellen der Röntgendiagnostik. Fortschr. Röntgenstr. **33**, 277 (1925).

[9] CAMPBELL, D.: Barium 3 Wochen lang im Darm? Röntgenbild. Fortschr. Röntgenstr. **35**, 1264 (1927)

[10] GOLOB: Advisability of immediate colonic irrigation following enema; estimation of some of the dangers accompanying use of barium (especially undue retention and hardening). Radiology **22**, 486 (1934).

[11] BAUERMEISTER, W.: Barium 3 Wochen lang im Darm? Fortschr. Röntgenstr. **36**, 1247 (1927).

[12] BURKHARDT, L., u. W. GERLACH: Mschr. Unfallheilk. **43**, 136 (1936).

8. Wasserlösliche Kontrastmittel (Jodverbindungen).
a) Chemisches und Toxikologisches.
α) *Anorganische Jodverbindungen.*

Als Kontrastmittel sind nur, wie schon erwähnt, einerseits anorganische Jodide, andererseits organische Jodverbindungen mit an Kohlenstoff gebundenem Jod benutzt, andere Oxydationsstufen des Jods bisher nicht. Nur gelegentlich hat VOLKMANN[1] Versuche mit PREGELscher Jodlösung angestellt. Das hat ohne Frage seinen Grund in der besonderen toxikologischen Indifferenz der Jodidoxydationsstufe. Unter den anorganischen Jodiden ist naturgemäß wiederum das harmloseste, insbesondere bei parenteraler Verabreichung, das Natriumjodid. Es liegen gute Gründe für die Annahme vor, daß diesem Salz praktisch nur osmotische Wirkungen zukommen, die auch dem Kochsalz in äquimolaren Mengen anhaften. Daß tatsächlich aber die toxischen Dosen des Natriumjodids geringere sind als die des Kochsalzes, führt man berechtigterweise auf eine teilweise Oxydation des Jodids im intermediären Stoffwechsel zurück. Im Tierexperiment liegt die bei intravenöser Verabreichung tödliche Dosis bei den verschiedensten Tierarten, so z. B. Mäusen (HECHT[2]), Hunden (BOEHM[3]) um 1 g pro Kilogramm, wobei die tödliche Wirkung erst nach 12—36 Stunden eintritt. Aber bereits nach kleineren Dosen wird das Auftreten seröser Ergüsse insbesondere der Pleura beobachtet. Andererseits sind am Menschen zu therapeutischen und Kontrastzwecken häufig Dosen gegeben worden, die durchaus nicht weit unterhalb dieser Menge liegen (bis 20 g OSBORNE[4], VOLKMANN[1], DOS SANTOS[5]). In der Mehrzahl der Fälle ist die Verabreichung von 10 g NaJ ohne schädliche Folgen geblieben. Auf der anderen Seite ist es aber eine Erfahrungstatsache, daß mit einer besonderen Empfindlichkeit einzelner Personen gegen bereits recht kleine Dosen von Jodiden zu rechnen ist und die Anwendung der Jodide als Kontrastmittel hat reichlich Gelegenheit zur Beobachtung solcher Fälle gegeben. Es liegen kaum Bemühungen vor, diese ausnahmsweise hohe Empfindlichkeit einiger Menschen gegen Jodide auf experimentellem Wege aufzuklären. Die klinischen Beobachter sind geneigt, ihre Deutung durch Heranziehung dreier verschiedener Begriffe zu geben, die aber nicht immer streng getrennt werden.

1. Jodismus. Im engeren Sinne umfaßt der Jodismus ein charakteristisches Krankheitsbild mit Schnupfen, Conjunctivitis, Bronchitis und Kopfschmerzen, daneben Acne und anderen Exanthemen. Er tritt in der Mehrzahl der Fälle auf, wenn größere Dosen über *längere* Zeit gegeben werden. Doch scheint die Empfindlichkeit einzelner Personen gegen den Ausbruch dieser charakteristischen Symptome in ziemlich weiten Grenzen zu schwanken. Es besteht daher wohl ein fließender Übergang zu der

2. Jodüberempfindlichkeit. Als solche werden die in Rede stehenden Zwischenfälle nach einmaligen Jodidgaben recht häufig bezeichnet. Ihre Symptomatik umfaßt von plötzlichen Todesfällen und bedrohlichen Kollapsen bis zu leichten Fieberanstiegen mit oder ohne Exantheme eine ganze Skala vielleicht nicht

---

[1] VOLKMANN, J.: Diskussionsbem. Fortschr. Röntgenstr. **32**, Kongreßheft 35 (1924).

[2] HECHT, G.: Fortschr. Röntgenstr. **42**, 206 (1930).

[3] BOEHM, R.: Beiträge zur Pharmakologie des Jod. Arch. exper. Path. Pharm. **5**, 329 (1876).

[4] OSBORNE: Contributions to the pharmacology and therapeutics of iodids. J. amer. med. Assoc. **79**, 615 (1922).

[5] DOS SANTOS, R.: Abdominopelvine Arteriographie (Aortographie). Fortschr. Röntgenstrahlen **44**, Kongreßheft 55 (1931).

einheitlicher Reaktionen. Mit der Bezeichnung Jodüberempfindlichkeit ist eine Einreihung unter die allergischen Vorgänge gegeben, aber wohl nicht immer beabsichtigt. Eine echte durch spezifische Cutanreaktion nachzuweisende Jodallergie kommt allerdings nicht selten vor. Viele Autoren haben sich bemüht, solche Fälle durch einen vorhergehenden Jodanstrich der Haut oder eine kleine Probegabe von Jodid von der diagnostischen Verabreichung eines Jodidkontrastmittels auszuschließen. Es fehlt aber auf der anderen Seite der Nachweis, daß bei den genannten Zwischenfällen immer eine solche Allergie vorgelegen hat. Tierexperimentell ist eine Sensibilisierung von Meerschweinchen gegen Jodide nicht zu erzielen (HALSEY und FRANTZ[1]).

3. Hyperthyreose. Bisweilen wird die Deutung der Zwischenfälle in dem Bestehen einer mehr oder weniger latenten Hyperthyreose gesucht, die bekanntermaßen durch Jodidgaben aggraviert werden kann. Es ist aber zu beachten, daß dieser Vorgang im allgemeinen nicht zu so akuten Störungen führt, sondern eben zu der einige Zeit in Anspruch nehmenden Entwicklung typisch hyperthyreotischer Symptome. Solche Fälle habe ich aber als Nebenwirkung anorganischer Jodide in der Kontrastmittelliteratur nicht gefunden.

Hinsichtlich dieser Nebenwirkungen braucht man keinen Unterschied zwischen den einzelnen Alkalijodiden zu machen. Im übrigen aber spielen bei parenteraler Verabreichung von Jodkalium die Kaliumionen ihre eigene toxikologische Rolle, wodurch dies Salz als Kontrastmittel prinzipiell dem Jodnatrium unterlegen ist. Kaum vorhanden ist eine solche Unterlegenheit beim Jodlithium, das von JOSEPH[2] zur Pyelographie angegeben wurde.

β) *Wasserlösliche organische Jodverbindungen.*

Abweichend von den anorganischen Jodiden kann man organisch gebundenes Jod solange als biologisch maskiert und dem Eingriff der intermediären Stoffwechselvorgänge entzogen ansehen, als diese Bindung im Organismus nicht gelöst wird. Bei Substanzen mit stabil gebundenem Jod braucht man also das Auftreten von Jod bzw. Jodidwirkungen und Nebenwirkungen nicht zu erwarten. Sie können daher noch in Dosen völlig harmlos sein, die wesentlich mehr Jod enthalten als die tödliche Dosis von Natriumjodid, andererseits können sie auch eine eigene Toxizität besitzen, die in keiner Beziehung zu ihrem Jodgehalt steht. Wohl aber ist im Prinzip mit den gleichen Wirkungen und Nebenwirkungen wie nach Jodidgaben bei solchen organischen Jodverbindungen zu rechnen, deren Jod im Körper abgespalten und mineralisiert wird. Die Beurteilung der Stabilität der organischen Jodverbindungen im Organismus ist ziemlich leicht auf Grund der Tatsache, daß das mineralisierte Jod gut harnfähig und im Harn sehr bequem nachzuweisen ist.

Die wasserlöslichen organischen Jodverbindungen mit festgebundenem Jod spielen insofern eine einzigartige Rolle als Kontrastmittel, als sie die Ausscheidungsdarstellung der Gallen- und Harnwege erst praktisch ermöglicht haben und auf diesem Gebiete auch zur Zeit noch allein dastehen. In der Darstellung solcher Verbindungen verfügt der Chemiker über Variationsmöglichkeiten, die in anderen Kontrastmittelklassen nicht vorhanden sind. Die bisher benutzten Verbindungen werden im folgenden in ihren chemischen und toxikologischen Eigenschaften beschrieben, Angaben über Verteilung und Ausscheidung im Organismus werden unten bei der Besprechung der Kontrastanwendung mitgeteilt.

---

[1] HALSEY, I. T., u. W. E. FRANTZ: Negative results of iodides in anaphylaxis in guinea pigs. Proc. Soc. exper. Biol. a. Med. **33**, 321 (1935).
[2] JOSEPH, E.: Zit. S. 82.

1. Jodmethansulfosaures Natrium, JCH_2SO_3Na, Handelsnamen: *Abrodil*, *Skiodan*, Molekulargewicht 244, Jodgehalt 52%, ist eine farblose krystalline Substanz, eine bei Zimmertemperatur gesättigte wäßrige Lösung, enthält in 100 ccm 80—85 g. Eine 4proz. Lösung ist blutisotonisch ($\triangle = -0,58°$). Die Lösung zeigt nicht die üblichen Reaktionen auf anorganisches Jod, auch nicht nach 15 Stunden langem Erhitzen auf 100°.

In der isotonischen Lösung suspendierte Erythrocyten zeigen keine Hämolyse. Hypotoniehämolyse in absteigenden Verdünnungen dieser Lösung mit Wasser tritt in der gleichen Weise ein wie bei entsprechenden Verdünnungen 0,9proz. Kochsalzlösung.

Die toxischen Dosen des Abrodils sind bei intravenöser Injektion kaum geringer als die äquivalenter Kochsalzmengen und wesentlich größer als die von Jodnatrium bei Dosen gleichen Jodgehaltes. Bei Mäusen ergab sich folgendes Vergleichsresultat (Injektionsdauer stets 30 Sekunden):

a) 0,6 molare Lösungen. Von 15proz. Abrodillösung wie von 3,6proz. Kochsalzlösung wird bis zu 1,0 ccm pro 20 g fast symptomlos vertragen.

b) 1,2 molare Lösungen. Die Resultate mit 30proz. Abrodil-, 7,2proz. Kochsalz- und 18,5proz. Jodnatriumlösung zeigt die Tabelle 2. Beobachtungszeit 16 Tage.

Tabelle 2.

ccm pro 20 g Maus	Abrodil			Kochsalz			Jodnatrium		
	g/kg	Zahl der Tiere	Ergebnis	g/kg	Zahl der Tiere	Ergebnis	g/kg	Zahl der Tiere	Ergebnis
0,1	1,5	—	—	0,36	—	—	0,92	3	2 überlebt, 1 tot in 24 Stunden
0,2	3,0	1	bleibt munter	0,72	1	bleibt munter	1,85	3	1 überlebt, 2 tot in 24 Stunden
0,3	4,5	7	leichte Erregung, überleben	1,08	3	leichte Erregung, überleben	2,77	3	sofort tot
0,4	6,0	7	kurze Krämpfe, Erholung	1,44	4	kurze Krämpfe, Erholung	—	—	—
0,5	7,5	6	5mal Krämpfe, tot, zunächst erholt, nach 24 Std. tot	1,8	4	3mal Krämpfe, tot, 1mal Krämpfe, Erholung	—	—	—

Bei größeren Tieren sind die eben tödlichen Dosen von ähnlicher Höhe, so nach DAMM und JUNKMANN[1] bei Kaninchen 8 g pro Kilogramm in 40proz. Lösung innerhalb 5 Minuten intravenös, nach HEATHCOTE und GARDNER[2] bei Hunden 8,3 g pro Kilogramm, bei Injektion innerhalb von 25 Minuten, während 6,7 g pro Kilogramm von mehreren Tieren vertragen wurde. Bei intravenöser Dauerinfusion von 4 g pro Kilogramm und Stunde in 40proz. Lösung gehen Kaninchen nach $2^1/_2$—3 Stunden zugrunde (DAMM und JUNKMANN).

Histologische Untersuchungen an Kaninchen, Katzen und Hunden, die mehrere Tage nach Verabreichung subletaler Dosen getötet waren, ergaben keine sicher pathologischen Veränderungen. Der Harn solcher Tiere enthielt niemals Eiweiß.

Zu der Durchströmungslösung eines isolierten Kaninchenherzens zugesetzt, sind 0,4proz. Abrodil ohne Wirkung, 1proz. rufen eine ganz geringe Amplituden-

---

[1] DAMM, E., u. K. JUNKMANN: Ausscheidung von Nierenkontrastmitteln. Klin. Wschr. **11**, 2032 (1932)

[2] HEATHCOTE, A., u. R. A. GARDNER: Abrodil: an experimental study. Brit. J. Radiol. **4**, 641 (1931).

abnahme hervor. Am isolierten Darm sind Zusätze von 1 : 500 ohne Effekt, 1 : 250 führen bisweilen kurzdauernde Abnahme der Bewegungen herbei.

Bei Hunden in Medinalnarkose steigt der Blutdruck während der Injektion von 1,66—3 g pro Kilogramm, die mit einer Geschwindigkeit von 0,33 g pro Kilogramm und Minute verabreicht werden, bei höheren Dosen kommt es dagegen zum Abfall und zu einer verlangsamten Atmung.

Auch bei wiederholten täglichen Injektionen von Abrodil bei Kaninchen oder Hunden wurden Zeichen kumulativer Vergiftung nicht beobachtet.

In der diagnostischen Praxis, in der meist Dosen von 12—40 g in 20—50proz. Lösung verabreicht wurden, wurden dabei im allgemeinen nur leichte Störungen beobachtet, die zwanglos durch den osmotischen Effekt der verabreichten Salzmenge erklärbar erscheinen, wie Blutandrang zum Kopf, Hitzegefühl, Zittern, Übelkeit, Durstgefühl. An stärkeren Nebenwirkungen beobachtete HORSTERS[1] einen Fall von starker Fieberreaktion, BERNSTEIN[2] ein Arzneiexanthem.

2. **Dijodmethansulfosaures Natrium,** J_2CHSO_3Na, Handelsname *Tenebryl*, MG. 370, Jodgehalt 68,6%, farbloses krystallines Salz, sehr leicht wasserlöslich.

Nach BINZ und MAIER-BODE[3] ist für die Maus intravenös die Dosis tolerata 2,5 g pro Kilogramm, die Dosis toxica 3,33 g pro Kilogramm. Beim Menschen sind 8—12 g benutzt, keine Nebenwirkungen bekanntgeworden (LEGUEU, FEY und TRUCHOT[4], VON LICHTENBERG[5], KEMKES[6], RASPE[7]).

3. **Jodmethionsaures Natrium,** $JCH(SO_3Na)_2 \cdot 2\,H_2O$, MG. 382, Jodgehalt 33,2%, weiße Nadeln, leicht wasserlöslich.

Dosis tolerata für Maus intravenös 8,33 g pro Kilogramm, Dosis toxica 10 g pro Kilogramm (BINZ und MAIER-BODE[3]). Beim Menschen von VON LICHTENBERG[5] 14 g intravenös gegeben, Nebenwirkungen sind nicht berichtet.

4. **Jodäthylschwefelsaures Natrium,** $JCH_2CH_2OSO_3Na$, MG. 274, Jodgehalt 46,3%, toxikologische Angaben liegen nicht vor.

5. **N-Methyl-5-Jod-2-Pyridon,**

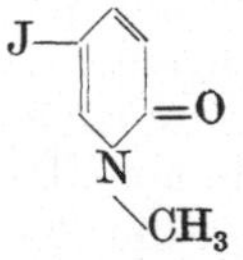

Handelsname *Selektan neutral*, MG. 235, Jodgehalt 54,0%. SWICK[8] teilt mit, daß beim Kaninchen die intravenöse Injektion von 0,2 g pro Kilogramm gut verträglich ist, 0,33 g pro Kilogramm vorübergehende Störungen erzeugen. Beim Menschen ergab die Dosis von 6 g intravenös häufig Kopfschmerzen, Übelkeit und Erbrechen.

---

[1] HORSTERS: Anaphylaktisches Zustandsbild nach Injektion von monojodmethansulsaurem Natrium (Abrodil). Med. Klin. **27**, 203 (1931).

[2] BERNSTEIN, FR.: Arzneiexanthem nach Abrodil. Dtsch. med. Wschr. **58**, 931 (1932).

[3] BINZ, A., u. H. MAIER-BODE: Über die Harnfähigkeit organischer Halogenverbindungen. Biochem. Z. **252**, 16 (1932).

[4] LEGUEU, FEY u. TRUCHOT: Urographie intraveneuse au ténébryl, difficultés d'interpretation. Presse méd. **39**, 1653 (1931).

[5] VON LICHTENBERG: Grundlagen und Fortschritte der Ausscheidungsurographie. Arch. klin. Chir. **171**, 3 (1932).

[6] KEMKES, H.: Über die intravenöse Ausscheidungsurographie mit Intramin. Zbl. Chir. **59**, 2804 (1932) — Weitere Erfahrungen mit der intravenösen Ausscheidungsurographie mit Intramin. Zbl. Chir. **62**, 681 (1935).

[7] RASPE, R.: Ausscheidungsurographie mit „Intramin intravenös". Röntgenprax. **7**, 632 (1935).

[8] SWICK, M.: Intravenous urography by means of the sodium salt of 5-iodo-2-pyridon-N-acid. J. amer. med. Assoc. **95**, 1403 (1930).

6. 5-Jod-2-Pyridon-N-essigsaures Natrium,

$$J-\underset{N}{\underset{|}{\bigcirc}}=O$$

$$CH_2 \cdot COONa$$

Handelsname *Uroselektan, Jopax*, MG. 301, Jodgehalt 42,2%, gelbstichiges Pulver, leicht wasserlöslich.

Über die Wirkung auf Hefe vgl. Scharrer und Schwartz[1]. Toxische Dosen: Mäuse vertragen nach Swick[2] 7 g pro Kilogramm intravenös. Von Ratten wird bei intravenöser Infusion innerhalb von 10—15 Minuten die Dosis von 3—4 g pro Kilogramm in 10proz. Lösung symptomlos vertragen. Bei 6 g pro Kilogramm sind die Tiere anfangs matt, überleben aber, während 8 g pro Kilogramm zum Tod am nächsten Tage führen (Binz, Räth und Junkmann[3]). Junkmann und Damm[4] fanden bei intravenöser Dauerinfusion von 4 g pro Kilogramm und Stunde in 40proz. Lösung, daß Kaninchen dabei nach $2^1/_2$—3 Stunden zugrunde gehen, auch nach Benassi[5] ist 9 g pro Kilogramm bei dieser Tierart die tödliche Grenzdosis. Über Versuche am Hund vgl. Gardner und Heathcote[6]. Wiederholte Verabreichung von täglich 3 g pro Kilogramm intravenös führt nach Swick[2] nicht zu kumulativer Vergiftung. Nach Oselladore[7] zeigen auch Katzen und Kaninchen mit doppelseitig unterbundenen Ureteren während ihrer Überlebensdauer keine besonderen Vergiftungserscheinungen durch die Injektion mittlerer Uroselektandosen. Ihre Lebensdauer ist nicht wesentlich kürzer als die unbehandelter Tiere, und die histologische Untersuchung der Organe ergibt keine besonderen Abweichungen. Benassi[5] fand bei normalen Kaninchen nach subletalen Dosen reversible Hyperämie und degenerative Vorgänge im Nierenparenchym und im Herzmuskel. Über den Einfluß auf die Blutgerinnung vgl. Ravasini[8].

Klinisch sind 40—60 g, gelegentlich sogar 80 g, in etwa 30proz. wäßriger Lösung verabreicht worden. Im allgemeinen wurden dabei keine anderen, der höheren Dosis entsprechend aber intensivere Nebenwirkungen beobachtet wie beim Abrodil. Über ernstere Zwischenfälle in Form anaphylaktoider Krisen berichteten Tsamplakos[9], Girer, Joelson und Zollinger[10], während Santoro[11] und Kalk je einen, Cumming und Chittengen[12] zwei Todesfälle mitteilten.

---

[1] Scharrer u. Schwartz: Die Wirkung des Jods auf Hefe. II. Biochem. Z. **245**, 218 (1932).

[2] Swick, M.: Zit. S. 85.

[3] Binz, Räth u. Junkmann: Zur Biochemie jodierter und arsenierter Pyridonderivate. Biochem. Z. **227**, 200 (1930).

[4] Damm, E., u. K. Junkmann: Studien über die Ausscheidung von Nierenkontrastmitteln. Klin. Wschr. **11**, 2032 (1932).

[5] Benassi, E.: Experimentelle Untersuchungen über eventuelle toxische Wirkungen des Uroselektans. Arch. ital. Urol. **7**, Nr 5 (1931).

[6] Gardner u. Heathcote: Brit. J. Urol. **1930 II**, 352.

[7] Oselladore: Auf der Suche nach einem unschädlichen Kontrastmittel für die Arteriographie. Minerva med. **21, II**, Nr 38 (1930).

[8] Ravasini, C.: Pharmakologische Untersuchungen über Uroselektan IV. Biochimica e Ter. sper. **18**, 141 (1931).

[9] Tsamplakos: Akute Jodintoxikation nach Uroselektan. Med. Klin. **27**, Nr 37 (1931).

[10] Joelson u. Zollinger: Jopax, an analysis in 45 cases, with report of a case showing severe reaction following injection of iopax. J. amer. med. Assoc. **98**, 799 (1932).

[11] Santoro: Zbl. Gynäk. Nr 50, 3611 (1931).

[12] Cumming u. Chittenden: Intravenous and retrograde urography. A comparative study. J. amer. med. Assoc. **106**, 602 (1936).

7. 3, 5-Dijod-4-Pyridon-N-essigsaures Natrium

$$\text{J} \underset{\underset{\displaystyle \text{CH}_2\text{COONa}}{\overset{\displaystyle \text{N}}{|}}}{\overset{\displaystyle \overset{\text{O}}{\|}}{=}} \text{J}$$

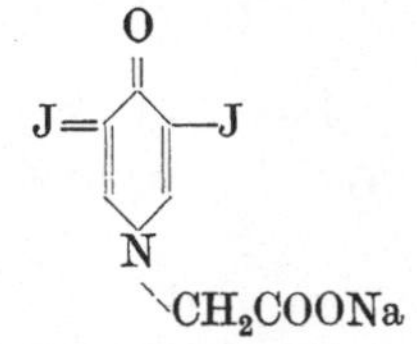

MG. 427, Jodgehalt 59,5%, farbloses krystallinisches Pulver, bei Zimmertemperatur zu etwa 20% wasserlöslich. Bei 8stündigem Erhitzen der wäßrigen Lösung im Bombenrohr auf 170° wird kein Jod abgespalten (BINZ und MAIER-BODE[1]). Die höchstverträglichen Dosen sind nach VON LICHTENBERG[2] für Ratten 6 g pro Kilogramm, für Kaninchen 3 g pro Kilogramm intravenös.

Die isomere Verbindung **3, 5-Dijod-2-pyridon-N-essigsaures Natrium** ist nach BINZ und RÄTH[3] schwer löslich.

8. 3, 5-Dijod-4-Pyridon-N-essigsaures Diäthanolamin

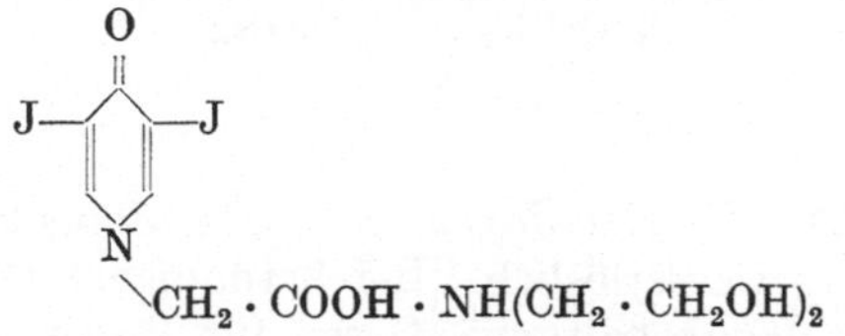

$$\text{J} \underset{\underset{\displaystyle \text{CH}_2 \cdot \text{COOH} \cdot \text{NH}(\text{CH}_2 \cdot \text{CH}_2\text{OH})_2}{\overset{\displaystyle \text{N}}{|}}}{\overset{\displaystyle \overset{\text{O}}{\|}}{}} \text{J}$$

Handelsname *Perabrodil, Diodrast*, MG. 510, Jodgehalt 49,8%, farblose Krystalle, bei 0° etwa 35 proz. in Wasser löslich, ist das Diäthanolaminsalz der gleichen Säure wie 7.

Kaninchen überleben stets die intravenöse Verabreichung von 3,5 g pro Kilogramm in 35 proz. Lösung innerhalb von 2 Minuten (WINSBURY-WHITE[4]) injiziert. HEATHCOTE und GARDNER[5] berichteten, daß am Hund bei einer Infusionsgeschwindigkeit von 0,2 g pro Kilogramm und Minute die Dosis von 1,5 g pro Kilogramm überlebt wurde, während 2,0 g pro Kilogramm in 20 Minuten zum Atemstillstand führten.

Zusätze zur Nährlösung eines isolierten Kaninchenherzens in der Verdünnung 1 : 800 führen zu einer leichten, 1 : 250 zu einer deutlichen Amplitudensteigerung, letztere Konzentration zugleich zu einer Vermehrung der Coronardurchströmung. Durch reine LOCKE-Lösung werden diese Effekte sofort wieder aufgehoben. Am isolierten Dünndarm führt ein Zusatz von 1 : 800 Perabrodil zur Tonuszunahme. Bei Hunden in Medinalnarkose führen Dosen von 0,1—1,0 g pro Kilogramm zu vorübergehendem Blutdruckabfall und zu einer Zunahme der Atemfrequenz.

Die klinische Dosis beträgt bei diesem Präparat 7—10 g in 35—50 proz. Lösung. Bei sehr ausgedehnter Anwendung sind Nebenwirkungen in der Literatur kaum berichtet worden. GLORIEUX[6] und TACHOT[7] teilen einen Todesfall, merkwürdigerweise nach Verabreichung von nur etwa der halben Dosis, mit. Über die Wirkung hoher Dosen bei rascher Injektion vgl. S. 134.

---

[1] BINZ u. MAIER-BODE: Über Arsen und Jodverbindungen der Pyridinreihe. Angew. Chem. **49**, 486 (1936).

[2] VON LICHTENBERG: Zit. S. 103.

[3] BINZ u. RÄTH: Die Chemie des Uroselektans. Klin. Wschr. **9**, 2297 (1930).

[4] WINSBURY-WHITE: Excretion Urography with Per-Abrodil. Brit. J. Urol. **4**, 328 (1932).

[5] HEATHCOTE u. GARDNER: Per-Abrodil (Pelviren D): An experimental investigation. Brit. J. Radiol. **6**, 304 (1933).

[6] GLORIEUX: Le Scalpel **1934**, Nr 12, 436.

[7] TACHOT: Mort subite d'un jeune sujet au cours d'une injection intraveineuse pour urographie. Procès.-verb. etc. 35, Congr. franç. Urol. 602 (1935).

9. 3, 5-Dijod-4-Pyridon-2, 6-Dicarbonsaures Natrium

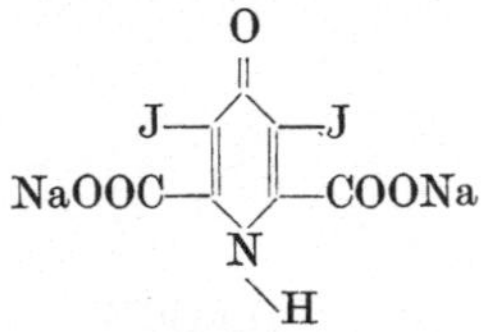

auch Dijodchelidamsaures Natrium bezeichnet, MG. 479, Jodgehalt 53%, zu 50% in Wasser löslich. von Lichtenberg[1] teilt als verträgliche Dosen für Ratten 8 g pro Kilogramm, für Kaninchen 4 g pro Kilogramm intravenös mit. Er hat damit auch Versuche am Menschen mit Injektion von 5 g angestellt und berichtet über Nebenerscheinungen, wie innere Hitze, Übelkeit und Venenspasmus.

10. N-Methyl-3, 5-Dijod-4-Pyridon-2, 6-Dicarbonsaures Natrium = N-Methyl-dijodchelidamsaures Natrium

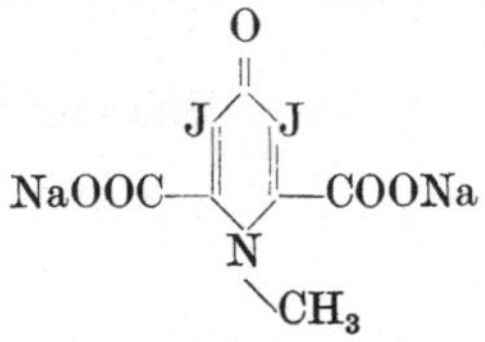

Handelsname *Uroselektan B, Neo-Jopax*, MG. 493, Jodgehalt 51,5%, mehr als 75 g in 100 ccm Lösung wasserlöslich. Bei 8 stündigem Erhitzen der wäßrigen Lösung auf 170° keine Jodabspaltung. Dosen für Ratten und Kaninchen nach von Lichtenberg die gleichen wie bei 9. Gardner und Heathcote[2] unterzogen auch diese Verbindung einer pharmakologischen Untersuchung. Danach vertragen Hunde 5 g pro Kilogramm und gehen nach 6,25 g pro Kilogramm nach $^1/_2$ Stunde mit Blutdruckabfall und Atemstillstand zugrunde. Das isolierte Kaninchenherz reagiert auf Zusatz von 3 : 1000 mit Coronarerweiterung, 1 : 100 führt zu vorübergehender Verkleinerung der Amplitude. Der isolierte Darm erfährt durch 1 : 100 einen Tonusabfall. Bei narkotisierten Hunden ist die langsame intravenöse Injektion von 0,25 g pro Kilogramm ohne Wirkung auf den Blutdruck, steigert aber die Atemfrequenz. Größere Dosen führen zu anfänglichem Blutdruckabfall mit Zunahme der Atemfrequenz, der aber eine Depression der Atmung folgt.

In der Praxis werden von diesem Präparat Dosen von 12—15 g benutzt. Nebenwirkungen sind auch hier kaum bekanntgeworden. Ulland[3] teilte einen Todesfall mit, der aber wohl nicht mit Sicherheit auf die Verabreichung zurückgeführt werden kann.

11. Orthojodhippursaures Natrium

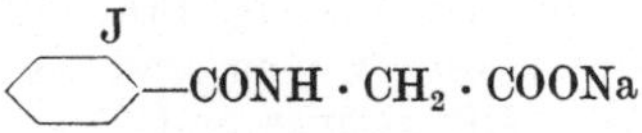

Handelsname *Hippuran*, MG. 327, Jodgehalt 38,8%, leicht löslich in Wasser.

Nach Swick[4] werden von dieser Substanz bei Kaninchen 2,0—2,5 g pro Kilogramm in 20 proz. Lösung innerhalb 10 Minuten injiziert, anstandslos vertragen. S. ferner Jaches und Swick[5].

[1] von Lichtenberg: Zit. S. 103.

[2] Gardner u. Heathcote: An experimental investigation of uroselektan B. Brit. J. Radiol. **5**, 836 (1932).

[3] Ulland: Fatal outcome of pyelography? Norske Mag. Laegevidensk. **97**, 785 (1936).

[4] Swick, M.: Excretion urography, with particular reference to a newly developed compound: sodium ortho-iodohippurate. J. amer. med. Assoc. **101**, 1853 (1933).

[5] Jaches u. Swick: Opaque media in urology, with spezial reference to a new compound, sodium ortho-iodohippurate. Radiology **23**, 216 (1934).

Die klinische Dosis beträgt etwa 15 g intravenös. Über die Verträglichkeit liegen keine großen Erfahrungen vor. S. dazu HERITAGE[1].

12. Tetrajodphenolphthalein-Dinatriumsalz

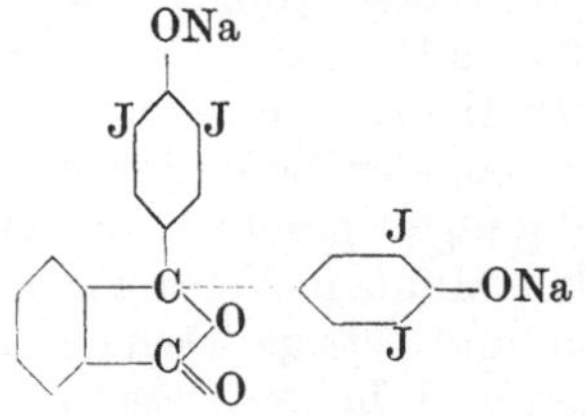

Handelsname *Jodtetragnost, Soluble Jodophthalein*, MG. 866, Jodgehalt 58,7%, blaßblaues krystallinisches Pulver, in Wasser leicht bis zu 40% löslich. Die Lösung reagiert alkalisch und besitzt daher eine erhebliche lokale Reizwirkung.

Die Verbindung wurde bereits 1895 von CLASSEN[2] hergestellt, und LIEVEN[3] teilte damals die ersten pharmakologischen Angaben mit. Danach ist sie bei Kaninchen in der Dosis von 0,125 g pro Kilogramm völlig harmlos. Nach GRAHAM, COLE und COPHER[4] ist für Hunde intravenös 0,27 g pro Kilogramm die tödliche Dosis, subletale Dosen rufen einen vorübergehenden Blutdruckabfall hervor. Diesen stellte auch RADICE[5] fest und fand, daß er durch Adrenalinzugabe ausgleichbar ist. PRIBRAM, GRUNENBERG und STRAUSS[6] geben an, daß nach von ihnen angestellten Tierversuchen eine Vagusreizung eintritt, die durch Atropin ausschaltbar ist. Nach PALMA[7] ruft das Präparat bei Hunden bereits nach intravenösen Dosen von 0,04—0,07 g pro Kilogramm eine Hyperglykämie mit einem Maximum nach 24—32 Stunden hervor. Kaninchen scheinen gegen das Präparat empfindlicher zu sein als Hunde; GREENBAUM und RAIZISS[8] geben den Jodgehalt der intravenös tödlichen Dosis zu 0,065 g pro Kilogramm an, peroral aber zu 0,6 g pro Kilogramm.

Besonderes Interesse hat die Frage gefunden, ob die Verabreichung des Präparates zu einer Leberschädigung Anlaß geben könnte. OTTENBERG und ABRAMSON[9] wollten solche bei Tetrabromphenolphthalein gesehen haben. GRAHAM, COLE und COPHER[10] bemerken aber, daß 0,2 g pro Kilogramm intravenös keine Veränderung an Leber und anderen parenchymatösen Organen erzeugt.

---

[1] HERITAGE, KENNETH: The use of sodium ortho-iodo-hippurate in urography. Brit. J. Urol. 7, 255 (1936).

[2] CLASSEN u. LÖB: Über die Einwirkung von Jod auf Phenolphthalein. Ber. dtsch. chem. Ges. 28, 1603 (1895).

[3] LIEVEN: Untersuchungen über das Tetrajodphenolphthalein (Nosophen) und sein Natriumsalz (Antinosin). Münch. med. Wschr. 42, 510 (1895).

[4] GRAHAM, COLE u. COPHER: Cholezystography, its development and application. Amer. J. Roentgenol. 14, 487 (1925).

[5] RADICE, L.: Über die blutdrucksteigernde Wirkung des Tetrajod- und des Tetrabromphenolphthalein. (Experimentelle Untersuchung.) [Arch. of Radiol. 1928, 4/4, 519.] Ref. in Fortschr. Röntgenstr. 40, 360 (1929).

[6] PRIBRAM, B. O., GRUNENBERG u. STRAUSS: Die Cholecystographie und ihre diagnostische Bedeutung. Fortschr. Röntgenstr. 34, 235 (1926).

[7] PALMA, R.: Experimentelle Untersuchungen über die Wirkungen des Tetrajodphenolphthaleins. (Ann. ital. Chir. 1927, 6/5, 489.) Ref. in Fortschr. Röntgenstr. 36, 896 (1927).

[8] GREENBAUM, F. R., u. G. W. RAIZISS: The elimination of iodine after oral or intravenous administration of various iodine compounds in single massive doses. J. of Pharmacol. 30, 407 (1927).

[9] OTTENBERG u. ABRAMSON: Production of Liver Necrosis. J. amer. med. Assoc. 84, 800 (1925).

[10] GRAHAM, E. A., W. H. COLE u. G. H. COPHER: Cholecystography. J. amer. med. Assoc. 84, 1175 (1929).

FRIEDENWALD, FELDMANN und KEARNEY[1] führten Hundeversuche aus, in denen 21 Tieren Dosen von 3,8—31,6 g innerhalb von weniger als 2 Monaten oral verabreicht wurden. Sie beobachteten keinen pathologischen Harnbefund und keine histologischen Leber- und Nierenveränderungen, die dem Produkt zur Last gelegt werden müßten. Demgegenüber gibt RADICE[2] an, bei Hunden nach 0,15 g pro Kilogramm intravenös degenerative Prozesse in Leber und Niere feststellen zu können. Nach 60 Tagen war aber der Befund stets wieder normal, an anderen Organen wurden keine Schädigungen gesehen. PALMA[3] stellte schon nach 0,04 bis 0,05 g pro Kilogramm bei Hunden Veränderungen der Leberzellen sowie hämorrhagische Infiltrationen und fettige Degeneration der Gallengänge fest. Auch er gibt aber an, daß auch nach hohen Dosen (0,12—0,15 g pro Kilogramm) nach 10—15 Tagen diese Veränderungen rückgängig gemacht sind.

Über Vermehrung des nach HIJMANS VAN DEN BERGH indirekt nachweisbaren Serum-Bilirubins nach der intravenösen Jodtetragnostinjektion berichtet VON CZIKE[4], er führt dies aber nicht auf Leberschädigung, sondern auf Hämolyse zurück; in vitro und in vivo konnte dieser Autor eine Verminderung der Hypotonieresistenz der Erythrocyten durch Jodtetragnost feststellen.

Über die naheliegende Frage der etwaigen besonderen Gefahren der Verabreichung von Jodtetragnost bei Gallengangsverschluß stellten MADDOCK und WHITACKER[5] Tierversuche an mit dem Ergebnis, daß bei subletalen Dosen zwar etwas stärkere Veränderungen als bei normalen Tieren erzeugt werden, daß aber auch diese bald wieder überwunden werden. Ähnliche Resultate hatten DICK und WALLACE[6]. Diese Autoren stellten ferner Beobachtungen über den Einfluß des Präparates auf das Pankreas an. Bei normalem Tier ist ein solcher nicht vorhanden, auch wird im Pankreassaft das Mittel nicht ausgeschieden, wohl aber bei Katzen nach Gallengangsunterbindung, ohne damit zu schweren Pankreasveränderungen zu führen. Bei Kaninchen mit unterbundenem Gallengang tritt nach Injektion von Jodtetragnost aber eine akute hämorrhagische Pankreatitis auf. Auch das Eindringen von mit dem Mittel beladener Galle in den Pankreasgang führt zu schweren Veränderungen dieses Organs.

In der klinischen Praxis werden intravenös Dosen von 2—3,5 g benutzt. Die lokale Reizwirkung bedingt eine präzise Injektionstechnik, gelegentlich treten Phlebitiden auf. Für das Herz ist die Injektion nach REID und KENWAYS[7] elektrokardiographischen Beobachtungen unbedenklich. Allgemeine Nebenwirkungen, wie Brechreiz, Erbrechen, Durchfälle, Hitze- oder Kältegefühl, Schweißausbruch sind keineswegs selten.

Sie sind aber auch nicht viel geringer bei der oralen Anwendung, in der Dosen von 4—5 g benutzt werden. Die ersten Versuche der oralen Anwendung scheiterten zudem daran, daß die Einnahme des Dinatriumsalzes zu außerordentlich

---

[1] FRIEDENWALD, J., M. FELDMANN u. F. X. KEARNEY: Weitere experimentelle Studien bei der Cholecystographie. J. amer. med. Assoc. **89**, 195 (1927).

[2] RADICE, L.: Experimentelle Untersuchungen über die Wirkung des Tetrabrom- und Tetrajodphenolphthalein. (Ann. ital. Chir. **1928**, 7/2, 113.) Ref. in Fortschr. Röntgenstr. **38**, 201 (1928).

[3] PALMA, R.: Zit. S. 107.

[4] VON CZIKE: Über die Tetrajodphenolphthaleinbilirubinämie. Dtsch. Arch. klin. Med. **162**, 292 (1928).

[5] MADDOCK u. WHITACKER: Wirkungen von Tetrajodphenolphthalein bei vollkommenem Gallenverschluß. (Boston med. J. **1926**, 194/21, 973.) Ref. in Fortschr. Röntgenstr. **34**, 1026 (1926).

[6] DICK u. WALLACE: Cholecystography: toxic effects of the dyes. Brit. J. Surg. **15**, 360 (1927/28).

[7] REID, W. D., u. F. L. KENWAY: The action of tetraiodophenolphthalein on the heart. J. amer. med. Assoc. **88**, 540 (1927).

heftigen Magenbeschwerden führt; auch die Verabreichung in verschiedenartigen Kapseln konnte dies nicht ausreichend bessern. FANTUS[1] brachte dann die Lösung der Schwierigkeit, indem er zu der wäßrigen Lösung des Salzes vor der Verabreichung einen Überschuß schwacher Säuren, wie z. B. Fruchtsäfte, zufügte. Es entsteht dann eine frische, sehr feinteilige Ausfällung der freien Säure, die ausreichend resorbiert wird. Nach LUTZ[2] ist die Resorption dieser freien Säure sogar besser als die des Salzes, vorausgesetzt, daß Galle im Darm vorhanden ist; er vermutet eine Mitwirkung der Gallensäuren bei der Resorption der freien Säure, während diejenige des Salzes unabhängig davon verläuft. Präparate, die durch einfaches Einbringen in Wasser solch eine feine, frische Fällung ergeben, sind dann handelsüblich geworden (z. B. „Oral-Tetragnost").

Aber auch bei der genannten Verabreichungsart gaben z. B. NEWELL und LEEF[3] folgende Nebenwirkungen an: Nausea 53%, Erbrechen 9%, Diarrhöe 45%, Kopfschmerz 15% der Fälle einer größeren Serie.

Bedrohliche Nebenwirkungen und Todesfälle sind aber selten. DICK und WALLACE[4] beobachteten das Auftreten von hämorrhagischer Pankreatitis und von Ikterus. Bei intravenöser Verabreichung sah HUDDY einen Todesfall bei Überdosierung (5,5 g), LUTZ und SEYFRIED[5] einen bei der üblichen Dosis, einen weiteren beschrieb GREY[6], HOLTMANN[7] und BEYREIS[8] Fälle von schwerem Kollaps. Nach oraler Gabe meldeten DICK und WALLACE[4] einen Todesfall bei einer bereits ikterischen Patientin, XAVIS und ROSS[9] sahen „Jodismus".

12a. Tetrajodphenolphthaleincaesium ist beim Hund nach JOHNSON und HITZROTH[10] etwas weniger giftig als das Natriumsalz.

13. Phenoltetrajodphthaleindinatriumsalz

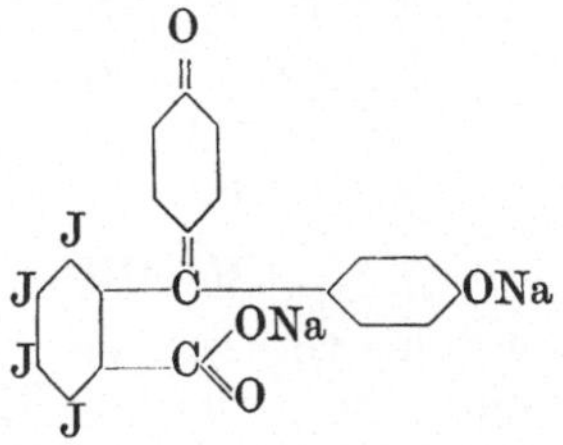

Handelsname *Phentetiothalein sodium*, Isomeres von 12 mit gleichem MG. und Jodgehalt, bronzefarbene Körnchen, leicht löslich in Wasser. Die Lösung färbt sich auf Laugezusatz intensiv purpurrot.

---

[1] FANTUS, B.: Orale Zuführung eines Kontrastmittels für die Cholecystographie. J. amer. med. Assoc. **89**, 182 (1927).

[2] LUTZ, W.: Über die Resorption von oral verabreichtem Tetrajodphenolphthalein. Klin. Wschr. **17**, 1180 (1938).

[3] NEWELL u. LEEF: Cholecystography with tetraiodophenolphthalein by mouth: Experience with regard to succes and untoward reactions. Radiology **23**, 31 (1934).

[4] DICK u. WALLACE: Zit. S. 108.

[5] LUTZ, W., u. H. SEYFRIED: Gefahren der intravenösen Cholecystographie. Münch. med. Wschr. **85**, 1019 (1938).

[6] GREY, T.: Death following sodium tetraiodophenolphthalein. Brit. med. J. **1931**, 569.

[7] HOLTMANN, N.: Ein Fall von schwerstem Kollaps nach Injektion von Tetrajodphenolphthalein „Merck" zur Röntgendarstellung der Gallenblase. Münch. med. Wschr. **1926**, 851.

[8] BEYREIS: Ein Beitrag zur gerichtlich-medizinischen Beurteilung der Vergiftung mit Tetrajodphenolphthalein-Natrium (Jodtetragnost-Merck). Dtsch. Z. gerichtl. Med. **10**, H. 2/3 (1927).

[9] XAVIS u. ROSS: Jodism following oral administration of gallbladder dyes. Radiology **22**, H. 3 (1934).

[10] JOHNSON, J., u. L. H. HITZROTH: Caesium tetraiodophenolphthalein — a new salt for gall bladder visualisation. J. of Pharmacol. **54**, 358 (1935).

Tierexperimentelle Untersuchung der Toxizität ist in der Literatur nicht mitgeteilt. Am Menschen wird dieses Präparat meist intravenös in Dosen von 2—2,5 g benutzt. Die Nebenwirkungen sollen dabei geringfügiger sein als bei 12.

14. Oktojodphenolphthaleinnatrium.

Es sei hier nur erwähnt, daß diese naheliegende chemische Weiterentwicklung von 12 und 13 nach Ravdin[1] äußerst giftig ist.

15. Erythrosin, Eosin und **Phloxin** sind in der Dosis von 0,05 g/kg intravenös zur Cholecystographie nach Terauchi[2] geeignet und sollen keine nennenswerten Nebenwirkungen zur Folge haben.

16. 2-p-Jodphenyl-6-jod-4-chinolincarbonsäure, *Biloptin*

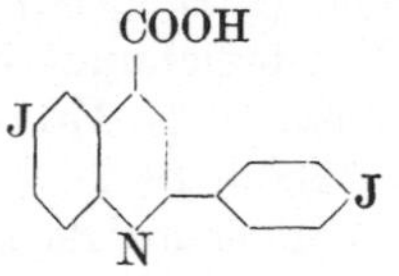

$$\text{COOH}$$

50,7% Jod, schwer löslich in Wasser. Pribram[3], der dieses Produkt in die Praxis einführte, bezeichnete es als „bei oraler Einverleibung absolut ungiftig" und empfahl Dosen von 5—6 g. Bei dem Gebrauch wurden aber bald schwere Leberschäden beobachtet (Hoesch[4], Hitzenberger[5], Kingreen[6]), die in Rattenversuchen von Orator und Walchshofer[7] auch histologisch nachgewiesen wurden.

17. Choleselektan. Unter diesem Namen wurde die Verbindung folgender Formel

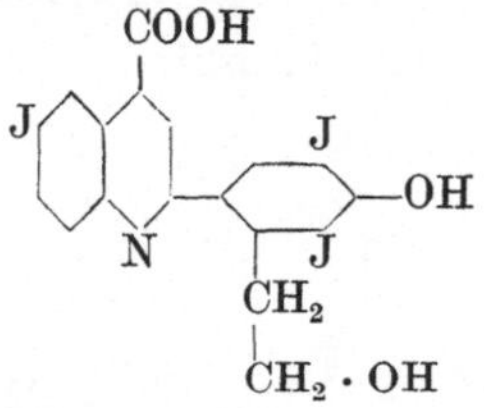

$$\text{COOH}$$

von Pribram[8] zur Cholecystographie vorgeschlagen. Er teilt mit, daß Kaninchen 2 g pro Kilogramm peroral ohne die geringsten Erscheinungen vertragen und benutzte es beim Patienten in der Dosierung von 3,5 g. Weitere Berichte liegen nicht vor.

b) Direkte Urographie.

Anorganische Jodsalze wurden in die instrumentelle Urographie von Cameron[9] eingeführt. Eine direkte Reizwirkung auf die Schleimhäute der Harnwege über die durch die osmotischen Verhältnisse bedingte hinaus scheint ihnen nicht

---

[1] Ravdin, J. S.: Persönliche Mitteilung an Johnson und Hitzroth. Zit. S. 109.

[2] Terauchi: J. gastroenterology **I**, (1), 47 (1926).

[3] Pribram, B. O.: Über ein neues Kontrastmittel zur röntgenologischen Darstellung der Gallenblase. Dtsch. med. Wschr. **52**, 1291 (1926) — Zur Technik der röntgenologischen Darstellung der Gallenblase mit Dijodatophan (Biloptin). Dtsch. med. Wschr. **53**, 367 (1927).

[4] Hoesch, K.: Gallenblase und Duodenum. Fortschr. Röntgenstr. **35**, 1190 (1927).

[5] Hitzenberger, K.: Vergiftungen durch Dijodatophan. Wien. med. Wschr. **27**, 223 (1927).

[6] Kingreen, O.: Vorsicht bei der Verabreichung von Dijodatophan (Biloptin). Dtsch. med. Wschr. **53**, 971 (1927).

[7] Orator, V., u. Walchshofer: Zur Frage der verschiedenen Gallenblasenkontrastmittel. Dtsch. Z. Chir. **205**, 86 (1927).

[8] Pribram, B. O.: Münch. med. Wschr. **83**, 1838 (1936).

[9] Cameron, D. F.: Aqueous solutions of potassium and sodium iodids as opaque mediums in roentgenography; preliminary report. J. amer. med. Assoc. **70**, 754 (1918) — Arch. Surg. **1**, 184 (1920).

zuzukommen. GRAVES und DAVIDOFF[1] untersuchten tierexperimentell an Kaninchen und Hunden den Einfluß von Blasenfüllungen mit Jodnatriumlösungen. Danach produzieren 36,4proz. Lösungen dieselben schweren Veränderungen (Lähmung der Blasenmuskulatur, Ödem der Blasenwand und deren Umgebung), wie Lösungen von Bromnatrium oder Chlornatrium in gleicher molarer Konzentration. Auf der anderen Seite beobachteten sie bei der 15,46proz. Jodnatriumlösung ebensowenig Schädigungen wie bei der 10proz. Bromnatriumlösung. Aus den Versuchen von BOEMINGHAUS[2] geht in augenfälliger Weise das beträchtliche Resorptionsvermögen des Nierenbeckens und Ureters für hochkonzentrierte Salzlösungen hervor. Es kann also zum Übertreten relativ großer Jodidmengen in den Kreislauf kommen, auch ohne eine Verletzung und ohne daß sog. „pyelovenöser Reflux" eingetreten ist. Dementsprechend sind Fälle von Jodüberempfindlichkeitsreaktionen bei der Pyelographie mit anorganischen Jodsalzen auch nicht ausgeblieben (FRAENKEL[3], HOFMANN[4], OEHLECKER[5]). Nach der Entwicklung der für die intravenöse Pyelographie geeigneten Kontrastmittel sind diese auch sämtlich zur instrumentellen Pyelographie herangezogen worden. Dabei betonen alle Autoren übereinstimmend, daß ihre Anwendung auf diesem Wege für den Patienten weniger unangenehme Nachwirkungen zur Folge habe als die der anorganischen Jodide. Erst aus diesem Resultat ist deutlich geworden, wieviel von den früher nach der Pyelographie gesehenen Beschwerden der Reizwirkung der damaligen Kontrastmittels zuzuschreiben war (GOLDSTEIN und ABESHOUSE[6]).

c) Ausscheidungsurographie.

Die Ausscheidungsurographie ist erst durch die Benutzung geeigneter wasserlöslicher Jodverbindungen zu einem erfolgreichen Verfahren geworden. Die früheren Versuche mit reinem Natriumjodid und mit Jodnatriumharnstoff haben ausschließlich historisches Interesse.

Die erzielte Schattenwirkung bei der Ausscheidungsurographie ist neben dem Füllungszustand der Harnwege hauptsächlich von der Konzentration des Jods abhängig, die in Form des Kontrastmittels von der Niere mit dem Harn abgeschieden wird. Über die Höhe dieser Konzentration, die eben zu einem diagnostisch verwertbaren Kontrasteffekt ausreicht, werden verschiedene Zahlen genannt, sie bewegen sich zwischen 1—2%. 1proz. Jod verursacht nach OLIVET[7] einen nur eben erkennbaren Schatten im Nierenbecken, für eine Detailerkennbarkeit dürfte in den meisten Fällen eine Konzentration von mindestens 2% erforderlich sein. Eine ganz genaue Zahl läßt sich deswegen nicht angeben, weil neben der Aufnahmetechnik der verschiedene Gasfüllungszustand des Darmes ausschlaggebend ist.

Betrachtet man zunächst diejenigen Kontrastmittelsalze, die nur ein Atom Jod im Molekül enthalten, so bedeutet die Forderung, daß sie in einer 2% Jod

---

[1] GRAVES u. DAVIDOFF: The choice of pyelographic medium. J. amer. med. Assoc. 168 (1923).

[2] BOEMINGHAUS, H.: Röntgenologische Untersuchungen über die Resorption schattengebender Lösungen in verschiedenen Hohlorganen, insbesondere der Niere, Nierenbecken und Ureter bei akuten Stauungszuständen. Arch. klin. Chir. 155, 451 (1929).

[3] FRAENKEL, W. R.: Akute Jodintoxikation nach Pyelographie mit Umbrenal. Dtsch. med. Wschr. 54, 2105 (1928).

[4] HOFMANN: Über die Gefahren der Pyelographie. Fol. urol. (Lpz.) 8, 393 (1914).

[5] OEHLECKER: Hydronephrose der rechten Hälfte einer Hufeisenniere. Z. urol. Chir. 10, 66 (1920).

[6] GOLDSTEIN, A. F., u. B. S. ABESHOUSE: A historical and practical consideration of pyelography media. Amer. J. Roentgenol. 33, 165 (1935).

[7] OLIVET, J.: Abrodilausscheidung bei gesunden und kranken Nieren. Klin. Wschr. 10, 1760 (1931).

darstellenden Konzentration im Harn auftreten sollen, daß ihre molare Konzentration mindestens so groß wird wie die der physiologischen Kochsalzlösung. Diese Überlegung läßt weiter einen Schluß darauf zu, wie hoch überhaupt die maximale Jodkonzentration im Harn nach Verabreichung einer derartigen Verbindung werden kann. Die menschliche Niere ist imstande, einen Harn auszuscheiden, dessen molare Gesamtkonzentration an Krystalloiden das Vier- bis höchstens Fünffache der des Blutes beträgt. Unter der übertriebenen Voraussetzung, daß sie während der Abscheidung des Kontrastmittels keine anderen Salze sezerniert, könnte sie dementsprechend bis zu 10% Jod in den Harn hineinbringen, mehr unter keinen Umständen. Man wird der Wirklichkeit näher kommen, wenn man die Konzentrationsfähigkeit für das Kontrastmittel mit derjenigen für Chloride vergleicht. Wenn die maximale Chloridkonzentration im Harn 1,4% Cl betragen kann (AMBARD[1]), so würde 5,0% Jod die maximale Leistung bei der Ausscheidung eines solchen Kontrastmittels darstellen können. Hinter diesen hypothetischen Maximalwerten bleiben aber die beobachteten maximalen Konzentrationen der Kontrastmittel bzw. des Jods nach intravenöser Verabreichung beim Tierversuch und auch bei der praktischen Anwendung am Menschen nicht sehr erheblich zurück. Die diesbezüglichen Beobachtungsdaten aus der Literatur sind in der Tabelle 3 zusammengestellt. Nach WRIGHT[2] können

Tabelle 3. Beobachtete Maximalkonzentrationen der Kontrastmittel im Harn.

Tierart	Kontrastmittel	Dosis intravenös g/kg	Kontrastmittel %	Molarität	Jod %	Autor
Kaninchen	Uroselektan . . .	0,4	10,5	0,35	4,4	JUNKMANN u. DAMM
	Abrodil	0,4	5,1	0,21	2,6	JUNKMANN u. DAMM
	Abrodil	0,4	8,0	0,33	4,2	nach Hypophysenvorderlappenhormon JUNKMANN u. DAMM
	Perabrodil-Natrium	0,4	10,8	0,20	5,2	JUNKMANN u. DAMM
	Uroselektan B . .	0,4	13,8	0,28	7,0	JUNKMANN u. DAMM
Hund	Uroselektan . . .	0,95	5,5	0,18	2,3	TOURNÉ u. DAMM
	Perabrodil	0,4	11,2	0,22	5,6	LENGEMANN
	Uroselektan B . .	0,75	7,3	0,15	3,7	GARDNER u. HEATHCOTE
Mensch	Jodnatrium . . .	0,3	1,57	0,10	1,33	OSBORNE, SUTHERLAND, SCHOLL u. ROWNTREE
	Uroselektan . . .	0,5	4,4	0,15	1,85	VON LICHTENBERG
	Abrodil	0,3	7,8	0,31	4,05	OLIVET
	Hippuran	0,2	5,7	0,19	2,4	SWICK
	Tenebryl.	0,16	5,05	0,14	3,47	BINZ u. MAIER-BODE
	Perabrodil-Natrium	0,08	6,6	0,16	3,94	VON LICHTENBERG
	Perabrodil	0,1	6,75	0,13	3,36	BRONNER u. KLEINOFEN
	Uroselektan B . .	0,2	7,94	0,16	4,05	VON LICHTENBERG

die Chloride und Bicarbonate zusammen im Harn maximal eine Konzentration von 0,33 mol erreichen. Die für Abrodil von OLIVET[3] am Menschen beobachtete Maximalkonzentration von 0,31 mol ist damit praktisch identisch. Weiter würde bei einem Gehalt von 2 Atomen Jod im Kontrastmittelmolekül die doppelte Konzentration an Jod im Harn bei gleicher molarer Kontrastmittelkonzentration erzielbar sein können. Die Daten der Tabelle für diese Kontrastmittelsalze zeigen, daß die erwartete Verdopplung der maximalen Jodkonzentration im Harn nur unvollständig erreicht wird.

---

[1] AMBARD, L.: Physiologie normale et pathologique des reins. 3. Aufl. Paris 1931. S. 53.
[2] WRIGHT, S.: Applied Physiology 5. Ed. Oxford 1934. S. 561.
[3] OLIVET, J.: Zit. S. 114.

Eine ähnliche Überlegung ist für die erforderliche Menge des Kontrastmittels anzustellen. Um beide Nierenbecken und Ureteren mit schattenbildendem Harn aufzufüllen, kann man unter Berücksichtigung dessen, daß ja erst der kontrastmittelfreie Harn, der verdünnend wirkt, ausgewaschen werden muß, ein Flüssigkeitsquantum von 20 ccm als eben ausreichend ansehen. Wenn diese 20 ccm 2 bzw. 4% Jod enthalten sollen, so ist dazu eine Kontrastmitteldosis erforderlich, in der 0,4 bzw. 0,8 g Jod enthalten sind. In Wirklichkeit enthält die praktisch benutzte Dosis desjenigen Kontrastmittels, das mit der geringsten Jodmenge auszukommen gestattet, 3,5 g Jod. Bei den ersten erfolgreichen Versuchen mit Jodnatriumharnstoff wurde sogar eine Joddosis von bis zu 38 g benutzt. Der Überschuß des Kontrastmittels über die zur Bildherstellung ausgenutzte Menge von 0,4—0,8 g Jod hinaus geht bei den noch zu besprechenden Verteilungsvorgängen im Organismus verloren.

Wenn die Auffüllung des genannten Teiles der Harnwege in etwa 10 Minuten vor sich gehen soll, so ist es notwendig, daß das in dieser Zeit die Nieren durchströmende Blut ihnen eine Mindestmenge an Kontrastmittel zuführt. Da die Durchblutung beider Nieren mit etwa 1000 ccm pro Minute zu veranschlagen ist, so ist es daher notwendig, daß die Konzentration des Kontrastmitteljods im Blut mindestens 4—8 mg% während dieser 10 Minuten beträgt, damit die Niere die genannte Menge ausscheiden kann. Um diese Konzentration in den 5 l Blut überhaupt erst zu erreichen, ist schon die intravenöse Injektion von 0,2—0,4 g Kontrastmitteljod erforderlich, um sie für 10 Minuten aufrechtzuerhalten, dementsprechend die Dosis von 0,6—1,2 g Kontrastmitteljod. Diese Bedingungen zu erfüllen, ist bei der intravenösen Verabreichung natürlich nicht schwierig. Aber es geht aus dieser Überlegung hervor, daß die Verhältnisse sehr ungünstig werden, wenn das Kontrastmittel aus dem Darm oder einem Gewebsdepot resorbiert werden muß. In diesem Falle sind die genannten Blutkonzentrationen kaum zu erzielen, und es muß daher der Niere entsprechend mehr Zeit zur Abscheidung des Kontrastharnes gelassen werden. Wird aber dabei die Blutkonzentration so niedrig, daß das Angebot an die Niere nicht ausreicht, um die bei physiologischer Diurese gebildeten Harnmengen mit der erforderlichen Menge an Kontrastmitteljod zu beladen, so bleibt der Erfolg aus. Die Harnbildung wird aber kaum jemals unter 0,5 ccm pro Minute betragen, und es wird keine ausreichende Kontrastmittelkonzentration im Harn zu erzielen sein, wenn nicht mindestens eine Konzentration an Kontrastmitteljod im Blut von 1—2 mg% für 40 Minuten aufrechterhalten wird.

Diese Zahlen sind überdies noch die theoretisch günstigsten, sie gelten für den Fall, daß die Niere das gesamte im arteriellen Blut ihr zuströmende Kontrastmittel sofort ausscheidet. Kann sie aber stets nur einen Teil ausscheiden — wie dies z. B. für rein glomärulär filtrierte, nicht rückresorbierte Stoffe gilt —, so können die gleichen Harnkonzentrationen erst bei mehrfach größeren Blutkonzentrationen erzielt werden. Welcher Ausscheidungsmechanismus in Frage kommt, wird weiter unten erörtert werden (s. S. 123).

Doch auch bei intravenöser Injektion würden die Verhältnisse nur dann so günstig sein wie oben geschildert, wenn neben der Ausscheidung durch die Nieren die Kontrastmittel nicht in die Gewebe abwandern und dadurch den Gehalt des Blutes rasch herabsetzen würden. Eine solche Abwanderung findet nun aber in Wirklichkeit statt. So fanden TOURNÉ und DAMM[1] beim Menschen nach intravenöser Injektion von 40 g Uroselektan nach 15 Minuten im Gesamtblut nur 9 g

---

[1] TOURNÉ, W., u. E. DAMM: Über den Verbleib des Uroselektans im menschlichen Körper. Klin. Wschr. **9**, 1581 (1930).

wieder, aber nach von Lichtenberg und Heckenbach[1] sind nach 1 Stunde erst 6 g in den Harn ausgeschieden, mehr als 25 g sind also nach 15 Minuten in die Gewebe abgewandert. Ähnliche Resultate teilen Tourné und Damm[2] in einer zweiten Arbeit bei Hundeversuchen mit; bei der Analyse der Organe zeigte sich, daß das Fell einen besonders großen Anteil aufnimmt. Die gleichen Verhältnisse für Abrodil zeigt Abb. 4 nach einem Versuch von Olivet[3] am Hunde mit Injektion von 40 g. Olivet fand unter den einzelnen Organen die größten

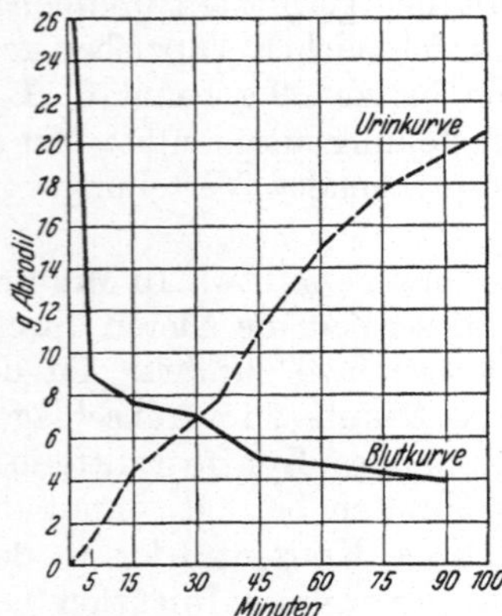

Abb. 4. g-Menge Abrodil in Blut und Urin, absolute Werte. (Nach Olivet.)

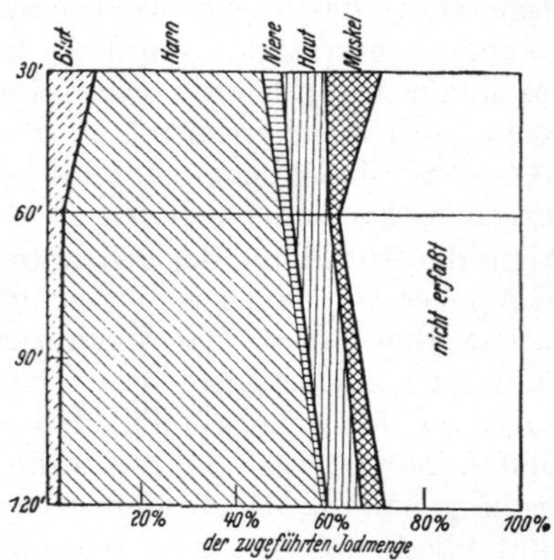

Abb. 5. Verteilung auf Blut und Organe und Harnausscheidung von Perabrodil nach intravenöser Injektion bei Hunden. (Nach Lengemann.)

absoluten Abrodilmengen in Muskulatur und Haut, die gefundenen Gesamtwerte decken aber, wie übrigens auch in den Versuchen von Tourné und Damm und den gleich zu besprechenden von Lengemann[4] nicht den Abwanderungsverlust aus dem Blut. Dieser Autor hat ausgedehnte Versuche an Hunden mit Perabrodil in allen Einzelheiten mitgeteilt.

Einen Überblick über das Resultat gibt die Abb. 5; ein spezielles Versuchsprotokoll sei hier wiedergegeben:

18 kg schwerer Hund, Äthernarkose, 5 ccm 2proz. Morphin Injektion von 20 ccm Perabrodil.

Das Blut enthielt nach:

15 Minuten	38,7 mg% Jod =	510 mg J =	14,6%	der injizierten Dosis		
30 Minuten	26,0 mg% Jod =	342 mg J =	9,8%	„	„	„
60 Minuten	11,1 mg% Jod =	146 mg J =	4,2%	„	„	„
120 Minuten	5,8 mg% Jod =	55 mg J =	1,6%	„	„	„

Die Organe enthielten:

Leber (355 g)	8,165 mg J =	2,3 mg%	= 0,2 %	der injizierten Dosis		
Milz (30 g)	0,5 mg J =	1,65 mg%	= 0,01%	„	„	„
Nieren (100 g)	26,6 mg J =	26,6 mg%	= 0,7 %	„	„	„
Haut (2,89 kg)	208,65 mg J =	7,2 mg%	= 6 %	„	„	„
Muskel (7,56 kg)	60,48 mg J =	0,8 mg%	= 1,8 %	„	„	„

Der Urin enthielt nach:

15 Minuten in 19,5 ccm	691 mg Jod =	19 %	der injizierten Dosis		
30 Minuten in 10,0 ccm	548 mg Jod =	15,6%	„	„	„
60 Minuten in 13,0 ccm	743 mg Jod =	21 %	„	„	„
120 Minuten in 12,0 ccm	517 mg Jod =	14,8%	„	„	„

[1] von Lichtenberg u. Heckenbach: Über die Grundlagen der Ausscheidungsurographie. Fortschr. Röntgenstr. 44, Kongreßheft 59 (1931).

[2] Tourné, W., u. E. Damm: Verteilungsstudien am Tierkörper mit Uroselektan. Klin. Wschr. 9, 1719 (1930).

[3] Olivet, J.: Jodverteilung nach Injektion von Abrodil. Klin. Wschr. 10, 2396 (1931).

[4] Lengemann, W.: Histohämorenale Verteilungsstudien mit Pelviren und Perabrodil beim normalen und nierenexstirpierten Hund. Z. exper. Med. 92, 675 (1934).

Insgesamt wurde von der injizierten Jodmenge 81% wiedergefunden. Den Verlauf dieses Versuches veranschaulicht weiter die Abb. 6. Wesentlich ist, daß, wie übrigens offenbar auch beim Uroselektan und Abrodil, mit Ausnahme der Niere und der Haut in keinem Organ der Kontrastmittelgehalt über den des Blutes ansteigt, sondern meist erheblich darunter bleibt. Dabei ist noch zu berücksichtigen, daß bei einem solchen Vergleich mit dem (höheren) Plasmagehalt zu rechnen wäre, da mindestens Perabrodil nach SMITH, GOLDRING und CHASIS[1] nicht in die Blutkörperchen diffundiert. Im Falle der Niere ist der höhere Gehalt zwanglos durch den im Kanälchensystem befindlichen, noch sehr viel stärker kontrastmittelhaltigen Harn zu erklären. Bei der Haut liegt dagegen eine echte Speicherung vor. TELEMANN[2] gibt an, daß es auch zu einer Anreicherung in der Darmwand komme, wodurch eine röntgenologisch störende Schattenwirkung erzielt werde. HERSKOVITS[3] meint in einem Falle einen Übertritt schattengebender Perabrodilkonzentration in die Gallenblase gesehen zu haben.

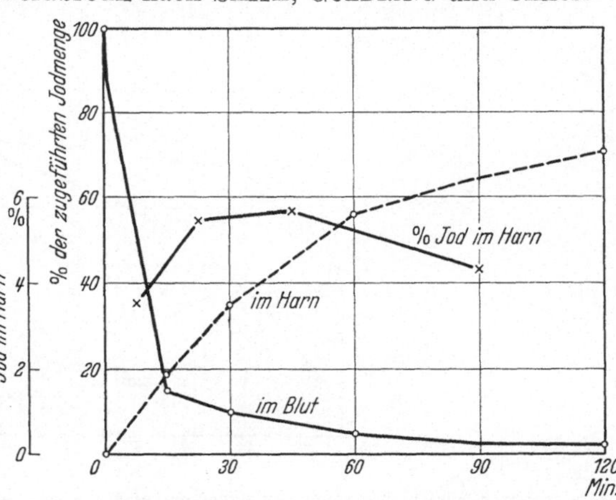

Abb. 6. Menge des noch im Blute kreisenden und des mit dem Harn bereits ausgeschiedenen Perabrodils in % des zugeführten. Hund 18 kg, 7 g intravenös. Nach einem Versuch von LENGEMANN.

Diese Abwanderung aus dem Blut in die Organe ist der Grund dafür, daß man mit keinem Kontrastmittel mit der oben theoretisch abgeleiteten Mindestdosis, deren Jodgehalt 0,6—1,2 g beträgt, auskommen kann. Es ist auch wohl nicht zu erwarten, daß ein in so kleiner Dosis verwendbares Kontrastmittel gefunden werden kann, denn die Abwanderung in die Organe ist im wesentlichen durch die Diffusibilität der Kontrastmittel zu erklären, und diese ist offenbar wiederum auch Voraussetzung für die Harnfähigkeit.

Der Abwanderung aus dem Blute folgt sehr bald eine Rückwanderung in das Blut, denn nach kurzer Zeit ist die Harnausscheidung weit größer als aus der Abnahme der im Blute kreisender Kontrastmittelmenge allein erklärbar wäre (OLIVET, LENGEMANN).

Der Verlauf der Kontrastmittelkonzentration im Harn zeigt einige bemerkenswerte Eigentümlichkeiten. Nach dem oben erörterten Zusammenhang zwischen Blutkonzentration und Nierenausscheidung wäre zu erwarten, daß im Augenblick nach der intravenösen Einverleibung sofort die Ausscheidung des Harnes mit maximaler Kontrastmittelkonzentration beginnen würde und daß weiter diese Harnkonzentration einen kontinuierlichen Abfall zeigen würde. In den analytischen Resultaten ist das nun aber keineswegs der Fall.

In den Abb. 7 und 8 sind solche Ergebnisse wiedergegeben. Wie man sieht, liegt der Gipfel der Konzentration immer erst längere Zeit nach der Injektion. Die nächstliegende Erklärung dafür ist die, daß tatsächlich sofort die

[1] SMITH, W. H., W. GOLDRING u. H. CHASIS: The measurement of the tubular excretory mass, effective blood flow and filtration rate in the normal human kidney. J. clin. Invest. 17, 263 (1938).
[2] TELEMANN: Diskussionsbemerkung. Fortschr. Röntgenstr. 47, 473 (1933).
[3] HERSKOVITS, E.: Mit Perabrodil gefüllte Gallenblase während einer Ausscheidungspyelographie. Röntgenprax. 10, 263 (1938).

Ausscheidung des Harnes mit maximalem Gehalt beginnt, daß dieser aber erst
den in Nierenkanälchen, Nierenbecken, Harnleiter und Blase bzw. Katheter befindlichen kontrastmittelfreien Harn vor sich hertreiben muß, bevor er in der auf-

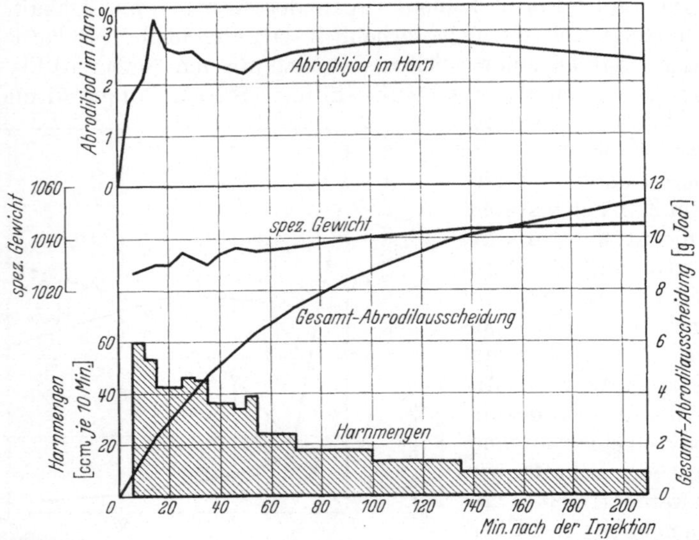

Abb. 7. Abrodilausscheidung nach intravenöser Injektion von 40 g. (Nach BRONNER, HECHT und SCHÜLLER.)

gefangenen Harnprobe analytisch erfaßt wird und sich weiterhin mit diesem
noch vermischt. Es fragt sich aber, ob diese Erklärung ausreichend ist, und
um das zu beurteilen, müßte man das Volumen dieses „toten Raumes" der
Harnwege kennen. In dieser Hinsicht ist besonders der innere Hohlraum des

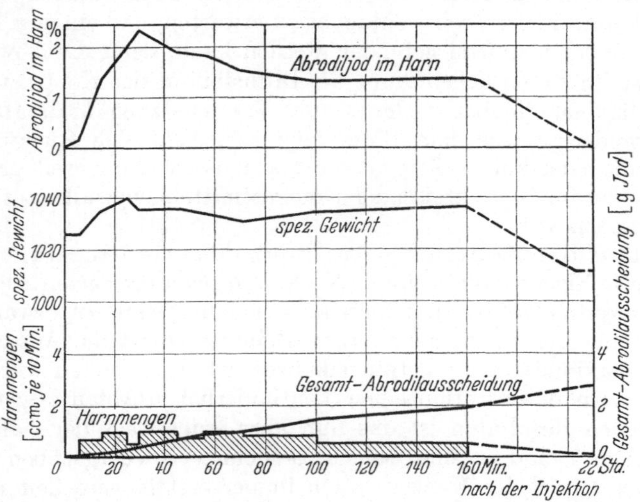

Abb. 8. Abrodilausscheidung nach intravenöser Injektion von 6 g. (Nach BRONNER, HECHT und SCHÜLLER.)

Kanälchensystems der Nieren unbekannt. Ich nehme an, daß dieser mit 5%
des Nierengewichtes, also 15 ccm für beide Nieren des Menschen sicher nicht
überschätzt ist. Dazu kommt das Fassungsvermögen der Nierenbecken, Ureteren
und der (kollabierten) Blase sowie des Katheters mit mindestens 15 ccm. Rechnet
man noch die anfängliche Vermischung hinzu, so darf man erwarten, daß in dem

aufgefangenen Harn die Maximalkonzentration frühestens dann zu finden ist, wenn nach der Einverleibung 60 ccm Harn ausgeschieden sind.

Bei den in den Abb. 7 und 8 wiedergegebenen Versuchen am Menschen sowie auch dem Hundeversuche von LENGEMANN wird man für die Verspätung des Konzentrationsgipfels kaum einer anderen Erklärung bedürfen.

VON LICHTENBERG[1] gibt nun aber folgende Zahlen an (offenbar für Menschen):

Kontrastmittel	Maximalgehalt des Harnes
Abrodil	nach $^3/_4$ Stunden
Uroselektan . . .	„ $^5/_4$ „
Uroselektan B . .	„ $^1/_2$ „
Tenebryl	„ $1^1/_2$ „

Leider sind die Einzelheiten dieser Versuche nicht mitgeteilt, so daß es schwer ist, sie unter der vorliegenden Fragestellung zu erörtern. Die für Abrodil angegebene Zahl ist (s. auch KATO[2]) jedenfalls nicht in Übereinstimmung mit den Resultaten von BRONNER, HECHT und SCHÜLLER[3]).

JUNKMANN und DAMM[4] haben sehr ausführliche Versuche über die Kontrastmittelausscheidung an Kaninchen ausgeführt. Sie gaben Tieren von 2—3 kg je 1 g der verschiedenen Mittel intravenös und gleichzeitig 100 ccm Wasser per os. Die Abb. 9 zeigt die Durchschnittswerte ihrer Resultate, Abb. 10 den vergleichsweisen Wasserdiureseverlauf ohne Kontrastmittelgabe. Hier liegen die Konzentrationsmaxima im Harn anscheinend später, als durch die obige Erklärung zu deuten ist. Allerdings fehlen Angaben über die Art, wie der Harn gesammelt ist, so daß eine Schätzung des „toten Raumes" in diesen Versuchen kaum möglich ist. Ich möchte es daher offenlassen, ob außer den Einflüssen des toten Raumes tatsächlich noch ungeklärte Gründe für die Verspätung des Konzentrationsgipfels bestehen. JUNKMANN und DAMM selbst schreiben zu ihren Versuchen:

„Man muß also annehmen, daß die Niere des Kaninchens mindestens 2—$2^1/_2$ Stunden braucht, um ihre maximale Konzentrationsleistung zu entfalten. Vermutlich muß diese Zeit noch länger angenommen werden, da sich das Absinken der Blutkonzentration schließlich doch, wenn es ein bestimmtes Ausmaß erreicht hat, dahin auswirkt, daß ein weiteres Steigen der Harnkonzentration nicht mehr stattfinden kann. Man hat den Eindruck, daß es, wenn man das Absinken der Blutkonzentration verhindern könnte, möglich sein müßte, zu noch höheren Konzentrationen im Harn zu gelangen."

Der Zeitpunkt des Kontrastmittel-Konzentrationsmaximums im Nierenbecken ist der des günstigsten Kontrasteffektes und daher von eminenter praktischer Bedeutung. Er liegt natürlich entsprechend früher als der analytisch erfaßte im entleerten Harn. Bei normaler Nierentätigkeit erhält man mit Abrodil nach 15—25 Minuten, mit Perabrodil nach 8—15 Minuten, mit Uroselektan B nach 10—20 Minuten, mit Tenebryl nach 8—18 Minuten (RASPE[5]) durchschnittlich das kontrastreichste Bild. Dieses empirische Resultat spricht gegen die Auffassung von JUNKMANN und DAMM, aber die genannten Zeitunterschiede sind doch nicht ganz erklärlich.

---

[1] VON LICHTENBERG, A.: Grundlagen und Fortschritte der Ausscheidungsurographie. Arch. klin. Chir. **171**, 3 (1932).

[2] SEIICHI, KATO: Abrodil im Blut und Harn bei intravenöser Pyelographie. Tohoku J. exper. Med. **28**, 313 (1936).

[3] BRONNER, H., G. HECHT u. J. SCHÜLLER: Ausscheidungspyelographie mit Abrodil. Fortschr. Röntgenstr. **42**, 206 (1930).

[4] JUNKMANN, K., u. E. DAMM: Studien über die Ausscheidung von Nierenkontrastmitteln. II. Z. exper. Med. **88**, 705 (1933).

[5] RASPE, R.: Ausscheidungsurographie mit „Intramin intravenös". Röntgenprax. **7**, 632 (1935).

Es ist leicht einzusehen, daß die erreichte Maximalkonzentration im Harn während des Ablaufs einer Wasserdiurese bei sparsamer Kontrastmitteldosierung nicht mehr die notwendige Höhe erreichen kann. Bei gleicher in der Zeiteinheit ausgeschiedener Kontrastmittelmenge reicht diese dann nicht aus, um das grö-

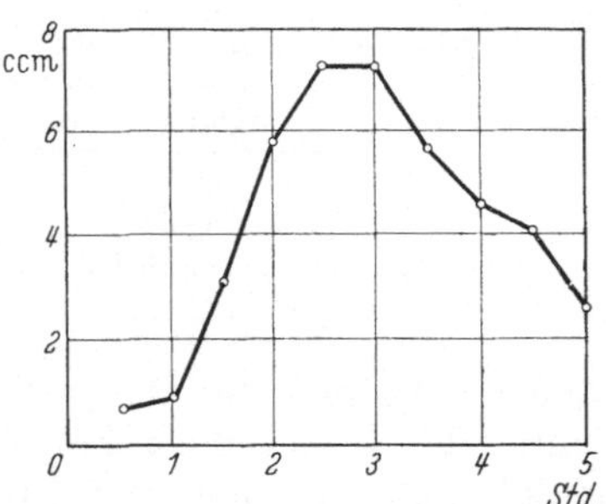

Abb. 10. Ablauf der Wasserdiurese nach Darreichung von 100 ccm Leitungswasser mit der Schlundsonde als Vergleichsversuch zu Abb. 9 ohne Kontrastmittelgabe. Zeichenerklärung s. Abb. 9. (Nach Junkmann und Damm.)

ßere Harnvolumen mit dem erforderlichen Jodgehalt zu beladen (Bronner und Kleinofen[1]). Die Ausscheidung größerer Mengen in der Zeiteinheit setzt aber ein höheres Angebot mit dem Blute, d. h. höhere Dosis, voraus.

Über den Verlauf der Blutkonzentration nach oraler, rectaler und subcutaner Kontrastmittelverabreichung liegen keine Angaben vor. Über Kontrasterfolge berichten folgende Autoren:

1. Orale Anwendung. Nach Schuster[2] ist Uroselektan oral schlecht verträglich und gibt keine diagnostische Ausbeute. Köhler[3] gab 30 g Abrodil in einem Glas Wasser ohne besondere Beschwerden und konnte nach 45 Minuten unter Anwendung des Ureteren-Kompressoriums Aufnahmen herstellen;

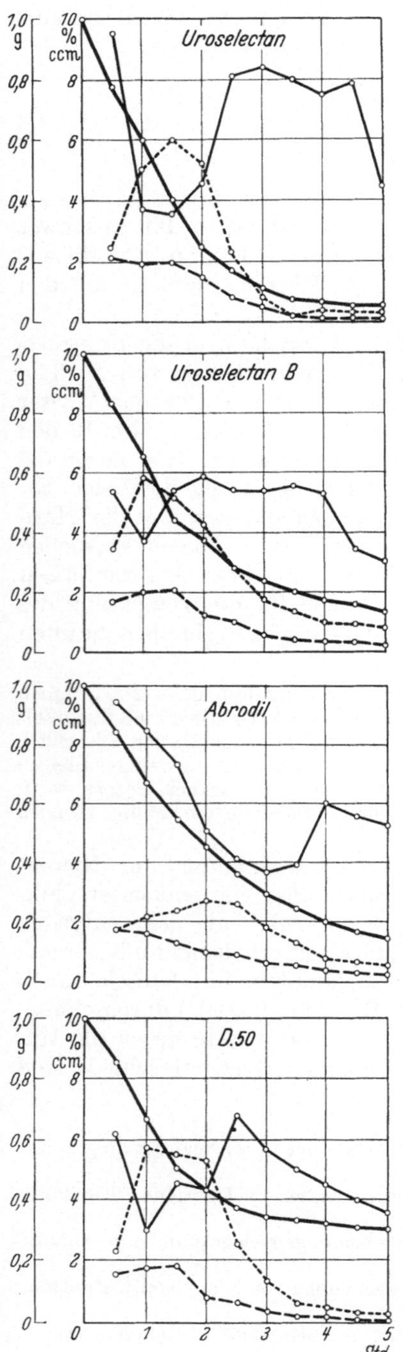

---

[1] Bronner, H., u. P. Kleinofen: Einfluß der Diurese auf die Darstellung der Harnwege mit Perabrodil. Klin. Wschr. **16**, 1056 (1937).

[2] Schuster, H.: Endorale, intravenöse und orale Pyelographie. Wien. med. Wschr. **80**, 1293 (1930).

[3] Köhler, H.: Die rectale Ausscheidungspyelographie. Zbl. Chir. **57**, Nr 38 (1930) — Die Ausscheidungspyelographie mittels Abrodil. Rectale Pyelographie. Dtsch. med. Wschr. **56**, 1775 (1930).

Abb. 9. Verlauf der Kontrastmittelausscheidung bei Kaninchen nach 1 g intravenös für Uroselektan, Uroselektan B, Abrodil und D 50 (=Verbindung 7 von S. 105). o—o—o Kurve der am Ende einer jeden Halbstundenperiode noch nicht durch die Nieren ausgeschiedenen Kontrastmittelmenge in g pro kg Tier. o—o—o Verlauf der Wasserdiurese in ccm pro $^1/_2$ Stunde und kg Tier. o--o--o Verhalten der pro Halbstundenperiode ausgeschiedenen Kontrastmittelmengen pro kg Tier in g. o---o---o Konzentration des Kontrastmittels in den halbstündigen Harnportionen in %. (Nach Junkmann und Damm.)

durchgesetzt hat sich aber auch dies Verfahren wegen der unbefriedigenden diagnostischen Ausbeute nicht. Nach Swick[1] ist das Hippuran zur „oralen Pyelographie" geeignet, bei Verabreichung von 10—15 g der Substanz in 75 ccm Sir. simpl. erhielt er in der Hälfte der Fälle 1—$2^1/_4$ Stunden nach Einverleibung brauchbare Bilder.

2. Rectale Anwendung. Die rectale Verabreichung von 40 g Uroselektan in 100 ccm Wasser oder von 20—25 g Abrodil in 50 ccm Wasser ergibt nach Köhler[2] bei Anwendung von Kompression der Ureteren nach 45—60 Minuten verwertbare Bilder. Ähnliche Resultate mit Abrodil teilten auch Hoffmeister[3] sowie Sichel und Böckel[4] mit. Mit Uroselektan B konnte Viethen[5] bei Kindern keine Erfolge erzielen. Mit 40 ccm Perabrodil rectal kann man nach Raffaeli[6] nach 1 Stunde brauchbare Bilder gewinnen.

3. Subcutane Anwendung. Durch subcutane Anwendung der 4proz. Abrodillösung in der Menge von etwa 500 ccm gewann Butzengeiger[7] nach 30—50 Minuten pyelographische Bilder, ähnlich auch Hillebrand[8] und Böckel und Sichel[9]. Nissel[10] empfahl 35proz. Perabrodillösung zur subcutanen Anwendung besonders bei Kindern in Dosen von 40—100 ccm, wobei er nach 30—70 Minuten Bilder herstellte, die nicht so gute Kontraste aufwiesen wie nach intravenöser Einverleibung.

Aus allen diesen Resultaten kann man schließen, daß die nicht intravenöse Verabreichung nur in Ausnahmefällen zu einer ausreichenden Konzentration des Kontrastmittels im Blute führt. Am günstigsten liegen die Verhältnisse noch bei **intramuskulärer Injektion**, die sich nach Hunt und Popma[11] mit Perabrodil erfolgreich durchführen läßt.

Für den Kontrasterfolg ist die ausreichende Füllung der Harnwege mit ausreichend jodhaltigem Harn maßgebend, d. h. die auf die durchstrahlte Flächeneinheit entfallende Jodmenge. Bei engen Nierenbecken erzielt man daher mit einer Jodkonzentration noch keinen Kontrast, die in einem erweiterten einen kräftigen Schatten gibt. Diese Tatsache macht sich die Diagnostik zunutze, wenn sie während der Ausscheidung eine künstliche Harnstauung im Nierenbecken durch das Kompressorium nach Ziegler und Köhler[12] oder durch die

---

[1] Swick. M.: Excretion urography, with particular reference to a newly devoloped compound: sodium ortho-iodohippurate. J. amer. Assoc. **101**, 1853 (1933).

[2] Köhler, H.: Zit. S. 118.

[3] Hoffmeister, W.: Darstellung des Nierenbeckens durch intravenöse, perorale und rectale Anwendung von Abrodil. Dtsch. Z. Chir. **230**, H. 1/2 (1931).

[4] Sichel u. Böckel: 14 Pyelogramme nach intravenöser bzw. rectaler Injektion von Abrodil. Presse méd. **39**, Nr 16 (1931).

[5] Viethen, A.: Ausscheidungsurographie bei jungen Kindern. Klin. Wschr. **11**, 416 (1932).

[6] Raffaelli, M.: L'urografia rectale come mezzo di indagine „di necessita". (Rectale Röntgennierenaufnahme als „unentbehrliches" Untersuchungsmittel.) Atti 11. Congr. ital. Radiol. med. Pte 2, 268 (1934).

[7] Butzengeiger, O.: Ausscheidungspyelographie (Urographie) durch subcutane Abrodilinfusion. Röntgenprax. **3**, 881 (1931).

[8] Hillebrand, H.: Ausscheidungspyelographie durch subcutane Abrodil-Infusion beim Kinde. Zbl. Chir. **59**, 1048 (1932).

[9] Böckel, A., u. D. Sichel: 10 Urographien mit Hilfe subcutaner Abrodilinjektionen. J. d'Urol. **33**, Nr 4 (1932).

[10] Nissel, W.: Subcutane Ausscheidungspyelographie. Dtsch. med. Wschr. **58**, 1481 (1932).

[11] Hunt, H. B., u. A. M. Popma: Excretory urography by the intramuscular injektion of diodrast. Radiology **31**, 587 (1938).

[12] Ziegler, J., u. H. Köhler: Die Ausscheidungspyelographie. Chirurg. **2**, H. 21 (1930) — Perorale Pyelographie. Med. Klin. **1930**, 10 — Zbl. Chir. **1929**, 2269.

Rückwirkung der gefüllten Blase zu erzielen sucht (PALUGYAY[1], KEMKES[2]). Doch haben diese Verfahren andere Nachteile, die hier nicht erörtert werden können.

Der mengenmäßige Verlauf der Ausscheidung der Kontrastmittel hat weniger Interesse für den Kontrasterfolg als für die Frage, in welcher Zeit und mit welcher Vollständigkeit sich der Organismus des Kontrastmittels wieder entledigt. In den oben wiedergegebenen Versuchen sind solche Resultate bereits zum Teil enthalten. Es seien in der folgenden Tabelle 4 noch eine Anzahl solcher Beobachtungen, den Menschen betreffend, mitgeteilt.

Tabelle 4. Gesamt-Harnausscheidung beim Menschen in Prozenten der einverleibten Mengen (24 Stunden und länger).

Mittel	Dosis g	Ausgeschieden %	Autor
Abrodil	20—40	etwa 90	BRONNER, HECHT u. SCHÜLLER
Tenebryl.	10	67—92	RASPE
Uroselektan	30	85,6	VON LICHTENBERG
Uroselektan B	15	63,8	VON LICHTENBERG
Perabrodil	7	93—98	BRONNER u. KLEINOFEN

Man darf als Kritik dieser Zahlen sagen, daß die Endwerte wohl alle durch Addition der Jodgehalte vieler einzelner Harnproben gewonnen sind, wobei sich entsprechend auch etwaige Analysenfehler addieren. Entsprechend kann die Frage der völligen Elimination der Kontrastmittel nicht als erledigt betrachtet werden, insbesondere ist nicht aufgeklärt, ob das eventuelle Defizit der Harnausscheidung durch anderweitige Ausscheidung (Stuhl, Haut, Speichel) gedeckt wird.

Alle Untersucher der einzelnen Kontrastmittel betonen, daß nach ihrer Einverleibung mineralisiertes Jod nicht im Harn nachweisbar ist (Uroselektan: SWICK[3], Abrodil: BRONNER, HECHT und SCHÜLLER[4], Uroselektan B: VON LICHTENBERG und HECKENBACH[5], Perabrodil: BRONNER und KLEINOFEN[6], Hippuran: SWICK[7]). Nur beim Tenebryl gibt RASPE[8] an, in einzelnen Harnproben anorganisches Jod gefunden zu haben, was er aber auf Zersetzung in der Harnprobe unter Lichteinfluß zurückführt. Man hat dementsprechend anzunehmen, daß alle diese Kontrastmittel ohne jede chemische Veränderung den Organismus passieren. Quantitativ liegt ein direkter Beweis für diese Schlußfolgerung nicht vor, qualitativ aber sind Uroselektan (SWICK[3]), Uroselektan B und Perabrodil in Form der schwerlöslichen freien Säuren aus dem Harn wiedergewinnbar.

Es wurde oben bereits darauf hingewiesen, daß unter dem Einfluß einer Wasserdiurese die Kontrastmittelkonzentration im Harn abnehmen muß. Diese ist also weitgehend abhängig von dem den Nieren zur Ausscheidung angebotenem Wasser. Dagegen ist hiervon offenbar in weiten Grenzen unabhängig die absolute Ausscheidungsgeschwindigkeit. Dies ist besonders eindrucksvoll erkennbar in der Abb. 11 für Perabrodil beim Menschen und beim Vergleich der Abb. 12 mit Abb. 9 für Abrodil beim Kaninchen. Nur wenig von diesem Prinzip weicht auch das in Abb. 13 wiedergegebene Resultat für Uroselektan B am Kaninchen ab.

---

[1] PALUGYAY: Die intravenöse Darstellung der morphologisch und funktionell normalen Harnorgane. Wien. klin. Wschr. **43**, 978, 999 (1930).

[2] KEMKES, H.: Über die intravenöse Ausscheidungsurographie mit Intramin. Zbl. Chir. **95**, 2804 (1932).

[3] SWICK: Zit. S. 85.

[4] BRONNER, HECHT u. SCHÜLLER: Zit. S. 117.

[5] VON LICHTENBERG u. HECKENBACH: Zit. S. 114.

[6] BRONNER u. KLEINOFEN: Zit. S. 118.

[7] SWICK: Zit. S. 106.   [8] RASPE: Zit. S. 103.

Das bedeutet wohl, daß die Niere das ihr vom Blut zugeführte Kontrastmittel ihrer Leistungsfähigkeit entsprechend auszuscheiden gezwungen ist. Damit sie dies kann, muß sie natürlich soviel Wasser mit ausscheiden, wie nötig ist, damit die Kontrastmittelkonzentration im Harn das oben erörterte physiologisch mögliche Maximum nicht übersteigt. Oder mit anderen Worten — auf dem Boden der Rückresorptionstheorie — sie kann nur soviel Wasser rückresorbieren, bis dieses Maximum erreicht ist. Dies dürfte die natürliche Deutung für

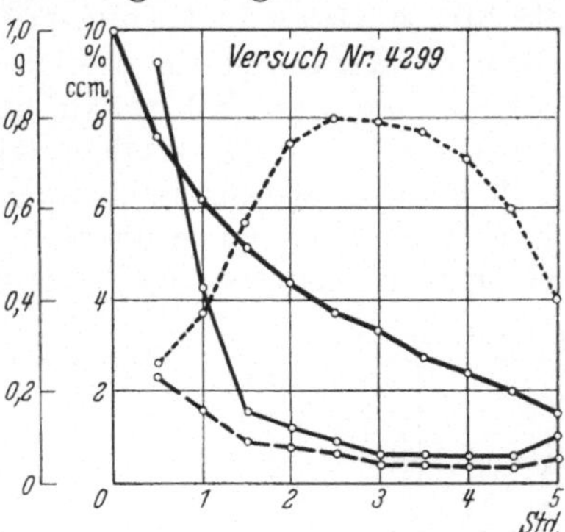

Abb. 12. Verlauf der Abrodilausscheidung beim Kaninchen bei fehlender Wasserdiurese. 2 ccm Pitraphorin 2 Stdn. vor der Abrodilgabe subcutan. Zu vergl. mit Abb. 9, zweite Kurve von unten. Zeichenerklärung s. Abb. 9. (Nach JUNKMANN und DAMM.)

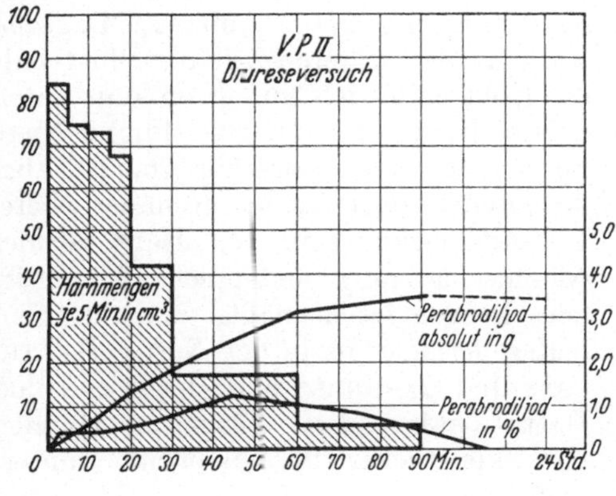

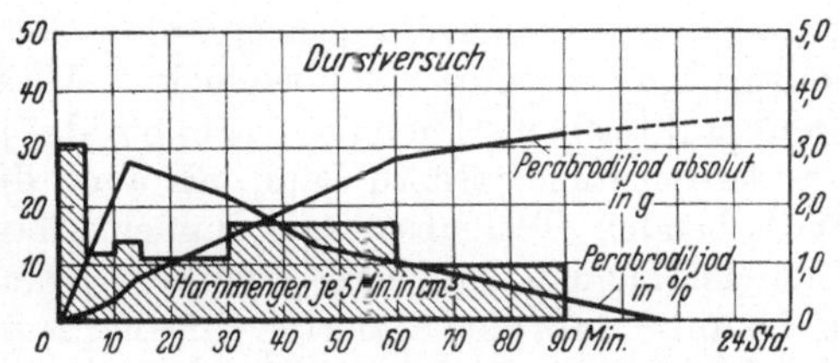

Abb. 11. Perabrodilausscheidung unter Einfluß reichlicher bzw. eingeschränkter Flüssigkeitszufuhr. (Nach BRONNER und KLEINOFEN.)

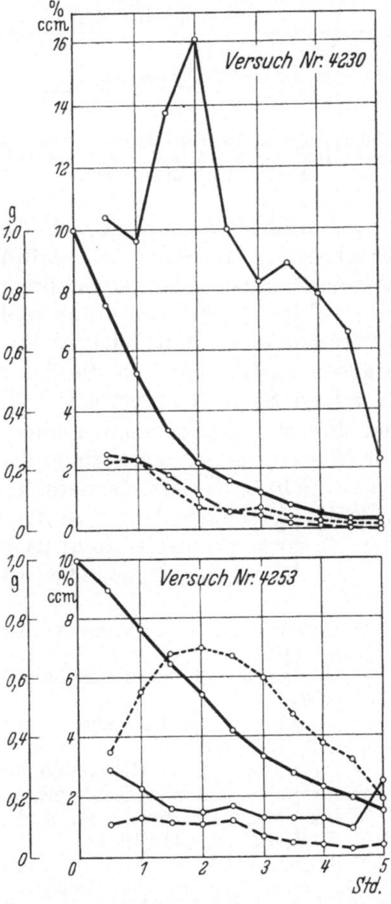

Abb. 13. Verlauf der Uroselektan B-Ausscheidung beim Kaninchen bei starker (oben) und bei geringer (unten) Diurese. Erklärung s. Abb. 9. (Nach JUNKMANN und DAMM.)

die hauptsächlich von VON LICHTENBERG[1] erörterte „diuretische Wirkung" der Kontrastmittel sein. Dieser Autor gibt für den Menschen folgende Harnmengen in der ersten Stunde nach der Injektion an:

24,5 g Abrodil:	175 ccm	
30 g Uroselektan:	120 „	
15 g Uroselektan B:	84 „	
10 g Tenebryl:	63 „	

In erster Annäherung gehen also die Harnmengen, der obigen Deutung entsprechend, der molaren Größe der Kontrastmitteldosis parallel.

---

[1] VON LICHTENBERG: Grundlagen und Fortschritte der Ausscheidungsurographie. Arch. klin. Chir. 171, 3 (1932).

Dieser Zwang zur Mitausscheidung beträchtlicher Wassermengen kann bei extremen Dosen zu katastrophaler Entwässerung des Organismus führen. Jedenfalls führen Damm und Junkmann[1] bei ihren bereits erwähnten Infusionsversuchen an Kaninchen die tödliche Wirkung der etwa 4stündigen Infusion von 4 g Uroselektan pro Kilogramm und Stunde auf den dabei auftretenden Wasserverlust von 12—13% des Körpergewichtes zurück.

Über die Frage des Schicksals der Kontrastmittel bei mangelhafter Nierenfunktion oder bei experimentell ausgeschalteter Niere liegen Beobachtungen von Olivet[2], Tourné und Damm[3] und Lengemann[4] vor. Danach wird der anfängliche steile Abfall der Blutkonzentration kurz nach der intravenösen Injektion auch bei nephrektomierten Tieren nicht aufgehoben (vgl. Abb. 14). Dagegen bleibt in der späteren Zeit der Blutgehalt des Kontrastmittels auf einem konstanten hohen Niveau. Bei nur geschädigter Niere nimmt er auch weiterhin ab, ist aber bedeutend höher als bei gesunder Niere. Die Ausscheidung in den Harn ist der Nierenschädigung entsprechend natürlich konzentrationsmäßig und mengenmäßig geringer als in der Norm. Heathcote und Gardner[5] und Junkmann und Damm[6] haben diese Frage an Hunden mit künstlicher Urannephritis untersucht.

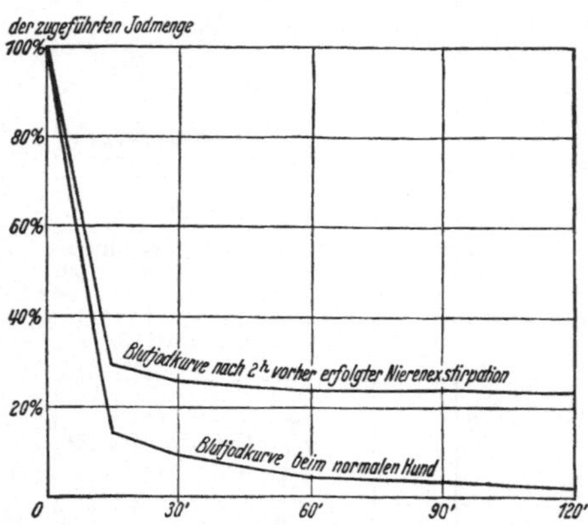

Abb. 14. Abfall des Blutjodgehaltes nach Perabrodil-Injektion am normalen und nierenlosen Hund. (Nach Lengemann.)

Klinisch hat man in der Anfangszeit der Ausscheidungsurographie diese Erscheinung zu einer Nierenfunktionsprüfung auszuwerten versucht. Diese Versuche haben aber keine besonderen praktischen Ergebnisse gehabt, da ja eine solche Funktionsprüfung nichts anderes zutage fördern kann, als auch die Untersuchungen mit leichter zu handhabenden Testsubstanzen immer schon ergeben hatten, nämlich die Ausscheidungsfähigkeit der Niere gegenüber einem einzelnen Stoff (Lichtwitz[7]). Hinzu kommt, daß der Bilderfolg als Maßstab der Nierenfunktion nicht einmal so sicher ist wie andere Nachweismethoden für Nierentestsubstanzen, denn nach Olivet[8] ist er auch bei zweifelsfrei gesunder Niere nicht mit 100% Sicherheit zu erzielen. Dieses ist vermutlich durch individuelle Verschiedenheiten in der Verteilung des Kontrastmittels und der Größe der Basiswasserausscheidung zu erklären.

Bei der ausschlaggebenden Rolle, die die Nierenleistung für die Ausschei-

---

[1] Damm, E., u. K. Junkmann: Ausscheidung von Nierenkontrastmitteln. Klin. Wschr. 11, 2032 (1932).

[2] Olivet, J.: Abrodilausscheidung bei gesunden und kranken Nieren. Klin. Wschr. 10, 1761 (1931).

[3] Tourné, W., u. E. Damm: Verteilungsstudien am Tierkörper mit Uroselektan. Klin. Wschr. 9, 1719 (1930).

[4] Lengemann, W.: Histohämorenale Verteilungsstudien mit Pelviren und Perabrodil beim normalen und nierenexstirpierten Hund. Z. exper. Med. 675 (1934).

[5] Heathcote, R. St. A., u. R. A. Gardner: Abrodil: an experimental investigation Brit. J. Radiol. 4, 641 (1931).

[6] Junkmann, K., u. E. Damm: Studien über die Ausscheidung von Nierenkontrastmitteln II. Z. exper. Med. 88, 705 (1933).

[7] Lichtwitz, L.: Chirurg 1930, H. 8.

[8] Olivet, J.: Ist die intravenöse Pyelographie eine Funktionsprüfung bei inneren Nierenkrankheiten? Z. klin. Med. 125, Heft 1—2 (1933).

dungsurographie spielt, ist die Frage nach dem feineren Mechanismus der Abscheidungsvorgänge naturgemäß von besonderem Interesse.

Es sei kurz vorausgeschickt, daß die modernen Theorien über den Mechanismus der Nierenfunktion zwei prinzipiell verschiedene Vorgänge unterscheiden: Die glomeruläre Filtration — der unter Umständen eine mehr oder weniger weitgehende tubuläre Rückresorption folgen mag — und die tubuläre Exkretion. In quantitativer Hinsicht besteht ein hier sehr wichtiger Unterschied: Die glomeruläre Filtration befreit das Blut nur von einem Teil seines Gehaltes an der betreffenden Substanz, der durch das Ausmaß der Plasmaeindickung im Glomerulus festgelegt ist. Bei der tubulären Exkretion besteht aber die Möglichkeit, daß die Gesamtmenge der mit dem Blute der Niere zugeführten Substanz ausgeschieden, das Nierenvenenblut von ihr völlig befreit wird. Aus diesem Grunde ist für die Analyse der Nierenfunktion ein wichtiges Maß diejenige Menge Plasma, die in der Zeiteinheit durch die Tätigkeit der Niere von der Testsubstanz befreit wird. Dieses Maß wird als „clearance" bezeichnet und durch Division der pro Minute im Harn ausgeschiedenen Menge der Substanz durch ihre Konzentration im Plasma ermittelt, also aus zwei der direkten Bestimmung zugänglichen Größen. Die clearance ist ein rein rechnerischer Wert, da, wie gesagt, eine vollständige Befreiung des Plasmas von einer Substanz nur im Extremfall denkbar ist.

Sie gewinnt ihre Bedeutung dadurch, daß man über Testsubstanzen verfügt (Kreatinin, Inulin), von denen man weiß, daß sie ausschließlich durch glomeruläre Filtration ausgeschieden werden. Bestimmt man daher gleichzeitig die clearance für eine solche Testsubstanz und für eine zu prüfende Substanz, so können zwei Fälle eintreten: Die zu prüfende Substanz hat eine kleinere oder gleiche clearance wie die Testsubstanz; dann ist ihre glomeruläre Ausscheidung möglich, wenn auch damit nicht erwiesen. Sie hat eine größere clearance; dann ist sicher, daß sie — mindestens teilweise — durch tubuläre Exkretion ausgeschieden wird. Für eine Substanz, die die Niere dem Blute bei einmaligem Durchgang vollständig entnimmt und in den Harn ausscheidet, ist die clearance maximal und gleichzeitig identisch mit der Plasmamenge, die die Niere pro Minute durchströmt, also ein Maß der Nierendurchblutung.

Experimentelle Untersuchungen über diese Dinge bei urographischen Kontrastmitteln wurden zuerst von DAMM und JUNKMANN[1] mitgeteilt. Diese Autoren kamen in Versuchen an der isolierten Hundeniere im STARLING-Kreislauf zu dem Resultat, daß die Konzentrierung des Uroselektan B über die des Kreatinins hinausgeht. Später haben ELSOM, BOTT und Mitarbeiter[2,3] diese Frage aufgegriffen. Aus Versuchen an Hunden mit gleichzeitiger intravenöser Verabreichung von Kreatinin und Kontrastmittel berechneten sie das Verhältnis der clearance des Kontrastmittels zu der des Kreatinins. Ihre Resultate zeigt die Abb. 15. Daraus ist zu erkennen, daß das Abrodil, unabhängig von seiner Konzentration im Blute im Durchschnitt etwa um 10% weniger von der Niere konzentriert wird als das Kreatinin. Der Ausscheidungsmechanismus dieses Stoffes würde also durch Glomerulusfiltration unter Annahme einer geringfügigen Rückresorption in den Tubuli erklärbar sein. Für Natriumjodid fanden sie, daß dessen clearance im Mittel nur etwa 17% der gleichzeitig bestimmten Kreatinin-clearance beträgt. Wesentlich anders sind die Resultate mit Perabrodil und Hippuran,

---

[1] DAMM, E., u. K. JUNKMANN: Ausscheidung von Nierenkontrastmitteln. Klin. Wschr. **11**, 2032 (1932).

[2] ELSOM, K. A., P. A. BOTT u. E. M. LANDIS: Simultaneous excretion of creatinine and certain organic compounds of iodine. Proc. Soc. exper. Biol. a. Med. **32**, 77 (1934).

[3] ELSOM, K. A., P. A. BOTT u. E. H. SHIELS: On the excretion of skiodan, diodrast and hippuran by the dog. Amer. J. Physiol. **115**, 548 (1936).

deren clearance-Werte insbesondere bei geringeren Blutkonzentrationen die Kreatinin-clearance weit übersteigen. Dementsprechend folgern die Verff., daß für diese Substanzen eine tubuläre Sekretion angenommen werden muß. Für diese Schlußfolgerung führen sie noch folgendes Versuchsresultat an: Ein Hund hatte nach Perabrodilgabe eine Plasmajodkonzentration von 9,6 mg% und schied pro Minute 18,6 mg Perabrodiljod aus. Die Nierendurchblutung dieses Tieres schätzen sie auf maximal 350 ccm pro Minute, die Zufuhr von Perabrodiljod zur Niere damit auf 20,2 mg pro Minute. In diesem Versuch würden also 90% des mit dem Blute der Niere angebotenen Perabrodiljods in den Harn ausgeschieden sein, ein Resultat, das durch reine Glomerulusfiltration des Perabrodils nicht entfernt deutbar ist. In einer weiteren Arbeit teilen die gleichen Autoren[1] Kaninchenversuche mit Stromuhrmessung der Nierendurchblutung mit, in denen sie

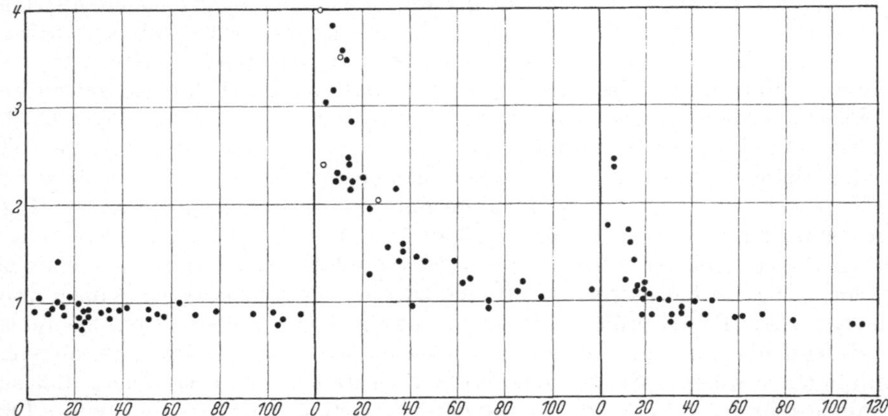

Abb. 15. Verhältnis der Kontrastmittel-clearance : Kreatinin-clearance (Ordinate) und dessen Abhängigkeit von der Kontrastmittelkonzentration im Blut (Abszisse, die Zahlen bedeuten mg% Jod), links für Abrodil, Mitte für Perabrodil, rechts für Hippuran. (Nach Elsom, Bott und Shiels.)

zu dem Resultat kommen, daß sogar mehr Hippuran in der Zeiteinheit ausgeschieden werden kann als im Nierenarterienblut zugeführt wird. Es ist schwer, zu diesen Versuchen kritisch Stellung zu nehmen, da die Experimentalergebnisse nicht mit allen wünschenswerten Einzelheiten mitgeteilt sind. Insbesondere taucht hier wieder die Frage auf, ob die kurzzeitigen Harnproben wegen des toten Weges der Harnwege wirklich den angegebenen, rasch abfallenden Blutwerten zuzuordnen sind.

Homer W. Smith[2] und seine Mitarbeiter haben sich nun eingehender mit den clearance-Werten der Kontrastmittel und besonders mit deren Abhängigkeit von der Blutkonzentration befaßt. Diese Autoren haben ihre Versuche an gesunden Menschen ausgeführt und die eben genannte Schwierigkeit dadurch ausgeschaltet, daß sie entweder durch Dauerinfusionen konstante Blutspiegel erzielten oder aber eine Korrektur für das verspätete Erscheinen des Harnwertes berücksichtigten. Sie bestätigten das Abfallen der Perabrodil- und Hippuranclearance-Werte mit dem Ansteigen der Blutkonzentrationen. Bei geringem Blutspiegel dagegen erreichen die clearance-Werte dieser beiden Kontrastmittel das Sechsfache der gleichzeitig ermittelten Inulin-clearance. Nach ihren Be-

---

[1] Elsom, K. A., P. A. Bott u. A. M. Walker: Simultaneous measurement of renal blood flow and excretion of hippuran (iodine preparation) and phenol red (phenolsulphonephthaleine) by kidney. Amer. J. Physiol. **118**, 739 (1937).

[2] Smith, Homer W., William Goldring u. Herbert Chasis: The measurement of the tubular excretory mass, effective blood flow and filtration rate in the normal human kidney. J. clin. Invest. **17**, 263 (1938).

rechnungen kann der tubuläre Apparat eines Gesunden maximal 80 mg Jod pro Minute in Form von Perabrodil oder Hippuran ausscheiden; führt das Blut pro Minute mehr zu, so fließt der Überschuß, abgesehen von dem durch Glomerulusfiltration ausgeschiedenen Bruchteil, mit dem Nierenvenenblut wieder ab.

Bleibt der Plasmagehalt an Kontrastmitteljod aber wesentlich unter einer solchen, die Leistungsfähigkeit des tubulären Apparates voll beanspruchenden Zufuhr, so findet eine vollständige Befreiung des der Niere zuströmenden Blutes vom Kontrastmittel statt. Dann ergibt der gefundene clearance-Wert, durch Plasmavolumbestimmung in Kubikzentimeter Blut umgerechnet, das Minutenvolum der Nierendurchblutung. Mittels Perabrodil, das in den Händen dieser Autoren so zu einer Testsubstanz für die Nierendurchblutung geworden ist, fanden sie so bei einem Plasma-Perabrodiljodspiegel von etwa 0,7 mg% eine mittlere Nierendurchblutung von 1384 ccm pro Minute, einen Wert, der mit auf anderem Wege gewonnenen Schätzungen für den gesunden Erwachsenen durchaus in Einklang steht.

In einer weiteren Arbeit benutzten diese Autoren[1] die neue Methode, um den Einfluß von Diuretica und anderen Arzneimitteln auf die Nierendurchblutung am Menschen zu messen.

Smith und Ranges[2] haben schließlich noch weitere Versuche mit Abrodil und Uroselektan B ausgeführt. Mit Abrodil kommen sie im Gegensatz zu Elsom u. a. doch zu der Annahme einer Beteiligung des tubulären Apparates an der Ausscheidung, bei 4,6 mg% Abrodiljod im Plasma fanden sie dessen clearance um 20% größer als die gleichzeitig gemessenen Inulinclearance. Auch bei Uroselektan B ergab sich eine gewisse tubuläre Exkretion, aber die Ausscheidungskapazität der Tubuli für diesen Stoff ist mehr als 10mal geringer als für die anderen genannten Kontrastmittel.

Für die Frage der Ausscheidung durch Glomerulusfiltration ist der Lösungszustand der Kontrastmittel im Plasma von Bedeutung. Smith und Smith[3] haben Untersuchungen über die Bindung an die Eiweißkörper des Plasmas ausgeführt.

Über den Einfluß der Kontrastmittel selbst auf die Nierendurchblutung ist nichts bekanntgeworden, wenn man von einer Mitteilung von Fuchs und Schur[4] absieht, wonach es bei Injektion von Perabrodil oder Tenebryl in die Nierenarterien von Kaninchen oder Hunden zu deutlich sichtbarer Hyperämie kommt.

d) Cholecystographie.

Im Gegensatz zu den Verhältnissen bei der Ausscheidungsurographie liegen bei der Cholecystographie die Dinge insofern einfacher, als hier nicht ein Hohlsystem mit dauernder Flüssigkeitspassage aufzufüllen ist, sondern ein physiologisches Speicherorgan. Überdies besitzt dieses Speicherorgan, die Gallenblase, die Fähigkeit, ihren Inhalt einzudicken, eine Fähigkeit, die von zentraler Bedeutung für das Zustandekommen des Röntgenschattens ist. Der Weg des Kontrastmittels ist in diesem Falle der, daß es nach Einverleibung in die Blutbahn oder nach Resorption aus dem Darmkanal auf dem Blutwege zur Leber gelangt. Von

[1] Chasis, Herbert, Hilmert A. Ranges, William Goldring u. Homer W. Smith: The control of renal blood flow and glomerular filtration in normal man. J. clin. Invest. 17, 683 (1938).

[2] Smith, W. W., u. H. Ranges: Renal clearances of iopax, neoiopax and skiodan in man. Amer. J. Physiol. 123, 720 (1938).

[3] Smith, W. W., u. H. W. Smith: Proteine binding of phenol red, diodrast and other compounds in plasma. J. of biol. Chem. 124, 107 (1938).

[4] Fuchs, F., u. M. Schur: Versuche zur Herbeiführung einer Nierenhyperämie. Wien. klin. Wschr. 47, 31 (1934).

der Leber wird das Kontrastmittel in die Galle abgeschieden. Die Konzentration, die es in der Lebergalle erreicht, reicht aber praktisch niemals zur Bewirkung eines Röntgenschattens der Gallengänge, auch nicht des Ductus hepaticus, aus. Im nüchternen Zustande läuft aber nun die kontrastmittelbeladene Galle ganz überwiegend in die Gallenblase und wird hier stark eingedickt, und zwar kann diese Eindickung bis zu dem Zehnfachen der Konzentration der Lebergalle ansteigen. Da die Gallenblase ein größeres Hohlorgan ist als das Nierenbecken, kann man von vornherein erwarten, daß ein geringerer Jodgehalt ihres Inhaltes zur Kontrastgebung ausreichend ist als bei der Pyelographie. Es werden sehr verschiedene Zahlen genannt; nach Yamashita[1] wird die Gallenblase bei der großen Schichtdicke ihres Inhaltes auch durch eine unterhalb 0,5% liegende Jodkonzentration noch gut sichtbar gemacht. Die von Kartal[2] in Modellversuchen ermittelte notwendige Konzentration von 6—8% Tetrajodphenolphthalein, entsprechend 3,6—4,2% Jod, dürfte nur in Ausnahmefällen praktisch erreicht werden. Im Mittel kann man wohl annehmen, daß 0,5—1,0% Jod für diagnostisch verwertbare Bilder der Gallenblase selbst ausreichend sind, daß aber zur Darstellung der Gallenwege während der Entleerung der Blase mindestens 1—2% Jod notwendig sind.

Wenn nun der Inhalt der Gallenblase etwa 40—80 ccm beträgt, so erfordert die Cholecystographie eine Kontrastmitteldosis von 0,2—0,4 g Jodgehalt. Die tatsächlich verabreichten Mengen der Gallenkontrastmittel enthalten aber 1,2 bis 3,0 g Jod. Daraus geht hervor, daß die Kontrastmittel bei der Cholecystographie doch nicht ökonomischer verwertet werden als bei der Ausscheidungsurographie. Einigermaßen ausreichende Befunde über das Verteilungsschicksal im Körper liegen nur für eines der Kontrastmittel, nämlich das Jodtetragnost vor, so daß sich die Darstellung des folgenden auf diese in der Praxis auch überwiegend benutzte Verbindung beschränken muß.

Übereinstimmend wird von vielen Autoren, übrigens bereits von Lieven[3], angegeben, daß nach Verabreichung von Jodtetragnost kein anorganisches Jod im Harn gefunden wird, daß also die organische Jodbindung nicht gelöst wird (Hoesch[4]). Ob im übrigen die Verbindung irgendeinen chemischen Ab- oder Umbau im intermediären Stoffwechsel erfährt, ist unbekannt. Auch Versuche, sie aus der Galle wiederzugewinnen und als solche zu identifizieren, habe ich in der Literatur nicht gefunden. Da sie in alkalischer Lösung nur sehr schwache Färbung zeigt, gelingt der colorimetrische Nachweis in Körperflüssigkeiten nicht, die Wiedererfassung stützt sich daher stets auf die analytische Bestimmung organisch gebundenen Jods. Man rechnet aber im allgemeinen damit, daß chemische Veränderungen nicht auftreten und mindestens für die Hauptmenge, die zur Kontrastgebung verwendet wird, trifft dies auch aller Wahrscheinlichkeit nach zu. (S. dazu aber Johnson, Ellis und Riegel[5], die zu dem Schluß kommen, daß die in der Galle ausgeschiedene Substanz bereits chemisch verändert ist.)

---

[1] Yamashita, K.: Experimentelle Beiträge zur Cholecystographie. Arch. klin. Chir. **175**, 429 (1933).

[2] Kartal, St.: Röntgenologische in vitro-Versuche über das Zustandekommen der Kontrastfüllung der Gallenblase. Fortschr. Röntgenstr. **37**, 715 (1928).

[3] Lieven: Untersuchungen über das Tetrajodphenolphthalein (Nosophen) und sein Natriumsalz (Antinosin). Münch. med. Wschr. **42**, 510 (1895).

[4] Hoesch, K.: Über das Schicksal des intravenös injizierten Tetrajodphenolphthaleinnatriums beim Menschen. Münch. med. Wschr. **73**, 1109 (1926).

[5] Johnson, J., A. L. Ellis u. C. Riegel: Studies of gall bladder function XIV. Absorption of sodium tetraiodophenolphthalein from the normal and damaged gall bladder. Amer. J. med. Sci. **193**, 483 (1937).

Nach der intravenösen Injektion verschwindet der größte Teil des Jodtetragnost sehr rasch aus dem Blute. EITEL und LOESER[1] verabreichten Hunden
mittlerer Größe 4 g des Präparates intravenös und fanden in sofort danach ent-
nommenen Blutproben von je 5 ccm 0,56—2,26 mg Jod. Das würde einem
Gehalt von 11,2—32 mg% entsprechen, während bei
Gegenwart der gesamten injizierten Dosis in der Blutbahn vielleicht 10fach höhere Werte zu erwarten sein
würden. Wohin die Substanz so rasch abwandert, kann
man nur nach einigen röntgenologischen Ergebnissen
vermuten. EINHORN und STEWART[2] sahen nach Verabreichung den Leber- und Nierenschatten deutlicher her-
vortreten. LUDWIG[3] bestätigte diese Angabe und teilte
mit, daß dieser Effekt 1—2 Stunden nach der intravenösen Injektion am deutlichsten ist, später aber wieder
verschwindet. Das ist wohl ein Hinweis darauf, daß ein
wesentlicher Teil der Substanz rasch von diesen Organen
aufgenommen wird. Ob dies aber so rasch vor sich geht,
daß es für das erste rasche Verschwinden aus dem Blut
voll verantwortlich gemacht werden kann oder ob es zunächst auch zu einer unspezifischen Aufnahme in andere
Organe kommt, wie dies für die Nierenkontrastmittel
beschrieben wurde, ist eine offene Frage. Im übrigen
läßt sich nach den von LUTZ und SEYFRIED[4] mitgeteilten
Versuchen (s. Abb. 16) schließen, daß beim Menschen

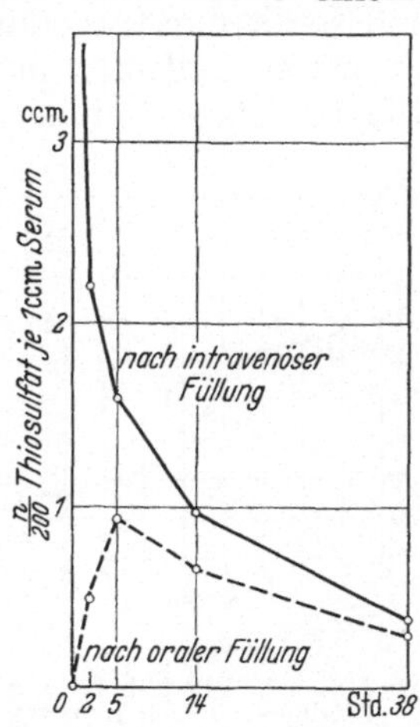

Abb. 16.   Tetrajodphenol-
phthalein-Gehalt des Blutes
nach intravenöser bzw. oraler
Gabe.
(Nach LUTZ und SEYFRIED).

2 Stunden post injectionem erst wenig mehr als die Hälfte aus dem Blute abgewandert ist.

Der weitere Verlauf der Blutkonzentration ist bei Hunden von EITEL und
LOESER[1] sowie auch von BRONNER und MADLENER[5] untersucht, leider sind aber nicht die absoluten Zahlen veröffentlicht, sondern nur relative Werte, wobei der 5 Minuten nach der Injektion gefundene Gehalt mit 100%
angesetzt ist. Ein Beispiel zeigt die Abb. 17. Danach
sinkt der Blutgehalt beim normalen Tier über viele
Stunden hin langsam weiter ab. Auch BEHREND und
HOESCH[6] stellten bei gesunden Personen fest, daß die
endgültige Eliminierung des Jodtetragnost aus der Blutbahn lange Zeit erfordert und deutlich langsamer vor
sich geht als diejenige des zur Leberfunktionsprüfung
benutzten Tetrachlorphenolphthaleins. Inwieweit an diesem langsamen Abfall eine Rückwanderung der Sub-

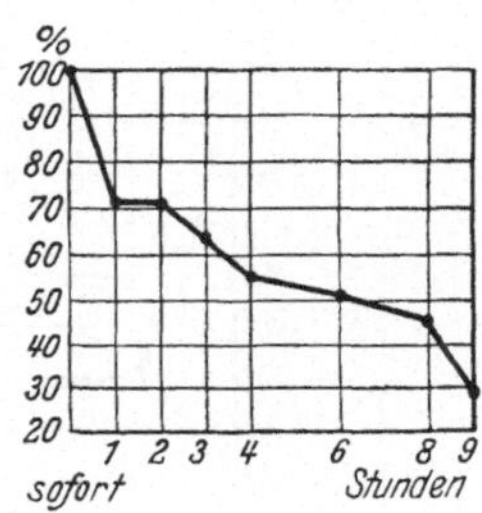

Abb. 17.   Tetrajodphenol-
phthalein-Gehalt des Blutes
nach intravenöser Gabe beim
Hunde in % des Wertes 5 Min.
post inj.
(Nach EITEL und LOESER.)

[1] EITEL, H., u. A. LOESER: Die Ausscheidungskurve des Jodes aus dem Blute nach Zufuhr von Tetrajodphenolphthaleinnatrium unter normalen und pathologischen Verhältnissen
im Tierexperiment. Klin. Wschr. 10, 109 (1931).
[2] EINHORN, M., u. W. STEWART: Über Hepatographie. Arch. Verdgskrkh. 41, 173
(1927).
[3] LUDWIG, H.: Über Zeitpunkt und Beeinflussung der Gallenblasendarstellung mit Jodtetragnost. Fortschr. Röntgenstr. 52, 162 (1935).
[4] LUTZ, W., u. H. SEYFRIED: Über einen neuen Weg, welcher den genauen Nachweis
jodhaltiger Kontrastmittel und die Gewinnung feinerer Aufschlüsse über deren Schicksal im
Körper ermöglicht. Klin. Wschr. 17, 908 (1938).
[5] BRONNER, H., u. M. MADLENER: Einfluß der Rückresorption auf die Jodausscheidungs-
kurve im Blut nach Jodtetragnostinjektion. Klin. Wschr. 14, 1170 (1935).
[6] BEHREND u. HOESCH: Versuche zur Leberfunktionsprüfung mit Tetrajodphenolphthaleinnatrium. Med. Klin. 22, 767 (1926).

stanz aus anderen Organen über das Blut zur Leber beteiligt ist, ist nicht untersucht.

Man könnte auch vermuten, daß dieser langsame Abfall in den späteren Stunden durch eine Rückresorption des mit der Galle ausgeschiedenen Mittels bedingt und somit nur vorgetäuscht sei. BRONNER und MADLENER[1] nahmen nach Versuchen an Gallenfistelhunden einen solchen Einfluß der Rückresorption auch an. Die von ihnen gefundenen Differenzen zwischen solchen und normalen Tieren

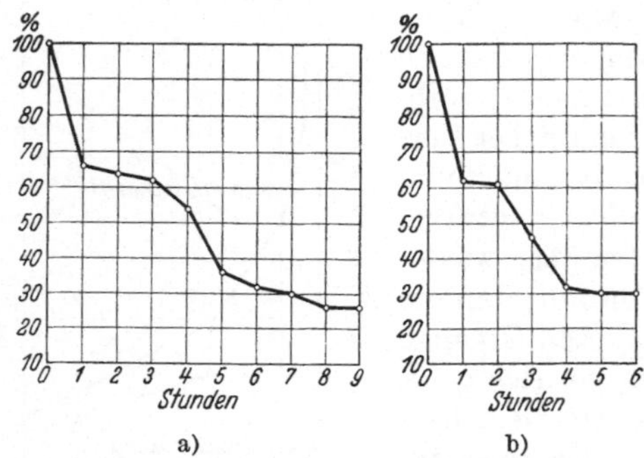

Abb. 18 a u. b. Wie Abb. 17. a) normales Tier, b) Gallenfistelhund. (Nach BRONNER und MADLEHNER.)

zeigt die Abb. 18. Der Vergleich ergibt aber nur einen nicht sehr wesentlichen quantitativen Unterschied, auch bei Ableitung der mit Jodtetragnost beladenen Galle nach außen bleibt das Mittel noch über viele Stunden im Blute nachweisbar. EITEL und LOESER[2] konnten weiter zeigen, daß es auch sehr lange in der Thoracicuslymphe enthalten ist, und zwar in den späteren Stunden stets in größerer Konzentration als im Blut, so daß die lange Aufrechterhaltung des Blutgehaltes auf eine Rückwanderung der Substanz aus den Organen auf dem Lymphwege zurückgeführt werden könnte. Dies trifft aber nicht zu, denn auch bei der Ableitung der Thoracicuslymphe nach außen fällt die Blutkonzentration nicht rascher ab.

Daß die Rückresorption aus dem Darm aber doch einen gewissen Einfluß auf den späteren Abfall der Blutkonzentration hat, ergibt sich aus weiteren Versuchen von BRONNER und MADLENER[1] recht deutlich. Sie konnten nach Einbringen

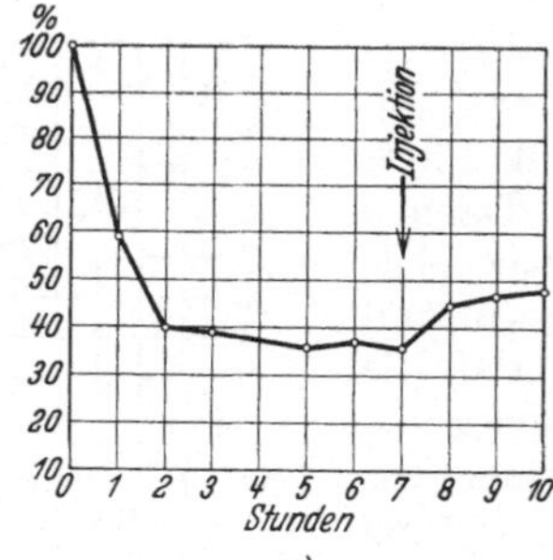
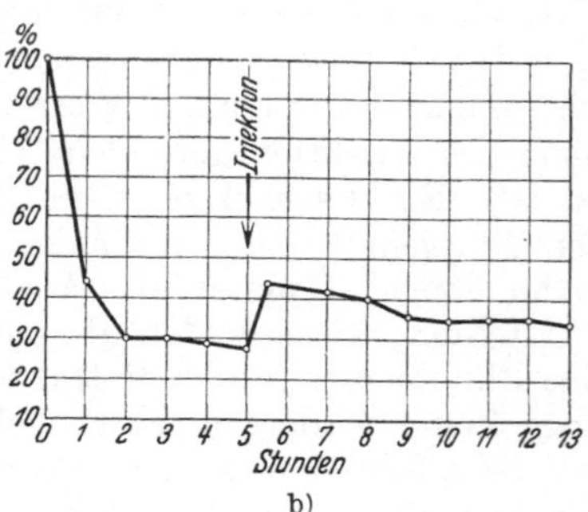

Abb. 19 a u. b. Wie Abb. 17. Gallenfistelhunde, Injektion der gesammelten Galle ins Duodenum, a) nach 7 Stunden, b) nach 5 Stunden. (Nach BRONNER und MADLEHNER.)

der während der ersten 5—7 Stunden nach der intravenösen Injektion des Jodtetragnost gesammelten Choledochusgalle in das Duodenum einen Anstieg des Blutjodgehaltes beobachten (Abb. 19).

Die Ausscheidung des Mittels in die Lebergalle hinein läßt sich beim Menschen nach HOESCH[3] von der 20. Minute an nachweisen und dauert mehrere Stunden in gleicher Stärke fort, und zwar in einer Konzentration, die 0,3—0,5% Jod

---

[1] BRONNER u. MADLENER: Zit. S. 127.

[2] EITEL, H., u. A. LOESER: Die Bedeutung des Ductus thoracicus für die Ausscheidung des Jodes im Blut. Naunyn-Schmiedebergs Arch. **161**, 713 (1931).

[3] HOESCH, K.: Über das Schicksal des intravenös injizierten Tetrajodphenolphthaleins beim Menschen. Münch. med. Wschr. **73**, 1109 (1926).

entspricht. Andere Autoren haben dagegen meist niedrigere Konzentrationen beobachtet. So stellten Delrez und Paris[1] bei 3 Gallenfistelpatienten nach intravenöser Injektion von 3 g Jodtetragnost einen maximalen Jodgehalt der Galle von 0,31, 0,096 bzw. 0,029% fest und dieses Maximum lag nach 4,14 bzw. 12 Stunden (vgl. auch Heckmann[2]). Abb. 20 zeigt ein Resultat von Bumm[3]. Naturgemäß sind solche Versuche an Gallenfistelpatienten dem Einwand ausgesetzt, daß hierbei pathologische Ausscheidungsverhältnisse bestehen können (Chiray, Lesage und Taschner[4]). Yamashita[5] fand bei Hunden von 11 bis 14 kg nach intravenöser Injektion von 1,5 g Jodtetragnost 1—3 Stunden später einen maximalen Jodgehalt der Lebergalle von 0,730—0,876%. Den zeitlichen Verlauf der Konzentration in einem solchen Versuch zeigt die Abb. 21. Die in diesem Versuch benutzte Dosis ist etwa dreifach höher als die praktisch am

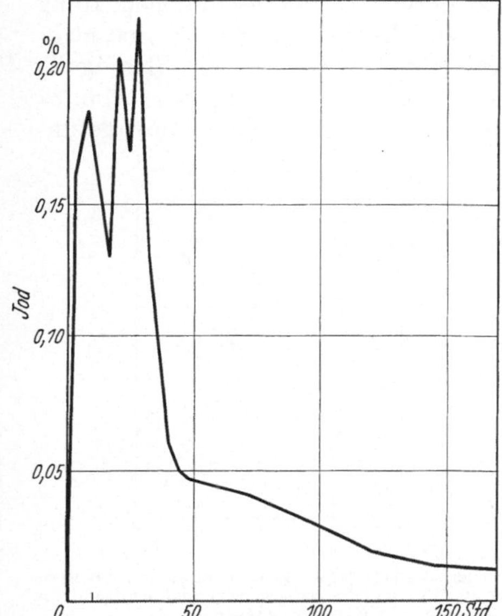

Abb. 20. Jodgehalt in der Galle eines Gallenfistelpatienten nach 4 g Jodtetragnost intravenös. (Gezeichnet nach Analysen nach Bumm.)

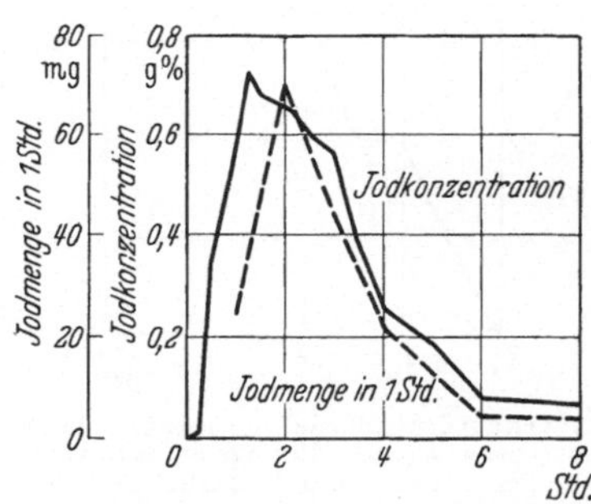

Abb. 21. Verlauf der Jodkonzentration in der Lebergalle nach intravenöser Jodtetragnostgabe beim Hunde. (Nach Yamashita.)

Menschen angewendete. Man wird daher bei der Übersicht über diese Versuchsresultate zu dem Schluß kommen, daß auch beim Menschen in der Praxis der maximale Jodgehalt der Lebergalle unter normalen Umständen etwa 0,3% betragen wird. Halpert und Hanke[6] fanden in der Choledochusgalle von Kaninchen nach 60 mg/kg intravenös dieses einmal in der hohen Konzentration von 1 : 31 wieder.

Die absolute Menge des durch die Leber ausgeschiedenen Kontrastmittels betrug in den Hundeversuchen von Yamashita[5] in den ersten 8 Stunden 20 bis 60% der injizierten Dosis, in den Versuchen von Delrez und Paris[2] am Menschen in den ersten 24 Stunden 13—47% der verabreichten Dosis. Ibuki[7]

[1] Delrez u. Paris: Cholécystographie et Rhythme d'élimination par le foie de la Tétraiodphénolphthaléine. Presse méd. 39 I, 97 (1931).

[2] Heckmann, K.: Die Funktion der Gallenblase als Regulatur des enterohepatischen Kreislaufes und als entgiftendes Organ. Klin. Wschr. 13, 760 (1934).

[3] Bumm, R.: Cholecystographie und Operationsbefund. Dtsch. med. Wschr. 53, 16 (1927).

[4] Chiray, M., J. Lesage u. E. Taschner: L'élimination hépatique de la Tetraiodophenolphthaléine et ses rapports avec la cholécystographie. Presse méd. 39 II, 1605 (1931).

[5] Yamashita, K.: Experimentelle Beiträge zur Cholecystographie. Arch. klin. Chir. 175, 429 (1933).

[6] Halpert, B., u. M. T. Hanke: Some phases of liver and gall bladder funktion. Amer. J. Physiol. 100, 433 (1932).

[7] Ibuki, T.: Über die Ausscheidung jodhältiger Körper durch Galle und Harn nach Tierversuchen. Arch. f. exper. Path. 124, 370 (1927).

fand bei Kaninchen mit Gallenfistel nach Injektion von 0,1 g pro Tier auch nur 7,3—56,4% in der Galle der ersten 24 Stunden wieder.

Bei oraler Verabreichung des Kontrastmittels fanden Delrez und Paris[1] einen maximalen Jodgehalt der menschlichen Fistelgalle von in einem Falle 0,017 und im anderen Falle von 0,04%, 14 bzw. 10 Stunden nach der Verabreichung von 4 g.

Die mit dem Kontrastmittel beladene Lebergalle wird nun normalerweise von der Gallenblase aufgenommen. Yamashita[2] hat diesen Vorgang bei Hunden quantitativ untersucht, indem er eine große Serie von durchschnittlich 10 kg schweren Tieren zu verschiedenen Zeiten nach der Injektion von 1,5 g Jodtetragnost cholecystektomierte und Jodmenge und Konzentration in der Blasengalle bestimmte. Die Durchschnittsresultate seiner Versuche sind in den Abb. 22 und 23 wiedergegeben. Bei dem Vergleich mit den von demselben Autor gefun-

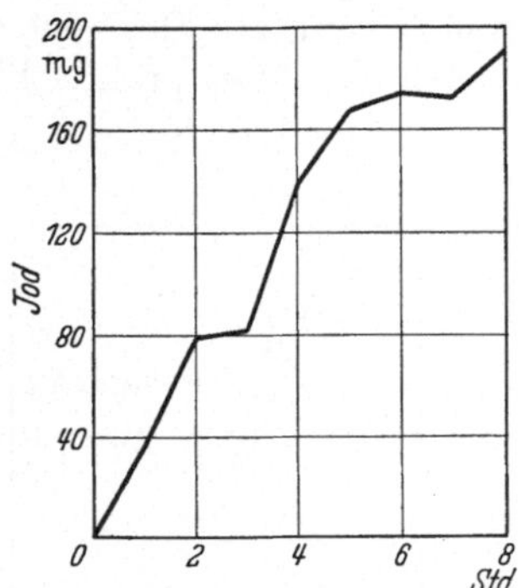

Abb. 22. Verlauf der in die Gallenblase aufgenommenen Jodmenge nach 1,5 g Jodtetragnost intravenös bei Hunden. (Nach Yamashita.)

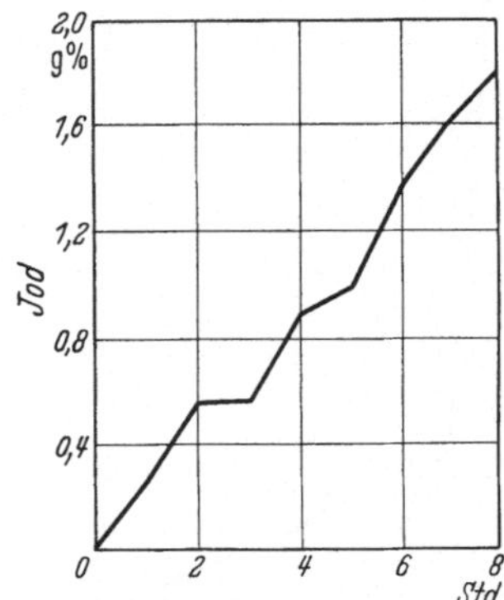

Abb. 23. Verlauf der Jodkonzentration in der Blasengalle nach 1,5 g Jodtetragnost intravenös bei Hunden.) (Nach Yamashita.)

denen Ausscheidungsverhältnissen in der Lebergalle zeigt sich, daß mindestens die Hälfte des in dieser enthaltenden Kontrastmittels von der Gallenblase aufgenommen und in derselben weiter konzentriert wird.

Man muß annehmen, daß es nicht gleichgültig ist, in welchem Füllungszustand sich die Gallenblase zu der Zeit befindet, in der die Leber die kontrastmittelhaltige Galle produziert. Allerdings scheint auch eine bereits weitgehend gefüllte Gallenblase meist in der Lage zu sein, noch den überwiegenden Teil der Lebergalle aufzunehmen, indem sie ihren Inhalt weiter eindickt. Die Geschwindigkeit der Wasserresorption in der Gallenblase von Hunden mittlerer Größe beträgt nach Brugsch und Horsters[3] sowie nach Ravdin und Mitarbeitern[4] etwa 6 ccm pro Stunde und hält damit der Menge der in der gleichen Zeit gebildeten Lebergalle wohl ziemlich die Waage. Ist aber die Blase bereits mit maximal konzentrierter Galle gefüllt, so muß man erwarten, daß sie keine weitere Lebergalle mehr aufnehmen kann. Aus dieser Überlegung heraus ist von verschiedenen Autoren vorgeschlagen, vor der Verabreichung des Kontrastmittels eine Entleerung der Gallenblase herbeizuführen. Nach Pribram, Grunenberg und Strauss[5]

---

[1] Delrez u. Paris: Zit. S. 129.   [2] Yamashita: Zit. S. 129.

[3] Brugsch, T., u. H. Horsters: Zur Frage der Sichtbarmachung der Galle im Röntgenbild. Med. Klin. **22**, 1174 (1926).

[4] Ravdin, J. S., C. G. Johnston, C. Riegel u. S. L. Wright: Studies in Gall-Bladder Funktion. Amer. J. Physiol. **100**, 317 (1932).

[5] Pribram, B. O., Grunenberg u. Strauss: Der röntgenologische Nachweis der Gallenblase. Münch. med. Wschr. **72**, 1136 (1925).

wird zu diesem Zweck vielfach eine Hypophysininjektion verabreicht. Der Effekt dieser Maßnahme ist aber vielfach angezweifelt worden, und die Wirkung des Hypophysins auf die Gallenblase ist auch keineswegs sehr sicher (Literatur s. bei Ivy[1]). Der stärkste Entleerungsreiz auf die Gallenblase wird durch eine Eigelbmahlzeit ausgelöst (BOYDEN, BRONNER), und dementsprechend hat BERNSTEIN[2] mit Hilfe dessen eine Entleerung der Gallenblase vor der intravenösen Verabreichung des Kontrastmittels vorgeschlagen. Wie aber bereits betont, kann man einen Erfolg von einer solchen Maßnahme nur dann erwarten, wenn ohne sie die Gallenblase nicht zur Aufnahme der Kontrastgalle fähig ist. Es hat aber den Anschein, daß dieser Füllungszustand der Gallenblase, der eine weitere Aufnahme von Lebergalle ausschließt, sofern keine Erkrankung vorliegt, nur äußerst selten angetroffen wird.

Der Zeitpunkt, zu der die Gallenblase schattengebende Eigenschaft annimmt, ist daher bei normaler Konzentrierungsleistung derselben abhängig von der Menge des Kontrastmittels, die von der Leber ausgeschieden ist. Diese ist aber nach den bereits zitierten Resultaten offenbar erheblichen individuellen Schwankungen unterworfen. Nach dem ursprünglichen Vorschlage von GRAHAM und Mitarbeitern[3] läßt man meist nach der Injektion des Jodtetragnost 10—16 Stunden verstreichen, bevor die erste Aufnahme hergestellt wird, und bei diesem Vorgehen werden bei etwa 90% gesunder Personen auch positive Resultate erhalten. In dieser Zeit ist also unter allen Umständen eine genügende Kontrastmittelmenge ausgeschieden und in denjenigen Fällen, in denen das bereits wesentlich früher der Fall ist, bleibt das Kontrastmittel ja so lange in der Gallenblase, bis diese durch Nahrungszufuhr zur Entleerung veranlaßt wird. Tatsächlich ist aber in vielen Fällen schon sehr viel früher eine ausreichende Kontrastmittelmenge in der Gallenblase enthalten. LUDWIG[4] beschreibt z. B. eine Serie von 60 ohne weitere Hilfsmaßnahmen durchgeführten Cholecystographien, unter denen 22 bereits 2 Stunden, weitere 19 4 Stunden und weitere 6 6 Stunden nach der intravenösen Jodtetragnostgabe einen guten Kontrasteffekt aufwiesen. Nach oraler Verabreichung des Kontrastmittels geht aber die Ausscheidung soviel langsamer vor sich, daß erst nach 14—24 Stunden eine genügende Kontrastmittelmenge in der Gallenblase vorhanden ist.

Die Konzentrierungsleistung der Gallenblase hat also die doppelte Bedeutung, einerseits Platz zu schaffen für den Eintritt kontrastmittelhaltiger Galle, andererseits diese soweit zu konzentrieren, daß sie einen ausreichenden Kontrasteffekt bewirkt. Quantitative Daten über das Ausmaß dieser Konzentrierung gegenüber dem Kontrastmittel liegen aber kaum vor. Es sei auf die obigen Resultate von YAMASHITA[5] verwiesen. Da bei oraler Verabreichung des Jodtetragnosts dessen Konzentration in der Lebergalle offenbar weit geringer bleibt als nach intravenöser, so muß man damit rechnen, daß hier die Konzentrierungsfähigkeit noch eine weit wichtigere Rolle spielt, während nach der intravenösen Gabe nur eine relativ geringere, ausnahmsweise vielleicht sogar keine Konzentrierung notwendig ist, um in der Gallenblase einen schattengebenden Kontrastmittelgehalt zu bewirken.

Jedenfalls kann gar nicht daran gezweifelt werden, daß das Jodtetragnost in der Gallenblase auf ein Vielfaches der Konzentration in der Lebergalle kon-

---

[1] IVY, A. C.: The physiology of the gall-bladder. Physiologic. Rev. **14**, 1 (1934).

[2] BERNSTEIN: Über funktionelle Cholecystographie. Klin. Wschr. **12**, 1966 (1933).

[3] GRAHAM, COLE u. COPHER: Cholecystography: its Development and Application. Amer. J. Roentgenol. **14**, 487 (1925).

[4] LUDWIG: Über Zeitpunkt und Beeinflussung der Gallenblasendarstellung mit Jodtetragnost. Fortschr. Röntgenstr. **52**, 162 (1935).

[5] YAMASHITA: Zit. S. 129.

zentriert werden kann. Angesichts dessen möchte man zunächst annehmen, daß dieses Kontrastmittel selbst von der Gallenblasenwand nicht resorbiert wird. Menes und Robinson[1] berichteten über einen Fall, in dem es nach Sichtbarmachung der Gallenblase zu einem Steinverschluß des Cysticus kam und wo nun der Schatten 21 Tage lang sichtbar blieb. Demgegenüber ist auf experimentellem Wege aber des öfteren eine Resorption von Jodtetragnost durch die Gallenblasenwand nachgewiesen worden, und zwar in Versuchen, in denen nach Entleerung des Blaseninhalts eine reine Kontrastmittellösung in die Gallenblase eingefüllt wurde (Sweet[2], Johnston[3], Yamashita). Yamashita[4] hat gezeigt, daß diese Resorption bei entzündlich veränderter Gallenblase noch wesentlich rascher verläuft. Vermutlich stellt auch schon die Einfüllung der reinen Kontrastmittellösung eine abnorme Bedingung für die Gallenblasenwand dar und verläuft diese Resorption unter den üblichen Umständen bei Cholecystographie so langsam, daß sie keine praktische Rolle spielt (Ivy[5], Johnson, Ellis und Riegel[6]).

Dementsprechend ist das weitere Schicksal des Kontrastmittels das seiner Entleerung mit dem Gallenblaseninhalt in den Darm. Hier wird es nun stets teilweise wieder resorbiert und gelangt über die Leber wieder in die Galle zurück, so daß ein über Tage hinaus nur langsam abnehmender „enterohepatischer" Kreislauf (Heckmann[7]) des Kontrastmittels entsteht. Der nicht resorbierte Teil wird mit dem Stuhl ausgeschieden und infolgedessen ist nach Hoesch[8] bis zu 10 Tagen nach der Verabreichung Jod im Stuhl nachweisbar. Eine bilanzmäßige Bestimmung der Ausscheidung liegt aber nicht vor. Im Harn erscheint nur ein Bruchteil der Substanz, und zwar nur an den ersten Tagen nach der Verabreichung. Dieser Anteil kann dann höher werden, wenn die Ausscheidungsfunktion der Leber gestört ist und kann in seltenen Fällen sogar dazu führen, daß das Röntgenbild eine Kontrastdarstellung der Harnwege ergibt (Udaondo und Lanari[9]). Bei Kaninchen scheint sogar die Ausscheidung durch die Niere im Vordergrund zu stehen, jedenfalls fanden Greenbaum und Raiziss[10] nach intravenöser Injektion im Verlauf von 8 Tagen 75% der injizierten Jodmenge im Harn wieder.

Antonucci[11] hat angegeben, daß bei gleichzeitiger Verabreichung von Glucose ein rascherer Eintritt der Schattenwirkung erzielt würde, da die Leber durch Glucosegabe zu schnellerer Ausscheidung des Kontrastmittels befähigt würde. Die meisten Autoren, die diesen Befund nachgeprüft haben (Nissen[12], Bernstein[13], Heckmann[7], Berner[14], Kaiser[15], Ludwig[16]), kamen aber zu der Feststellung,

---

[1] Menes u. Robinson: Orale Darreichung von Na-Tetrabromphenolphthalein. [Amer. J. Roentgenol. 13/4, 368 (1925).] Ref. in Fortschr. Röntgentr. 33, 805 (1925).

[2] Sweet: Ann. Surg. 90, 939 (1929). Zit. nach Ivy, S. 131.

[3] Johnston: J. clin. Invest. 10, 9 (1931). Zit. nach Ivy, S. 131.

[4] Yamashita, K.: Zit. S. 129.   [5] Ivy: Zit. S. 131.

[6] Johnson, J., A. L. Ellis u. C. Riegel: Absorption of sodium tetraiodophenolphthalein from normal and damaged gall bladder. Amer. J. med. Sci. 193, 483 (1937).

[7] Heckmann, K.: Die Funktion der Gallenblase als Regulator des enterohepatischen Kreislaufes und als entgiftendes Organ. Klin. Wschr. 13, 760 (1934).

[8] Hoesch, K.: Über das Schicksal des intravenös injizierten Tetrajodphenolphthaleins beim Menschen. Münch. med. Wschr. 73, 1109 (1926).

[9] Udaondo, B., u. E. Lanari: Imprägnation der Niere durch Tetrajodphenolphthalein in zwei Fällen von Steincholecystitis. Z. org. Chir. 40, 12 (1928).

[10] Greenbaum, F. R., u. G. W. Raiziss: The elemination of iodine after oral or intravenous administration of various iodine compounds in single massive doses. J. of Pharmacol. 30, 407 (1927).

[11] Antonucci, C.: La Cholécystographie rapide. Presse méd. 40, 983 (1932).

[12] Nissen: Erfahrungen mit der fraktionierten peroralen Cholecystographie mit besonderer Berücksichtigung des Verhaltens der Leber. Dtsch. med. Wschr. 53, 208 (1932).

[13] Bernstein: Zit. S. 131.   [14] Berner, F.: Chirurg 1935, H. 21.

[15] Kaiser, R.: Die Schnellcystographie. Dtsch. med. Wschr. 61, 1836 (1935).

[16] Ludwig: Zit. S. 131.

daß diese Wirkung der Glucose nicht sehr eindeutig ist. Genauere Vergleichsversuche darüber, insbesondere solche mit analytischer Verfolgung der Kontrastmittelausscheidung liegen nicht vor. Auch die Versuche von SOSMAN, WHITACKER und EDSON[1], FOERSTER und LEBERMANN[2] sowie von GELING[3], durch Verabreichung von Gallensäurederivaten eine Beschleunigung der Kontrastmittelausscheidung herbeizuführen, haben sich nicht durchgesetzt.

Das Füllungsbild der Gallenblase bleibt aus, wenn mechanische Verlegungen der Gallengänge, insbesondere des Cysticus oder des Choledochus, bestehen. Beim Cysticusverschluß ist der kontrastmittelbeladenen Galle der Eintritt in die Gallenblase verschlossen, bei Choledochusverschluß ist durch die Rückstauung der Galle die Sekretion in der Leber gestört. Ferner bleibt aber auch die Schattenbildung aus, wenn durch eine Erkrankung der Gallenblasenwand die Konzentrierungsfunktion der Gallenblase geschädigt ist. Abgesehen davon, daß dann das Kontrastmittel auch bei Eintritt in die Gallenblase nicht ausreichend konzentriert werden würde, wird es in solchen Fällen meist auch gar nicht in die Gallenblase aufgenommen, da diese bereits anderweitig maximal mit Flüssigkeit gefüllt ist.

Neben dem Tetrajodphenolphthalein wird in Amerika häufig die isomere Verbindung Phenoltetrajodphthalein zur Cholecystographie benutzt. Diese Verbindung hat den Vorzug, in alkalischer Lösung ein intensiver Farbstoff zu sein, der zur bequemen colorimetrischen Bestimmung geeignet ist. Nach einem Vorschlage von GRAHAM, COLE, COPHER und MOORE[4] kann diese Verbindung daher ähnlich wie das Phenoltetrachlorphthalein (ROSENTHAL[5]) zu einer Leberfunktionsprüfung in der Weise benutzt werden, daß das Verschwinden aus der Blutbahn analytisch verfolgt werden kann. Infolgedessen liegen hier größere Erfahrungen über den Verlauf der Blutkonzentration vor. Nach JUNG und MOORE[6] werden 30 Minuten nach der Injektion noch 16—25% der injizierten Farbstoffmenge in der Blutbahn wiedergefunden. Die gleichzeitige orale Verabreichung von 100 g Glucose hatte nach diesen Autoren einen deutlich beschleunigenden Einfluß auf das Verschwinden des Farbstoffes aus der Blutbahn.

e) Arterio- und Venographie.

Die Darstellung einzelner Abschnitte der Blutbahn mittels wasserlöslicher Jodverbindungen hat zwei verschiedene pharmakologische Voraussetzungen, nämlich einerseits darf das Kontrastmittel nicht zu lokalen Schädigungen der Intima führen, und andererseits muß die verwendete Kontrastmittelmenge bei ihrem unvermeidlichen späteren Übertritt in die allgemeine Zirkulation ohne gefährliche Allgemeinwirkungen vertragen werden können. Daß die erste Forderung relativ leicht zu erfüllen ist, hängt damit zusammen, daß der Aufenthalt der Kontrastmittellösung in dem betreffenden Gefäß insbesondere bei der Arteriographie nur sehr kurzdauernd ist. Es wird technisch so verfahren, daß das Kontrastmittel peripher von einer vorübergehenden Abklemmungsstelle in die

---

[1] SOSMAN, WHITACKER u. EDSON: Amer. J. Roentgenol. **14**, 495, 511 (1925).

[2] FOERSTER, A., u. F. LEBERMANN: Eine Vereinfachung der Cholecystographie mit Natriumcholat und Felamin. Fortschr. Röntgenstr. **38**, 104 (1928).

[3] GELING: Zur Verbesserung der röntgenologischen Darstellung der Gallenblase. Dtsch. med. Wschr. **54**, 2055 (1928); **55**, 1220 (1929).

[4] GRAHAM, E. A., W. H. COLE, G. H. COPHER u. S. MOORE: Gleichzeitige Cholecystographie und Leber- und Nierenfunktionsprüfung durch eine einzige Substanz: Phenoltetrajodphthalein. J. amer. med. Assoc. **86**, 467 (1926).

[5] ROSENTHAL, S. M.: A new method of testing liver function with phenoltetrachlorphthalein. J. amer. med. Assoc. **79**, 2151 (1922).

[6] JUNG, T. S., u. S. MOORE: A study of rapid cholecystography. Amer. J. Roentgenol. **33**, 194 (1935).

Arterie injiziert wird und im Augenblick der Beendigung der Injektion die Röntgenaufnahme hergestellt wird. Dann wird sofort die normale Zirkulation wieder freigegeben.

Von den anorganischen Jodsalzen ist aus den oben bereits beschriebenen pharmakologischen Gründen zur Gefäßdarstellung nur das Jodnatrium benutzt worden. Angegeben ist diese Verwendung von Brooks[1], später ist es besonders von Moniz[2] und Mitarbeitern zur Arteriographie des Gehirns ausgiebig benutzt worden, ferner von Dos Santos[3] zur Aortographie. Die benutzten hohen Konzentrationen sind besonders bei der Einführung in die Extremitätenarterien sehr schmerzhaft, so daß Brooks[1] zu diesem Verfahren Narkose benutzte. Es ist zu vermuten, daß diese Schmerzhaftigkeit auf dem osmotischen Effekt der Salzlösung beruht. Sonstige lokale Schäden sind dabei nicht beobachtet worden, nur berichtet Pinto[4], daß bei der arteriellen Encephalographie mittels 6 ccm 25proz. Jodnatriumlösung bisweilen ein epileptischer Anfall, eigenartigerweise auf der Seite der Injektion, auftritt.

Von den wasserlöslichen organischen Jodverbindungen sind die für die Ausscheidungsurographie geeigneten auch großenteils zur Gefäßdarstellung benutzt worden. Auf Grund ihrer geringen Allgemeintoxizität ist Forssmann[5] sogar soweit gegangen, diese Mittel durch einen in den rechten Vorhof vorgeschobenen Venenkatheter zu injizieren, um auf diese Weise eine Kontrastdarstellung des rechten Herzens und der Verzweigungen der Arteria pulmonalis zu bewirken („Angiopneumographie"). Weitere Versuche mit diesem Verfahren wurden von Moniz, Carvalho und Lima[6], Conte und Costa[7], Heuser[8], Ravina[9], Ameuille und Mitarbeitern[10] u. a. mitgeteilt. Diese Versuche, deren diagnostischer Wert hier nicht zu erörtern ist, haben nur bei Verabreichung außerordentlicher Kontrastmitteldosen in kürzester Zeit Erfolg, stellen also an die Verträglichkeit der Mittel ungewöhnliche Ansprüche. So benutzten z. B. Castellanos, Pereiras und Garcia[11] bei Neugeborenen zur intravenösen Injektion (ohne Forssmann-Katheter) Dosen von 12—15 ccm Perabrodil oder 4,5—7,0 ccm Uroselektan B, innerhalb von 1,5—2 Sekunden verabreicht. Robb und Steinberg[12] injizierten bei Erwachsenen 25—45 ccm einer 70proz. Perabrodillösung (= 17,5—31,5 g Perabrodil) in 2 Sekunden oder rascher. Bei 238 solcher Injektionen ergaben

---

[1] Brooks, B.: Intraarterial injection of sodium iodid. J. amer. med. Assoc. **82**, 1016 (1924).

[2] Moniz, E.: L'encéphalographie artériell, son importance dans la localisation des tumeurs cerebrales. Revue neur. **34**, 72 (1927).

[3] dos Santos, R., C. Lamas u. J. P. Caldas: Arteriographie der Nierengefäße. [J. d'Urol. **47**/4, 348 (1929).] Ref. in Fortschr. Röntgenstr. **40**, 731 (1929).

[4] Pinto, A.: Die arterielle Encephalographie. Bull. Soc. nat. Chir. Paris **1930**, 56/1, 4.

[5] Forssmann, W.: Über Kontrastdarstellung der Höhlen des lebenden rechten Herzens und der Lungenschlagader. Münch. med. Wschr. **78**, 489 (1931).

[6] Moniz, E., L. de Carvalho u. A. Lima: Angiopneumographie. Presse méd. **39**, 996 (1931).

[7] Conte, E., u. A. Costa: Angiopneumography. Radiology **21**, 461 (1933) — Fortschr. Röntgenstr. **47**, 510 (1933).

[8] Heuser, C.: Arteriografia etc. Rev. Asoc. méd. argent. **46**, 1119 (1932).

[9] Ravina, A.: L'exploration radiologique des vaisseaux pulmonaires par l'injection de substances de contraste. Progrès méd. **1934**, 1701.

[10] Ameuille, P., G. Ronneaux, V. Hinault, de Grez u. J. Lemoine: Remarques sur quelques cas d'artériographie pulmonaire chez l'homme vivant. Bull. Soc. méd. Hôp. Paris **60**, 729 (1936).

[11] Castellanos, A., R. Pereiras u. A. Garcia: L'angio-cardiographie chez l'enfant. Presse méd. **1938**, 1474.

[12] Robb, G. P., u. I. Steinberg: Visualisation of the chambers of the heart, the pulmonary circulation, and the great blood vessels in man. Amer. J. Roentgenol. **41**, 1 (1939).

sich keine ernsten Zwischenfälle; die Abb. 24 gibt die dabei von diesen Autoren beobachtete Reaktion der Patienten wieder.

Bei der intraarteriellen Injektion der wasserlöslichen organischen Jodverbindungen soll es nach KRAUS[1] zu einer rein osmotisch nicht erklärbaren Capillarerweiterung kommen. Diese Wirkung bringt er in Zusammenhang mit der von DEMEL und SGALITZER[2] klinisch beobachteten therapeutischen Wirkung der Arteriographie der Extremitätenarterien bei spastisch bedingten Verengerungen der Blutbahn. Auch KLEIN[3] hat sich mit den peripheren Wirkungen der intraarteriellen Injektion von Perabrodil oder Uroselektan B befaßt und beobachtet,

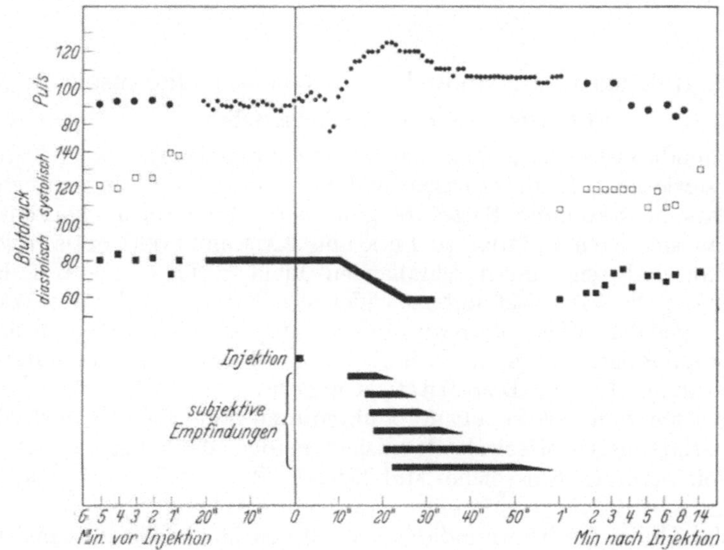

Abb. 24. Bei rascher Injektion hoher Perabrodildosen übliche Reaktion. Pulsfrequenz nach Elektrokardiogramm errechnet. Die Striche im unteren Teil geben den Ablauf der subjektiven Empfindungen wieder und bedeuten von oben nach unten: Geschmack, Wärmegefühl im Munde, im Kopf, am Damm, in den Beinen und Hautrötung. (Nach ROBB und STEINBERG.)

daß es dabei zu einer regionären Erweiterung der kleinsten Gefäße mit Hautrötung und Zunahme der Hauttemperatur, Erweiterung und Vermehrung der Zahl der durchbluteten Capillaren sowie Vergrößerung der arteriovenösen O_2- und CO_2-Differenz, also verstärktem lokalen Gasaustausch kommt.

Über die Darstellung von Teilen des Venensystems, insbesondere auch von Varicen, vgl. RATSCHOW[4], RAVINA, SICARD und COTTENOT[5], ADAMEK und FRIEDLÄNDER[6], BARKER[7] u. a.

[1] KRAUS, H.: Die Wirkung verschiedener Jodpräparate auf die peripheren Gefäße nach intraarterieller Injektion. Naunyn-Schmiedebergs Arch. **179**, 537 (1935).

[2] DEMEL, R., u. M. SGALITZER: Die therapeutischen Ergebnisse der Arteriographie an den Extremitäten. Wien. klin. Wschr. **46**, 1017, 1043 (1933) — Arteriographie. Med. Klin. **1936**, 278.

[3] KLEIN, O.: Über die Einwirkung von Perabrodil und Uroselektan auf die Zirkulation und den inneren Gaswechsel bei peripheren Zirkulationsstörungen. Med. Klin. **1937**.

[4] RATSCHOW, M.: Uroselektan in der Vasographie, unter spezieller Berücksichtigung der Varicographie. Fortschr. Röntgenstr. **42**, 37 (1930).

[5] RAVINA, SICARD u. COTTENOT: Bull. Soc. méd. Hôp. Paris **49** (1933).

[6] ADAMEK, G., u. E. FRIEDLÄNDER: Venographische Untersuchungen der Thrombophlebitis. Med. Klin. **1936**, 222.

[7] BARKER, N.: Direct venography in obstructive lesions of the veins. Amer. J. Roentgenol. **35**, 485 (1936).

f) Arthrographie.

Borak und Goldhammer[1] haben in Tierversuchen Jodkalium zur Gelenkdarstellung benutzt, am Menschen sind aber anorganische Jodide zu diesem Zweck nicht verwendet worden. Dagegen sind auch hier nach der Entwicklung der urographischen Kontrastmittel diese zu Gelenkdarstellungen, anfänglich von Gelenken mit Ergüssen (Michaelis[2], Epstein[3]), dann von Nagy und Polgar[4] auch bei Abwesenheit von Ergüssen. Bircher[5] hat dann die besondere Technik der gleichzeitigen Injektion eines solchen Kontrastmittels (Perabrodil) und von Sauerstoff für das Kniegelenk entwickelt (s. auch Oberholzer[6]). Dabei treten bisweilen 2—3 Tage dauernde Parästhesien und Schmerzen, aber keine Dauerschäden auf.

9. Kolloide Kontrastmittel. — Das Thoriumdioxydsol.

a) Chemisches und Toxikologisches.

Ein Thoriumdioxydsol kann man nach Biltz durch Dialyse einer Thoriumnitratlösung sowie nach Kohlschütter und Frey durch Einbringen geglühten Thoriumoxalats in verdünnte Salzsäure gewinnen. Eine solche konzentrierte Lösung verhält sich nach Blühbaum, Frik und Kalkbrenner[7] optisch wie ein trübes Medium und zeigt im durchfallenden Licht rötliche, im auffallenden bläuliche Farbe. Die Viscosität unterscheidet sich kaum von der des Wassers. Durch negativ geladene Elektrolyte wird das Sol ausgeflockt, ist aber im übrigen nicht sehr empfindlich und kann z. B. beliebig oft erwärmt und aufgekocht werden, ohne dadurch seine Dispersität zu ändern.

Durch Zusätze von Stärkeabbauprodukten und ähnlichen Kohlehydraten kann das Thoriumdioxydsol soweit stabilisiert werden, daß es seine Elektrolytempfindlichkeit verliert. Ein solches stabilisiertes Produkt ist z. B. das Thorotrast.

Bei Verabreichung des Thoriumdioxydsols in den Magen-Darm-Kanal treten nach Blühbaum, Frik und Kalkbrenner[7] bei Kaninchen keine lokalen oder resorptiven Vergiftungserscheinungen auf. Der Harn bleibt frei von Thorium, eine Resorption findet vermutlich überhaupt nicht statt. Auch bei intravenöser Verabreichung werden von dem ungeschützten Kolloid relativ große Mengen ohne akute Vergiftungserscheinungen vertragen. Nach Oka[8] sind bei Kaninchen und Hunden erst Dosen, die mehr als 0,3 g pro Kilogramm feste Substanz enthalten, gefährlich, dagegen können bei wiederholter Injektion kleinerer Einzeldosen noch wesentlich größere Mengen vertragen werden.

Das durch Schutzkolloid gegen die Ausflockung geschützte 25proz. Thoriumdioxydsol (Thorotrast) ist aber auch noch in größeren Mengen bei intravenöser Einverleibung frei von akuten Giftwirkungen. Frösche, denen 3—5 ccm in den Lymphsack verabreicht sind, wobei das Präparat glatt in die Blutbahn über-

---

[1] Borak u. Goldhammer: Gelenkdarstellung mit Jodkali. Fortschr. Röntgenstr. **32**, 682 (1924).

[2] Michaelis: Zit. nach Nagy u. Polgar.

[3] Epstein, J.: Kontrastfüllung des Kniegelenks. Zbl. Chir. **58**, Nr 40 (1931).

[4] Nagy, J., u. P. Polgar: Beitr. zur Röntgenanatomie des kontrastgefüllten Kniegelenks. Fortschr. Röntgenstr. **45**, 688 (1932).

[5] Bircher: Pneumoradiogramme des Kniegelenkes. Fortschr. Röntgenstr. **48**, 89 (1933).

[6] Oberholzer, J.: Die Technik der Pneumoradiographie des Kniegelenkes. Zbl. Chir. **60**, Nr 26 (1933).

[7] Blühbaum, Th., K. Frik u. H. Kalkbrenner: Eine neue Anwendungsart der Kolloide in der Röntgendiagnostik. Fortschr. Röntgenstr. **37**, 18 (1928).

[8] Oka, H.: Eine neue Methode zur röntgenologischen Darstellung der Milz (Lienographie). Fortschr. Röntgenstr. **40**, 497 (1929).

tritt, bleiben 2—4 Tage am Leben (MENKES[1]). Warmblütigen Laboratoriumstieren kann man bei vorsichtiger Injektion durchschnittlich 5 ccm pro Kilogramm intravenös verabreichen, ohne daß es zu äußerlich sichtbaren Störungen des Befindens käme und oft noch das Doppelte ohne akut tödliche Wirkung. Eine Bestimmung der für die Maus intravenös letalen Dosis führten RANDERATH und SCHLESINGER[2] aus (Tabelle 5).

Tabelle 5. Toxizität des Thorotrast nach RANDERATH und SCHLESINGER.
Mäuse im Gewicht von 15 g, intravenöse Applikation.

Dosis pro Maus		Zahl der gespritzten Mäuse	Zahl der überlebenden Mäuse
Thorotrast ccm	Thoriumdioxyd mg		
0,10	25	4	4
0,20	50	4	4
0,30	75	6	4
0,35	87,5	2	0
0,40	100	2	0

Auch beim Menschen ist die intravenöse Injektion von Mengen bis 1 ccm pro Kilogramm Körpergewicht, meist in mehreren Teildosen im Abstand von einigen Tagen verabreicht, gelegentlich aber auch in einer Dosis, in sehr zahlreichen Fällen vertragen worden. An akuten Nebenwirkungen sind dabei Temperatursteigerungen, Exantheme, Durchfälle und ähnliches beschrieben.

Auf Grund der außerordentlich dauerhaften Speicherung, die das einmal in Körpergeweber aufgenommene Thoriumdioxyd erfährt und die im einzelnen weiter unten zu besprechen ist, besteht aber dabei eine chronische Gefährdung, die sehr viel ernster zu bewerten ist. Diese Gefahr steht im Zusammenhang mit den radioaktiven Eigenschaften des Präparates. Im Vergleich zu anderen radioaktiven Elementen ist die Aktivität des benutzten Thoriums (nicht zu verwechseln mit Thorium X) allerdings sehr gering. Seine Halbwertzeit wird von BLÜHBAUM, FRIK und KALKBRENNER[3] mit $1{,}5$ mal 10^{10} Jahren angegeben. Nach einer vielzitierten Messung der Bergakademie Freiberg ist die γ-Strahlung von 100 g Thorotrast derjenigen von $1{,}24$ mal 10^{-6} g Radium äquivalent, nach neueren Messungen von TAFT[4] dagegen ist die klinisch benutzte Dosis von 75 ccm des 25 proz. Sols in ihrer γ-Strahlung $1{,}37$ mal 10^{-6} g Radium äquivalent, und 2 mal 10^{-6} g Radium sollen bereits zu schweren Vergiftungen führen können. FLEMING und CHASE[5] geben an, daß 1 g Thoriumdioxyd pro Sekunde 4390—26340 α-Partikel abgibt. Bei engem und hinreichend langem Konnex des gespeicherten Thoriumdioxyds mit dem Protoplasma kann sich aber diese Radioaktivität trotz ihrer geringen Größe katastrophal auswirken. Am eindrucksvollsten geht dies aus den Versuchen von ROUSSY, OBERLING und GUÉRIN[6] hervor, die durch lokale Injektionen von Thorotrast bei Ratten Sarkome erzeugen konnten.

Die genannten Autoren machten ihre ersten Beobachtungen bei Therapieversuchen an Impftumoren, wodurch sie dann veranlaßt wurden, den Effekt

---

[1] MENKES, B.: Ein Röntgenverfahren zum Studium des Gesamtkreislaufes am lebenden Frosch. Fortschr. Röntgenstr. **48**, 204 (1933).

[2] RANDERATH, E., u. M. SCHLESINGER: Experimentelle Untersuchungen über die Wirkung des Thorotrastes (Heyden) im Tierkörper. Z. exper. Med. **80**, 245 (1931).

[3] BLÜHBAUM, TH., K. FRIK u. H. KALKBRENNER: Zit. S. 136.

[4] TAFT, R. B.: The radioactivity of the thorium dioxide sol. J. amer. med. Assoc. **108**, 1779 (1937).

[5] FLEMING, A. J., u. W. H. CHASE: The effects of administration of thorium dioxide. Surg etc. **63**, 145 (1936).

[6] ROUSSY, G., CH. OBERLING u. M. GUÉRIN: Über Sarkomerzeugung durch kolloidales Thoriumdioxyd bei der Ratte. Strahlenther. **56**, 160 (1936).

bei normalen Tieren zu untersuchen. Sie behandelten 10 gesunde Ratten mit 2mal wöchentlich verabreichten intraperitonealen Injektionen à 0,5 ccm Thorotrast, im ganzen 5 Gaben. 3 Tiere überlebten 1 Jahr, 2 davon starben nach 14 Monaten an Peritonealsarkomen. Von 10 ebenso, aber subcutan behandelten Ratten überlebten 4 1 Jahr, davon gingen dann 3 an Sarkomen zugrunde, die sich am Orte der Injektion entwickelt hatten. Auch schon nach einmaliger Verabreichung der obigen Dosis kam es zur Sarkombildung: Von 20 subcutan gespritzten Ratten überlebten 12 1 Jahr, 5 davon bekamen Sarkome; von 20 einmal intraperitoneal behandelten überlebten 7 1 Jahr, 3 davon zeigten Peritonealsarkomatose. Nach einer einmaligen intravenösen Gabe von 0,25 ccm Thorotrast konnten die Verff. dagegen bei 20 Ratten innerhalb eines Jahres keine Sarkome feststellen. Bei subcutan mit Thorotrast behandelten Mäusen kamen bisweilen Lungencarcinome zur Entwicklung, bei Hühern hatten die Verff. dagegen keine Resultate.

SELBIE[1] bestätigte diese Ergebnisse. Er behandelte 60 Ratten mit 2maligen subcutanen Injektionen von je 0,3 ccm Thorotrast an der gleichen Stelle, nach 12 Monaten waren bei 14 von 43 überlebenden Tieren bereits Sarkome aufgetreten. Er stellte bei diesen Versuchen fest, daß das injizierte Thorotrast lokalisiert blieb und zunächst gelbe Knötchen bildete, die hauptsächlich aus Makrophagen bestanden, die das Kolloid in Form stark lichtbrechender, tiefgelber Granula aufgenommen hatten.

b) Hepatosplenographie mit Thoriumdioxydsol.

Im Jahre 1929 teilte OKA[2] als eine Zufallsbeobachtung die Tatsache mit, daß bei Kaninchen nach intravenöser Injektion von Thoriumdioxydsol im Röntgenbild die Milz sichtbar wird. Auch bei Hunden konnte er denselben Effekt erzielen. Nahezu gleichzeitig berichtete JAFFÉ[3], daß RADT[4] erwartungsgemäß eine Speicherung dieses Kolloids im Reticuloendothel gefunden habe und dementsprechend das Auftreten eines Röntgenschattens von Milz und Leber. Das kolloide Thoriumdioxyd verhält sich also in dieser Hinsicht genau wie zahlreiche andere kolloide Metalloxyde, Metalle, Tusche, Farbstoffe usw. In diesem Zusammenhang ist es interessant, daß nach BENNHOLD[5] das Thorotrast von den Bluteiweißkörpern gebunden wird, und zwar spezifisch von den Globulinen. Dabei werden die an sich kathodisch wandernden Thoriumdioxydteilchen umgeladen, d. h. die mit Thorotrast beladenen Globuline sind wie die Globuline selbst negativ geladen und werden in dieser Form Zellen des RES. zugeführt.

Zur Erzielung der Kontrastwirkungen sind folgende, für die verschiedenen Laboratoriumstiere und für den Menschen annähernd gleichen Dosen erforderlich. Mit kleinen Dosen wird nur ein Milzschatten sichtbar, dazu sind bereits 70—150 mg

---

[1] SELBIE, F. R.: Experimental production of sarcoma with thorotrast. Lancet **1936**, 2, 847.

[2] OKA, M.: Eine neue Methode zur röntgenologischen Darstellung der Milz (Lienographie). Fortschr. Röntgenstr. **40**, 497 (1929) — Klinische Anwendung der „Lienographie", einer neuen Methode zur röntgenologischen Darstellung von Milz und Leber. Fortschr. Röntgenstr. **41**, 829 (1930).

[3] JAFFÉ, R.: Über röntgenologische Darstellung der Milz (Lienographie) und Leber. Fortschr. Röntgenstr. **40**, 692 (1929).

[4] RADT, P.: Eine neue Methode zur röntgenologischen Kontrastdarstellung von Milz und Leber. Klin. Wschr. **8**, 2128 (1929) — Eine neue Methode zur röntgenologischen Sichtbarmachung von Leber und Milz durch Injektion eines Kontrastmittels (Hepato-Lienographie). Med. Klin. **26**, 1888 (1930) — Zur Kontrastdarstellung von Leber und Milz durch Injektion eines Kontrastmittels (Hepato-Lienographie). Ther. Gegenw. **1932**, H. 8.

[5] BENNHOLD, H.: Die Vehikelfunktion der Bluteiweißkörper. In „Die Eiweißkörper des Blutplasmas". Dresden und Leipzig 1938.

Thoriumdioxyd pro Kilogramm ausreichend. Für einen kräftigen Leberschatten sind 250—500 mg pro Kilogramm erforderlich. KADRNKA und ROSSIER[1] fanden im Tierversuch, daß bei noch höherer Dosierung außer Milz und Leber auch das Knochenmark und die Nieren schattengebende Thoriummengen speichern.

Die Kontrastwirkung beginnt schon in wenigen Stunden nach der Injektion sichtbar zu werden, nach 24—48 Stunden hat sie ihr Maximum erreicht. Bei histologischer Untersuchung des Speicherungsverlaufs kann man bereits nach 30 Minuten die erste Thoriumaufnahme in den Reticulumzellen der Milzpulpa und in den KUPFFERschen Sternzellen der Leber beobachten, die zuerst grobtropfigen Charakter hat, später mehr feintropfig-granuläre Form zeigt (RANDERATH und SCHLESINGER[2]). Mit der Speicherung geht eine gewisse Hypertrophie der reticuloendothelialen Elemente einher. CORDINER und FAIRLEY[3] meinen, daß es auch durch Verschmelzung thoriumbeladener Endothelien zu einer Art Riesenzellbildung kommt.

Quantitativ verläuft diese Speicherung so, daß Leber und Milz zusammen schließlich etwa $^2/_3$ der injizierten Dosis aufnehmen. Bei Dosen zwischen etwa 0,5 und 2,5 g pro Kilogramm führt dies dazu, daß der ThO_2-Gehalt der Leber etwa 2,5—12,0%, derjenige der Milz 25—50% (!) vom Trockengewicht des Organs beträgt (ANGERMANN und OVERHOF[4]). Das restliche Drittel dürfte zu einem wesentlichen Teil vom Knochenmark aufgenommen werden, das prozentual kaum weniger speichert als die Leber. Ferner findet man geringe Mengen in Lungen und Nieren, die aber schon nach einigen Tagen verschwinden. Nach den histologischen Befunden von RANDERATH und SCHLESINGER[2] wird das ThO_2 in diesen und anderen Organen (z. B. Nebennieren) nicht von ortsständigen Zellen aufgenommen, sondern von mobil gewordenen Elementen des RES. mit dem Blut eingeschleppt.

Sehr bald wurde nun von den verschiedensten Seiten die Beobachtung mitgeteilt, daß diese Speicherung eine überraschende Stabilität zeigt, selbst nach Wochen und Monaten ergibt der Röntgenbefund kein sicheres Nachlassen der Kontrasteffekte. Erst die Untersuchungen der späteren Jahre konnten dementsprechend über den Verbleib des Thoriumdioxyds nach jahrelangem Aufenthalt im Organismus Klarheit schaffen. Solche Resultate sind von NÄGELI und LAUCHE[5], LEIPERT[6], VAJANO[7], UCKE[8], BARKAN und KIENAST[9] u. a. mitgeteilt. Danach ist auch im histologischen Bild nur eine außerordentlich langsam

---

[1] KADRNKA u. ROSSIER: Hépatoplenographie, accesoirement ostéomyelographies et néphrographies experimentales. Acta radiol (Stockh.) 12, H. 4, Nr 68 (1931).

[2] RANDERATH, E., u. M. SCHLESINGER: Experimentelle Untersuchungen über die Wirkung des Thorotrastes (Heyden) im Tierkörper. Z. exper. Med. 80, 245 (1931).

[3] CORDINER, G. R. M., u. N. H. FAIRLEY: Colloidal thorium dioxide (thorotrast) injections in rabbits. Trans. roy. Soc. trop. Med. Lond. 26, 318 (1932).

[4] ANGERMANN, M., u. K. OVERHOF: Histologische und chemisch-quantitative Untersuchungen über die Ablagerung des Thorotrastes in den Organen beim Kaninchen. Z. exper. Med. 94, 121 (1934).

[5] NAEGELI, TH., u. A. LAUCHE: Befunde an Leber und Milz nach Thoriumdioxydsolinjektion. Klin. Wschr. 11, 2029 (1932) — Über Thoriumdioxyd-Spätschädigungen im Lymphknoten, 3 Jahre nach der intravenösen Injektion. Klin. Wschr. 12, 1730 (1933) — Histologische und röntgenologische Befunde an den inneren Organen 5 Jahre nach intravenöser Einspritzung von Thoriumdioxydsol beim Hunde. Klin. Wschr. 15, 436 (1936).

[6] LEIPERT, TH.: Über die Verteilung des Thoriums im Organismus nach Injektion von Thorotrast. Wien. klin. Wschr. 44, 1135 (1931) — Über die Verteilung und Ausscheidung des Thoriums nach Thorotrastinjektion. Wien. klin. Wschr. 46, 994 (1933).

[7] VAJANO, D.: Sull'epatolienografia col thorotrast. Arch. di Radiol. 11, 127 (1935).

[8] UCKE, A.: Über das Schicksal des Thoriums im Körper des Warmblüters bei intravenöser Verabfolgung von Thorotrast. Beitr. path. Anat. 96, 228 (1935).

[9] BARKAN u. KIENAST: Klin. Wschr. 14, 896 (1935).

verlaufende Veränderung erkennbar. Im Laufe der Zeit kommt es zu einer Abstoßung der thoriumbeladenen Endothelien, die der Degeneration anheimfallen. Werden sie in die Blutbahn hinein abgestoßen, so wird das freiwerdende ThO_2 erneut im Reticuloendothel gespeichert, die Stabilität der Speicherung beruht also zum Teil auf einem sich selbst stets erneuernden Vorgang. Ein Teil der degenerierenden Endothelien wird aber auch in die Lymphspalten abgestoßen. So kommt es zu einer Verlagerung der Speicherung in Richtung der abführenden Lymphwege — in der Leber zunächst im periportalen Bindegewebe (Abb. 25) — und schließlich in die regionären Lymphknoten (vgl. auch Pomeranz[1]).

Zu einer wirklichen Ausscheidung ins Gewicht fallender Thoriummengen kommt es aber auch im Verlaufe von Jahren nicht. Alle Bemühungen, Thorium auch nur spurenhaft in Harn und Kot der behandelten Tiere und Menschen nachzuweisen, hatten völlig negative Resultate. Dagegen ergaben die Organanalysen in Bestätigung der röntgenologischen Beobachtungen keinen Hinweis für eine Abnahme des Thoriumgehaltes mit der Zeit. Dies sei durch Tabelle 6 belegt.

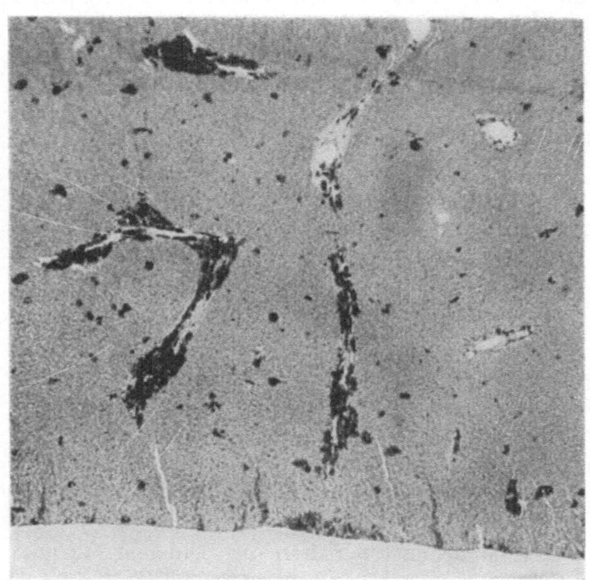

Abb. 25. Hundeleber, 2 Jahre nach ThO_2-Sol-Injektion. Schwache mikrosk. Vergr. Anhäufung der Thoriumphagocyten (dunkel) im peritortalen Bindegewebe. Vereinzelte Thoriumzellen im übrigen Lebergewebe verstreut. (Nach Naegeli und Lauche.)

Über die Frage, welche anatomisch erkennbaren Schädigungen diese Dauerspeicherung nach sich zieht, liegt eine große Reihe von Veröffentlichungen vor, von denen diejenigen von Huguenin, Nemours und Abbot[2], Naegeli und Lauche[3], Büngeler und Krautwich[4], Ravenna[5], Pohle und Ritchie[6], Vajano[7], Rigler, Koucky und Abraham[8] genannt seien. Danach kommt es im Laufe der Zeit zu verschiedenen degenerativen und entzündlichen Veränderungen mit reaktiver Bindegewebsvermehrung, so daß die Leber in späteren Stadien

[1] Pomeranz, R.: Animal experiments with colloidal thorium, a study in lymphatic absorption. Radiology 23, 51 (1934).

[2] Huguenin, B., A. Nemours u. G. Abot: Les hépatites et les cirrhoses expérimentales au bioxyde de thorium. C. r. Soc. Biol. Paris 108, 879 (1931).

[3] Naegeli, Th., u. A. Lauche: Zit. S. 139.

[4] Büngeler, W., u. J. Krautwich: Ist die Hepatolienographie mit Thorotrast eine unschädliche diagnostische Methode? Klin. Wschr. 11, 142 (1932).

[5] Ravenna, P.: Histologische Beobachtungen über die Wirkung des intravenös injizierten Thoriumdioxydsol. Klin. Wschr. 11, 2151 (1932).

[6] Pohle u. Ritchie: Histological studies of liver, spleen and bone marrow in rabbits following intravenous injection of thorium dioxide. Amer. J. Roentgenol. 31, 512 (1934).

[7] Vajano, D.: Zit. S. 139.

[8] Rigler, L. G., R. Koucky u. A. L. A. Abraham: Effects of thorium dioxide sol (thorotrast) on human liver. Radiology 25, 521 (1935).

Tabelle 6[1]. Kaninchen.

Nr.	Organ	Gesamt-gewicht g	ThO$_2$ in g		ThO$_2$% in Leber und Milz wiedergefunden	Zeit zwischen letzter Injektion und Tod
			injiziert	gefunden		
1	Leber	106		0,8284		
	Milz	1,75		0,1650		
	Nieren	15,3	1,44	0,0060	68,99	1 Tag
	Nebennieren . .	0,7		—		
	Lunge	7,70		0,0386		
	Mark	0,36		0,0041		
2	Leber	77		0,6922		
	Milz	1,05		0,0924		
	Nieren	17,02	1,50	—	52,31	26 Tage
	Nebennieren . .	0,70		—		
	Lunge	10,0		0,0612		
	Mark	1,85		0,0108		
3	Leber	77,3		0,9489		
	Milz	1,4		0,1201		
	Nieren	15,2	1,44	0,0021	74,24	78 Tage
	Lunge	14,8		0,0121		
	Mark	0,5		0,0013		
4	Leber	94,8		0,6906		
	Milz	2,05		0,1500		
	Nieren	17,5	1,44	0,0004	58,38	477 Tage
	Nebennieren . .	0,5		—		
	Lunge	11,0		0,0081		
	Mark	0,71		0,0034		
5	Leber	127		2,0097		
	Milz	2,3		0,2381		
	Nieren	14,2	3,75	—	59,94	188 Tage
	Nebennieren . .	0,55		—		
	Mark	1,15		0,0344		

cirrhotische Bilder bietet. Herdförmige Nekrosen kommen vor, scheinen aber doch selten zu sein.

Zum Teil wohl aus Mißtrauen gegen die anfänglich mageren Ergebnisse der histologischen Nachprüfungen hat man in den verschiedensten Richtungen nach funktionellen Störungen gesucht, die sich aus der ThO$_2$-Belastung des RES. ergeben könnten.

Die Speicherungsfähigkeit des RES. für andere Kolloide wird durch Thorotrastbelastung nicht aufgehoben, wie z. B. für kolloides Gold von RANDERATH und SCHLESINGER[2] gezeigt wurde.

Große Dosen ThO$_2$-Sol erzeugen im roten Blutbild eine gewisse Anämie (OKA, LAMBIN), auf kleinere folgt nach LAMBIN[3] eine Erythroblastenreaktion. Die Erythrocytenresistenz wird nach OKA nicht vermindert, eher leicht gesteigert. Das weiße Blutbild reagiert nach den gleichen Autoren nach kurzer Leukopenie mit einer Leukocytose, der sich eine Monocytose und Histiocytose anschließt. Ferner wurde eine Thrombopenie beobachtet (OKA, GÉRARD[4]).

---

[1] LEIPERT, TH.: Über die Verteilung und Ausscheidung des Thoriums nach Thorotrastinjektion. Wien. klin. Wschr. **44**, 994 (1933).

[2] RANDERATH u. SCHLESINGER: Zit. S. 139.

[3] LAMBIN: Effects tardifs des injections de dioxyde de thorium. C. r. Soc. Biol. Paris **111**, 225 (1932).

[4] GÉRARD, M. J.: Die durch kolloidales Thoriumdioxyd verursachte Thrombopenie. Presse méd. **40**, Nr 60 (1932).

Bucky und Leitner[1] berichteten über eine beträchtliche Abnahme der Phagocytosefähigkeit von Leukocyten aus künstlichen Bauchhöhlenexsudaten von Kaninchen, die ihr Maximum erst mehrere Monate nach Verabreichung des Präparates erreichte. Demgegenüber fand Oka die Präcipitinbildung gegen Pferdeserum bei Kaninchen eher gesteigert als gestört, auch auf die Typhusagglutininbildung bei Kaninchen konnten Randerath und Schlesinger[2] keinen Einfluß feststellen.

Auf den Verlauf von experimentellen intraperitonealen Pneumokokkeninfektionen bei Mäusen (Held[3]) wie der experimentellen Affenmalaria durch Plasmodium knowlesi (Nauck und Malamos[4]) ist die Thorotrastspeicherung ohne Einfluß. Weitere Untersuchungen über die Wirkungen auf biologische Abwehrvorgänge s. bei Hanke[5]. Danach erfährt auch der anaphylaktische Shock sensibilisierter Meerschweinchen durch Thorotrastspeicherung keine Veränderung, wohl aber die morphologischen Bilder bei der Verarbeitung eines Antigens.

Hinsichtlich der Leberfunktion fand Fetzer[6] am Patienten keine Änderung der Jod-Tetragnost-Ausscheidungsgeschwindigkeit, Popper und Scholl[7] stellten dagegen an Hand der Phenolausscheidung im Harn bei Kaninchen eine erst nach wochenlanger Latenz manifest werdende Leberfunktionsschwäche fest.

Nach all diesen Ergebnissen, insbesondere nach Bekanntwerden der Fähigkeit des Thoriums, Sarkom zu erzeugen, ist die Beurteilung der mit der Thorium-Hepatosplenographie verbundenen Gefahren eine wesentlich andere geworden als anfänglich. Während die zuerst bestehenden Gefahren der akuten Nebenwirkungen durch Verbesserung des Dispersitätsgrades und der Stabilität des Soles weitgehend beseitigt werden konnten, sind in letzter Zeit die Autoren, die die Methode ihrer Spätgefahren wegen ablehnen, immer zahlreicher geworden. Z. B. stehen Fleming und Chase[8] auf dem Standpunkt, daß die Methode nur bei solchen Fällen angewendet werden sollte, bei denen angesichts der vorliegenden Erkrankung mit einer Lebenserwartung von nur mehr 2 Jahren zu rechnen ist. Allerdings sind solche Spätschädigungen, die zu wirklich bedrohlichen Folgen für den betreffenden Patienten geführt haben, trotz der großen Zahl der nun schon mehr als 5—10 Jahre zurückliegenden Injektionen noch kaum berichtet worden. Yater, Otell und Hussey[9] konnten 47 Patienten Monate und Jahre nach der Injektion nachuntersuchen, darunter 3 nach 2—3 Jahren, 2 nach 3—4 Jahren und 4 nach 4—5 Jahren. Alle waren bei ungestörtem Wohlbefinden, Leberfunktionsprüfungen ergaben keinen abweichenden Befund, auch war keine erhöhte Disposition zu Infektionskrankheiten erkennbar. Yater und Whitmore[10]

---

[1] Bucky u. Leitner: Biologische Beobachtungen bei der Speicherung von Thoriumdioxydsol. Fortschr. Röntgenstr. **45**, 561 (1932).

[2] Randerath u. Schlesinger: Zit. S. 139.

[3] Held, A.: Thorotrast und Infektion. Zur Frage der Blockade des reticuloendothelialen Systems. Fortschr. Röntgenstr. **45**, 330 (1932).

[4] Nauck, E. G., u. B. Malamos: Thorotrastspeicherung bei experimenteller Affenmalaria (Pl. knowlesi). Arch. Schiffs- u. Tropenhyg. **40**, 187 (1936).

[5] Hanke, H.: Experimentelle Untersuchungen biologischer Abwehrvorgänge bei Thoriumdioxydspeicherung des Reticuloendothels. I—IV. Z. exper. Med. **85**, 623 (1932); **87**, 776 (1933); **88**, 391 (1933).

[6] Fetzer, H.: Die Hepatolienographie in Verbindung mit Cholecystographie. Fortschr. Röntgenstr. **45**, 328 (1932).

[7] Popper, H. L., u. R. Scholl: Über Leberschädigungen nach intravenösen Thorotrastinjektionen. Wien. klin. Wschr. **45**, 363 (1932).   [8] Fleming u. Chase: Zit. S. 137.

[9] Yater, W. M., L. S. Otell u. H. H. Hussey: Hepatosplenography with stabilized thorium dioxide sol. Radiology **27**, 391 (1936).

[10] Yater, W. M., u. E. R. Whitmore: Histopathologic study of tissues of 65 patients injected with thorium dioxide sol for hepatosplenography, with follow up study of 10 years old cases. Amer. J. med. Sci. **195**, 198 (1938).

hatten die gleichen günstigen Ergebnisse bei 10 4—6 Jahre nach der Thorotrastinjektion nach untersuchten Fällen. Sie konnten ferner 64 Patienten sezieren, die wenige Tage bis zu drei Jahren nach der intravenösen Injektion von durchschnittlich 75 ccm Thorotrast gestorben waren. In keinem Falle konnten sie Gewebsschäden oder celluläre Reaktionen feststellen, die dem Thoriumdioxyd zugeschrieben werden mußten. Ein paravenöses Depot, das $4^1/_2$ Jahre als derber Knoten im Gewebe geblieben war, zeigte nach der Excision histologisch keine andere Reaktion als die Einkapselung des Thoriumdioxyds durch derbes hyalines Bindegewebe.

In diesem Zusammenhang sei noch ein Fall von GRAUHAN[1] angeführt, in dem es bei einer Urethographie mit Thoriumdioxydsol zu einem großen periurethralen Infiltrat gekommen war. 6 Jahre später starb der Patient, die Sektion ergab auch hier, daß das im Gewebe und in venösen Hohlräumen dauerhaft gespeicherte Kolloid zu keinen anderen Reaktionen als zur Bildung von narbigem Bindegewebe geführt hatte[2].

c) Hepatosplenographie mit Jodsolen.

Durch die geschilderten Spätgefahren des Thoriums angeregt, sind Versuche unternommen worden, ein Kontrastmittel aufzufinden, das ohne solche zu den gleichen Erfolgen führen könnte. Bei diesen Versuchen muß es sich also darum handeln, ein auf einem anderen Kontrastelement aufgebautes speicherungsfähiges Kolloid zu entwickeln. OSELATORE und LENARDUZZI[3] berichteten über Tierversuche, in denen sie eine feine Emulsion von 100 ccm 40proz. Jodipin in 1000 ccm 2proz. Gummi arabicum-Lösung mit Zusatz von 0,9% Kochsalz intravenös injizierten. Dosen von 10 ccm pro Kilogramm sind für Kaninchen und Hunde gut verträglich und führen bereits zu einem deutlichen Milzschatten. Ein Leberschatten wurde erst durch wiederholte Injektion dieser Dosis erzielt. Schon durch diese Versuche war die Ansicht LETTERERS[4], daß mit einer bedeutenden Speicherung fein emulgierter Fette im RES. nicht zu rechnen sei, mindestens für Jodöle widerlegt.

Systematisch ausgebaut sind die weiteren Bemühungen in dieser Richtung von DEGWITZ[5] und von BECKERMANN und POPKEN[6]. DEGWITZ gelang es nach einem im einzelnen nicht näher beschriebenen Verfahren hochkonzentrierte, stabile, wäßrige, mit Glucose isotonisch gemachte Sole von Estern jodierter Fettsäuren herzustellen, die 0,2—0,26 g Jod im Kubikzentimeter enthalten und deren Teilchendurchmesser bei kugelförmiger Gestalt zwischen 0,1 und 1,0 μ liegt. Als Fettsäure wurde hauptsächlich die durch Anlagerung von 3 mol Jodwasserstoff an Linolensäure gewonnene Trijodstearinsäure benutzt, und zwar deren Methyl und — vorwiegend — Äthylester. BECKERMANN und POPKEN berichten über 63 Fälle, in denen sie bei Patienten solche Sole in Dosen, die pro

---

[1] GRAUHAN, M.: Zur Klinik und Anatomie des venösen Refluxes bei der Urethrographie. Zbl. Chir. **30**, 1692 (1939).

[2] Vgl. ferner JACOBSON, L. E., u. D. ROSENBAUM: Post mortem findings and radioactivity determinations 5 years after injektion of thorotrast. — Ausführliche Übersicht bei D. L. REEVES und R. M. STUCK: Clinical and experimental results with thorotrast. Medicine **17**, 37 (1938).

[3] OSELLATORE, G., u. G. LENARDUZZI: Ref. in Mercks Jahresber. **49**, 183 (1935).

[4] LETTERER, E.: Histologische und experimentelle Untersuchungen über die Brauchbarkeit der Funktionsprüfungen des reticuloendothelialen Systems. I. Mitt. Z. exper. Med. **93**. 89 (1934).

[5] DEGWITZ, R.: Kolloidgestaltung und gezielte intravenöse Injektion. Fortschr. Röntgenstrahlen **58**, 472 (1938).

[6] BECKERMANN, F., u. C. POPKEN: Kontrastdarstellung der Leber und Milz im Röntgenbild mit Jodsolen. Fortschr. Röntgenstr. **58**, 519 (1938).

Kilogramm Körpergewicht 200—250 mg J enthielten, nach Erwärmung auf Körpertemperatur langsam (3 ccm pro Minute) intravenös injizierten. Die Röntgenbilder ergaben, daß dies Kontrastmittel elektiv in Milz und Leber gespeichert wird. Die Kontrastzunahme dieser Organe beginnt bereits nach 5 Minuten und erreicht nach etwa 90 Minuten ihr Maximum, in der Milz früher als in der Leber. Dann klingt die Verschattung innerhalb von 24 Stunden völlig wieder ab. Der Grund dafür ist in der raschen und vollständigen Mineralisierung und Ausscheidung des nun anorganischen Jods durch die Nieren zu finden. Die Verfasser ermittelten in einem Falle, der 7,4 g J in Form eines solchen Sols erhalten hatte, folgende Ausscheidung (s. Tabelle 7).

Tabelle 7.

	Harn	Kot
1. Tag	4345,2 mg J	—
2. „	1769,7 „ „	—
3. „	936,4 „ „	105,2
4. „	122,4 „ „	27,3
5. „	63,1 „ „	Spuren
6. „	52,3 „ „	„
7. „	26,6 „ „	„

Diese Gaben wurden in 34 von den 63 Fällen ohne Nebenerscheinungen vertragen, bei 29 wurden solche verschiedenen Grades, nämlich Kopfschmerzen, Übelkeit, Erbrechen, Temperatursteigerung, Schüttelfrost, Leukocytose und 4 schwerere Jodüberempfindlichkeitsreaktionen gesehen, aber in keinem Falle blieben ernsthafte Folgen zurück. Bei einem aus anderen Gründen bald nach der Behandlung Verstorbenen ergab die histologische Kontrolle keine auf das Kontrastmittel zurückzuführende Veränderungen.

d) Cerebrale Arteriographie.

Das Thoriumdioxydsol besitzt eine so starke Schattenintensität, daß es auch noch relativ feine Gefäße selbst innerhalb der knöchernen Schädelkapsel darzustellen erlaubt. Es wurde für diesen Zweck von Moniz[1] an Stelle der von ihm früher benutzten hochkonzentrierten Jodnatriumlösungen für die „arterielle Encephalographie" angegeben und auch von Löhr[2] bald ausgiebig benutzt. Dazu werden 10—12 ccm Thorotrast rasch in die Arteria carotis (communis bzw. interna) injiziert und unmittelbar bei Beendigung der Injektion eine oder mehrere Aufnahmen gemacht.

Pharmakologisch ist dabei die Frage der akuten Nebenwirkungen, die der lokalen Dauer- und Spätwirkungen und die der allgemeinen Spätwirkungen getrennt zu beurteilen. Die letzte Frage weicht natürlich, da es sich auch hier um eine Verabreichung des Kolloids in die Blutbahn handelt, wobei die überwiegende Menge nach rascher Durchströmung der Hirngefäße im Reticuloendothel aufgefangen wird, nur hinsichtlich der geringeren Dosis von den bei der Hepatosplenographie beschriebenen Spätfolgen ab.

Akute Nebenwirkungen ernsteren Grades scheinen bei der Methode selten zu sein. Nordmann[3] teilte 2 Todesfälle innerhalb 2 bzw. 10 Stunden unter Atemlähmung mit. Oguchi[4] beschreibt eine kontralaterale Hemiparese und Sehstörungen mit Netzhauttrübungen, die er auf Thoriumdioxydembolien zurückführt. Diese Deutung leitet zu der Frage über, wieweit lokale Gefäßschädigungen und Retentionen des Kolloids im Ausbreitungsgebiet der durchströmten Arterien

---

[1] Moniz, E., A. Pinto u. A. Lima: Le thorotrast dans l'encéphalographie artérielle. Revue neur. 5 (Nov. 1931).

[2] Löhr u. Jakobi: Zit. S. 84.

[3] Nordmann, M.: Verh. dtsch. path. Ges. 12. Breslau 1936.

[4] Oguchi, Ch.: Zwei Fälle von Zirkulationsstörung in der Retina nach Injektion von Thorotrast in die A. carotis int. Chuo-Ganka-Iho 28, 38 (1936).

vorkommen. Experimentell konnte SEDGENIDSE[1] in Tierversuchen mit histologischer Kontrolle kaum solche Schäden nachweisen. An menschlichen Hirnen zeigten aber NORTHFIELD und RUSSEL[2], daß nach cerebraler Arteriographie Thoriumdioxyd im Lumen oder in der Wand feiner Hirngefäße oder in den perivasculären Makrophagen retiniert wird, womit sie die klinische Verschlechterung zweier Fälle nach der Injektion in Zusammenhang bringen. Nach diesen Autoren besteht besonders in der Nachbarschaft raumverengernder Prozesse eine Wahrscheinlichkeit für diese Retention.

Ein noch größeres Material haben ECKSTRÖM und LINDGREN[3] veröffentlicht. In 21 von 35 Fällen, die 1½—122 Tage nach der Arteriographie zur Obduktion

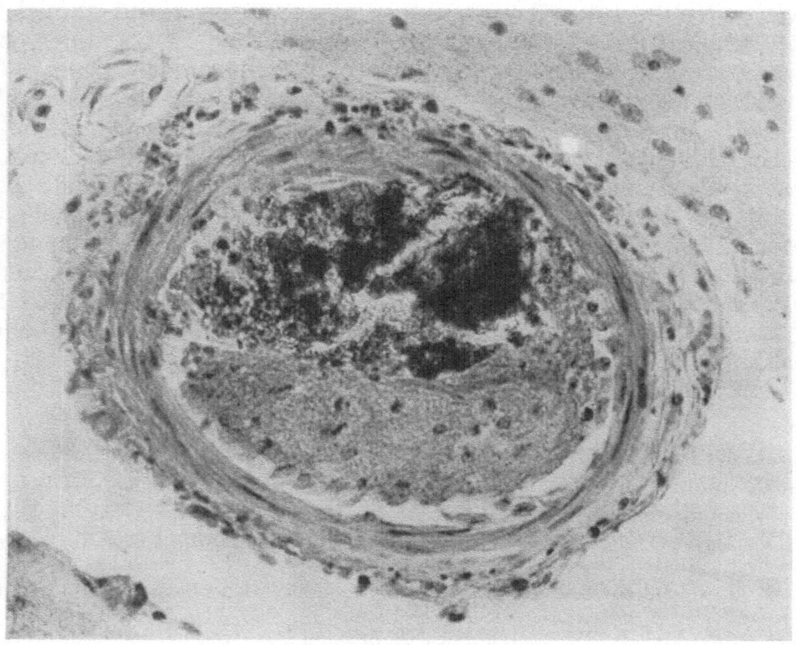

Abb. 26. Thoriumembolus in einer Meningealarterie von einem Patienten, der 2 Tage nach „arterieller Encephalographie" im Status epilepticus starb. Mehrere Malacien im Verbreitungsgebiet der Arterie. (Nach EKSTRÖM und LINDGREN.)

kamen, konnten Thorotrastreste im Hirn histologisch nachgewiesen werden, darunter waren 6 Fälle, in denen Schädigungen des Hirnparenchyms durch Thorotrastembolien entstanden waren (s. Abb. 26). Einen sicheren Zusammenhang lokaler Natur zwischen den bereits vorhandenen pathologischen Prozessen und den Thorotrastherden fanden diese Autoren nicht, vielmehr waren die Malacien wahllos verstreut. Übrigens waren sie nicht durch auffallende klinische Symptome gekennzeichnet. Es bestand ein gewisser Zusammenhang zwischen ihrer Häufigkeit und der benutzten Thorotrastdosis.

Histologisch fand sich das Thorotrast dabei kugel- (tröpfchen-) oder stäbchen-

---

[1] SEDGENIDSE, G. A.: Zur Frage der pathologischen Veränderung der Gefäße bei Vasographie mittels „Thorotrast". Arch. klin. Chir. **185**, 299 (1936).

[2] NORTHFIELD, D. W. C., u. D. S. RUSSEL: The fate of thorium dioxide (thorotrast) in cerebral arteriography. Lancet **1**, 377 (1937).

[3] EKSTRÖM, G., u. A. G. H. LINDGREN: Gehirnschädigungen nach cerebraler Arteriographie mit Thorotrast. Zbl. Neurochir. **3**, 227 (1938).

förmig ausschließlich im Lumen der Gefäße, dagegen stehen diese Autoren den von NORTHFIELD und RUSSEL angegebenen Befunden von extravasal in reticulo-endothelialen Elementen aufgenommenem Thoriumdioxyd skeptisch gegenüber.

e) Pyelographie.

Auch für die direkte Kontrastfüllung der Harnwege stellte das Thoriumdioxydsol ein durch seine Schattenintensität bestechendes Kontrastmittel dar. Nachdem sich rasch zeigte, daß das ungeschützte Sol bei Einfüllung in das Nierenbecken ausflockt und dann teilweise von der Schleimhaut retiniert wird (FRIK und BLÜH-BAUM[1]) und damit prinzipiell zu den gleichen Störungen führen konnte, wie sie früher bei kolloidem Silber bekannt waren (BREDNOW[2]), entstand später über die etwaigen Gefahren des Thorotrast eine breite Diskussion (LÖBER und HEN-DRIOCK[3], MEYER[4], PUHL[5], HENNIG und LECHNIR[6], KRAUS[7], LECHNIR[8], SARTO-RIUS und VIETHEN[9], SCHEUER[10], BOEMINGHAUS[11], SCHLAGINTWEIT[12] u. a.), deren Fazit wohl in folgenden Sätzen zusammenzufassen ist: In der Mehrzahl der Fälle ist die kurze Anwesenheit des Sols im Nierenbecken ohne erkennbaren schädlichen Einfluß. Dagegen bleibt aber eine Koagulation des Sols unter der Einwirkung des Harnes nicht immer aus, wobei dann ein festhaftender Niederschlag auf der Nierenbeckenwand zurückbleiben kann, eine Folge, die schon nicht mehr als indifferent angesprochen werden kann. In den schwer vermeidbaren Fällen, in denen aber Kontrastmittel ins Nierengewebe übertritt, kann dies einerseits akute Reizzustände, evtl. Anurie, nach sich ziehen, andererseits bleibt dann Thoriumdioxyd in einem Gewebe zurück, wo die Möglichkeit schwerer Spätschäden nicht von der Hand zu weisen ist.

f) Darmreliefdarstellung.

Die Idee, durch Ausfällung des Thoriumdioxyds auf der Darmschleimhaut einen gleichmäßigen, reliefartige Bilder erzielenden Belag zu erhalten, war der erste röntgenologische Anwendungszweck des Thoriumdioxydsols. Dementsprechend werden dafür auch die nicht durch stabilisierende Zusätze geschützten

---

[1] FRIK, K., u. TH. BLÜHBAUM: Eine neue Anwendungsart der Kolloide in der Röntgendiagnostik. Fortschr. Röntgenstr. **38**, 1111 (1928).

[2] BREDNOW, W.: Über die Eignung des Umbrathors zur Pyelographie. Fortschr. Röntgenstr. **39**, 684 (1929).

[3] LÖBER, W., u. A. HENDRIOCK: Der pelvirenale Übertritt von Thorotrast bei der Pyelographie. Zbl. Chir. **59** (1932).

[4] MEYER, E.: Kritische Besprechung der direkten Kontrastfüllung der Harnwege und Erfahrungen mit dem neuen Kontrastmittel Thorotrast. Z. Urol. **26** (1932).

[5] PUHL, H.: Zur Frage der Verwendung kolloidaler Kontrastmittel bei der retrograden Pyelographie. Zbl. Chir. **59** (1932) — Ist Thorotrast ein für die urologische Röntgenuntersuchung geeignetes, ungefährliches Kontrastmittel? Zbl. Chir. **60** (1933).

[6] HENNIG, O., u. J. LECHNIR: Über Vorteile, Nachteile und Gefahren bei retrograder Pyelographie mit Thorotrast. Z. urol. Chir. **38** (1933) — Thorotrast bei der instrumentellen Pyelographie. Z. Urol. **28** (1934).

[7] KRAUS, F.: Ist Thorotrast als Kontrastmittel für die instrumentelle Pyelographie ungefährlich? Zbl. Chir. **60** (1933).

[8] LECHNIR, J.: Thorotrast ist als allgemein zu verwendendes Kontrastmittel für die retrograde Pyelographie abzulehnen. Münch. med. Wschr. **80**, 1746 (1933).

[9] SARTORIUS, F., u. H. VIETHEN: Klinische und experimentelle Untersuchungen zur Frage der Kontrastmittelwahl bei der retrograden Pyelographie, insbesondere über die Verwendbarkeit des Thorotrastes. Z. urol. Chir. **36** (1933).

[10] SCHEUER, P.: Über die Pyelographie mit Thorotrast und den Übertritt der Kontrastmittel in die Niere. Z. Urol. **27** (1933).

[11] BOEMINGHAUS, H.: Zur Beurteilung des Thorotrasts als Kontrastmittel in der Urologie. Z. Urol. **28** (1934).

[12] SCHLAGINTWEIT: Pro Thorotrast. Z. Urol. **28** (1934).

Präparate wie Umbrathor und Tordiol verwendet. Das Verfahren bietet einige technische Schwierigkeiten und hat bisher keine große Verbreitung gefunden (BLÜHBAUM, FRIK und KALKBRENNER[1], KALKBRENNER[2], FRIK und BLÜHBAUM[3], SANDERA[4], GHELEW und MENGIS[5]). Dagegen liegt hier kein toxikologisches Problem vor, da nach allen Angaben keinerlei Resorption von Thoriumdioxyd stattfindet und der Kontrastüberzug von der Schleimhaut schon nach kurzer Zeit wieder abgestoßen und auf natürlichem Wege entleert wird.

g) Encephalographie.

Versuche, durch Injektion von Thorotrast in den Liquor eine Kontrastdarstellung der Hirnoberfläche bzw. der Liquorräume zu erzielen, wurden unabhängig voneinander von RADOVICI und MELLER[6] und von WUSTMANN[7] zunächst im Tierexperiment aufgenommen. Bei Hunden und Affen wird nach Injektion von 2—10 ccm Thorotrast in die Zisterne in kurzer Zeit das Relief des Groß- und Kleinhirns usw. ausgezeichnet sichtbar. Die Tiere zeigen äußerlich, auch in monatelanger Nachbeobachtung, keine auffallenden Störungen. Die schatten-gebende Substanz beginnt nach einigen Monaten langsam von der Hirnoberfläche zu schwinden, daneben aber breitet sie sich in den Subarachnoidealräumen am Rückenmark usw., an den Opticusscheiden und Nervenwurzeln weiter aus. Ein deutlicher Hinweis auf den weiteren Abwanderungsweg ist eine allmählich eintretende Verschattung der submandibulären und parapharyngealen Lymphdrüsen.

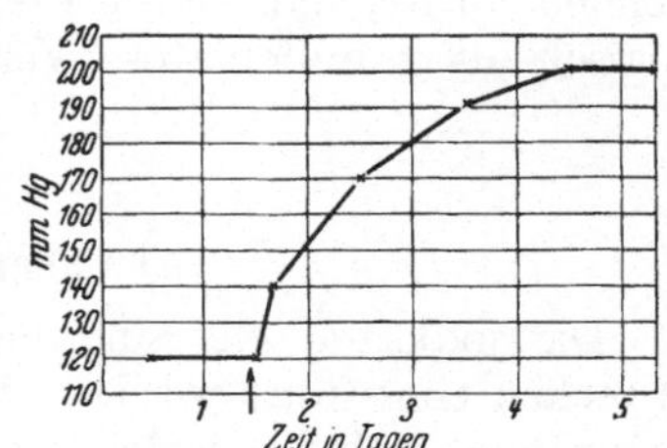

Abb. 27. Hund, 7 kg Gewicht. ♂ Ordinate: Blutdruck in mm Hg. Abszisse: Zeit in Tagen. Bei ↑ Injektion von 0,3 ccm Thorotrast pro kg in die Cisterna cerebello-medullaris. Weitere Messungen wurden nach 14 und nach 28 Tagen vorgenommen und 170 bzw. 190 mm Hg ermittelt. (Nach HELLER.)

Der anfängliche Optimismus bezüglich der Indifferenz des Eingriffes wurde von HELLER[8] erschüttert durch den Nachweis, daß, wie indifferente Kolloide, so auch das Thorotrast, in die Zisterne gebracht, zu einer dauerhaften Blutdrucksteigerung führt. Den Mechanismus dieses Effektes sieht HELLER in einer Verstopfung der Liquorabflußwege und dem dadurch bedingten Hirndruck (s. Abb. 27). Auch STUCK und REEVES[9] bestätigen diesen, zur Entwicklung von Hydrocephalus Veranlassung gebenden Effekt.

---

[1] BLÜHBAUM, FRIK u. KALKBRENNER: Zit. S. 136.

[2] KALKBRENNER, H.: Über eine neue röntgenologische Untersuchungsmethode des Dickdarms: die Darstellungsmethode des Schleimhautreliefs mit Umbrathor. Fortschr. Röntgenstrahlen 38, 325 (1928).

[3] FRIK, K., u. TH. BLÜHBAUM: Eine neue Anwendungsart der Kolloide in der Röntgendiagnostik. 2. Mitt. Fortschr. Röntgenstr. 38, 1111 (1928).

[4] SANDERA, R.: Kombinierte Kontrastdarstellung des Canalis egestorius. Fortschr. Röntgenstr. 45, 57 (1932).

[5] GHELEW, B., u. O. MENGIS: Mise en évidence de l'intestine grêle par une nouvelle technique radiologique. Presse méd. 46, 444 (1938).

[6] RADOVICI, A., u. O. MELLER: Bull. Acad. Méd. Paris 107 (1932) — Über eine neue Methode der Encephalographie. Klin. Wschr. 12, 429 (1933) — Röntgenologische Reliefdarstellung des Zentralnervensystems (Liquor-Encephalographie). Fortschr. Röntgenstr. 48, 127 (1933).

[7] WUSTMANN, O.: Verh. dtsch. Ges. Chir. 1932 — Experimentelle Untersuchungen über die Reliefdarstellung (Umrißzeichnung) des Zentralnervensystems im Röntgenbilde. Dtsch. Z. Chir. 238, (1933).

[8] HELLER, H.: Encephalographie und Blutdruck. Klin. Wschr. 12, 1260 (1933).

[9] STUCK, R. M., u. D. L. REEVES: Dangerous effects of thorotrast used intracranially, with special reference to experimental production of hydrocephalus. Arch. of Neur. 40, 86 (1938).

Abgesehen von dieser Nebenwirkung kann es aber auch zu Symptomen meningitischer Reizung kommen, wie sie bei der Anwendung der Methode am Menschen beobachtet wurden (Villaca[1], Paulian und Bistriceanu[2], Radovici und Meller[3]), auch bei direkter Einfüllung in die Seitenventrikel (Freeman, Schoenfeld und Moore[4]). Twining und Rowbotham[5] versuchten daher, die Gefahren der Methode durch Wiederablassen des thorotrastvermischten Liquors zu verringern.

h) Mammographie.

Hicken[6] hat den Vorschlag gemacht, das Thorotrast zur Auffüllung der Milchgänge der weiblichen Brustdrüse zu diagnostischen Zwecken zu benutzen, da es für diesen Zweck das am wenigsten zu Reizungen führende wäßrige Kontrastmittel sei, während ölige keine einwandfreie Füllung der feineren Strukturen erlaubten. Die Angabe der guten Verträglichkeit hat den Widerspruch von Reis und Mesirow[7] sowie von Romano und McFetridge[8] herausgefordert. Aus deren Veröffentlichungen geht hervor, daß das Thorotrast aus den Milchgängen nicht völlig wieder entleert wird, auch nicht durch Spülung oder aus der lactierenden Brust, daß es zu Fremdkörperreaktionen führen kann, die sich histologisch als granulomatöse Veränderungen mit Nekrosen erweisen.

10. Jodöle.
a) Chemisches und Toxikologisches.

Die jodierten Öle sind ursprünglich von Winternitz[9] zu therapeutischen Zwecken eingeführt worden. Sie werden durch Jodierung von pflanzlichen Ölen gewonnen, wobei sich das Jod an die Doppelbindungen der ungesättigten Fettsäuren anlagert. Die Jodierung kann mit elementarem Jod oder mit Jodwasserstoffsäure vorgenommen werden, meist benutzt wird aber wohl diejenige mittels Chlorjod. Bei erschöpfender Jodierung werden Produkte gewonnen, die wenig stabil sind und zur Jodabspaltung neigen. Aber auch die nichterschöpft-jodierten Jodöle spalten unter dem Einfluß des Luftsauerstoffes und bei Belichtung Jod ab, was durch braune Verfärbung erkennbar ist. Das ursprüngliche Produkt (Jodipin) wird aus Sesamöl gewonnen, aber auch andere Pflanzenöle sind benutzt worden, so Mohnöl (Lipiodol), Rüböl (Campiodol) u. a. Die höher jodierten Öle besitzen eine recht erhebliche Viscosität. Dünnflüssigere Jodöle können dadurch erhalten werden, daß an Stelle der nativen Fette die Äthylester der betreffenden Fettsäuren verwendet werden.

[1] Villaca, C. M.: Ventriculo-, Encephalo- und Myelographie mit Thorotrast. Rev. Neur. São Paulo **1**, 323 (1935).

[2] Paulian, D. E., u. I. V. Bistriceanu: Spitalul **56**, 187 (1936).

[3] Radovici, A., u. O. Meller: L'encéphalo-myélographie liquidienne. J. de Radiol. **20**, 229 (1936).

[4] Freeman, W., H. H. Schoenfeld u. C. Moore: Ventriculography with colloidal thorium dioxide. J. amer. med. Assoc. **106**, 96 (1936).

[5] Twining, E. W., u. G. F. Rowbotham: Ventriculography by opaque injection. Lancet **1935 II**, 122.

[6] Hicken, N. F.: The roentgenographic diagnosis of breast tumors by means of contrast media. Surg. etc. **64**, 593 (1937). — Hicken, N. F., R. R. Best, C. F. Moon und T. T. Harris: The preoperative vizualisation of breast tumors. J. amer. med. Assoc. **108**, 864 (1937).

[7] Reis, R. A., u. S. D. Mesirow: Studies in the evaluation of mammography. J. amer. med. Assoc. **110**, 1900 (1938).

[8] Romano, S. A., u. E. M. McFetridge: The limitations and dangers of mammography by contrast mediums. J. amer. med. Assoc. **110**, 1905 (1938).

[9] Winternitz, H.: Über die Wirkungsweise und die klinischen Erfahrungen mit Jodipin als Therapeuticum und als Röntgenkontrastmittel. Mercks Jahresber. **39**, 3 (1925).

Eine besonders stabile Jodverbindung entsteht bei Anlagerung von Jod an eine Fettsäure mit dreifach ungesättigter Bindung in der Weise, daß diese durch Jodwasserstoffanlagerung in eine einfache Doppelbindung überführt wird. Ein solches Präparat ist das Immetal, der Dijoderukasäureisobutylester, sowie das Lipiodin, der Dijodbrassidinsäureäthylester. Erstgenannte Verbindung zeichnet sich durch eine im Verhältnis zu dem Jodgehalt besonders geringe Viscosität aus.

Als völlig wasserunlösliche ölige Flüssigkeiten besitzen die jodierten Öle keinerlei pharmakodynamische Wirksamkeit, solange sie nicht dem zersetzenden Einfluß der Gewebssäfte unterliegen.

Für die praktische Verwendung ist es bedeutsam, daß sie auch nur geringfügige antibakterielle Wirkungen haben. Dies hat NEUSWANGER[1] an Agarplatten mit Bact. coli, Strept. hämol. und Staph. aur. nachgewiesen, die auch in unmittelbarer Nachbarschaft aufgebrachter Lipiodoltröpfchen ungehindertes Wachstum zeigten. ARCHIBALD und BROWN[2] konnten in mit Lipiodol vermischtem Bronchiektasesputum noch nach langer Zeit unbeeinflußtes Bakterienwachstum nachweisen. Nach MOLL[3] werden aber pathogene Keime durch Jodipin abgetötet, wenn eine innige Berührung damit erfolgt. Diese Wirkung vermag eine Selbststerilisierung des Jodipins herbeizuführen. Nach Beobachtungen HOMMAS[4] ist dieser Effekt aber wohl nicht für die jodierten Öle charakteristisch, sondern tritt auch bereits bei nicht jodierten auf. Dagegen konnte dieser Autor eine gewisse antiseptische Wirkung im Gewebe nachweisen. Suspensionen nicht zu virulenter Staphylokokken in 40proz. Jodipin ergaben nach Injektion keine Abszeßbildung, während solche bei gleichen Suspensionen in gewöhnlichen Ölen auftraten. Aber bereits ein Zusatz von Ölsäure hob diese Schutzwirkung der Jodöle auf, offenbar infolge der durch Ölsäure bedingten Gewebsreizung.

Im allgemeinen bedingen einwandfrei hergestellte Jodöle keine wesentlichen Reaktionen der Gewebe, in die hinein sie verabreicht werden, obwohl sie von diesen langsam abgebaut und abtransportiert werden. KORNICK und MOLL[5] verabreichten Kaninchen Jodipin sowie Jodipin dünnflüssig subcutan in einer je 5 g Jod pro Tier enthaltenden Dosis. Nach 11 Wochen töteten sie die Tiere und fanden in den Organen kein mineralisiertes Jod. Ätherlösliches Jod dagegen konnten sie in folgenden Mengen ermitteln:

Tabelle 8.

	Jodipin dickflüssig	Jodipin dünnflüssig
Körper- und Eingeweidefett . .	3,544 g Jod	1,275 g Jod
Leber	0,018 ,, ,,	0,003 ,, ,,
Hirn	0,008 ,, ,,	0,001 ,, ,,
Lunge	0,003 ,, ,,	0,001 ,, ,,
Niere	0,003 ,, ,,	0,041 ,, ,,
Herz	0,003 ,, ,,	0,034 ,, ,,

Die Harnjodausscheidung dieser Tiere zeigt die Abb. 28. Die Elimination größerer Jodöldepots erfordert also viel Zeit, das zeigt z. B. auch ein Fall von

[1] NEUSWANGER, C. H.: Iodized oil as a pyelographic medium. J. amer. med. Assoc. 84, 1816 (1925) — Surg. etc. 43, 169 (1926).
[2] ARCHIBALD, E., u. A. BROWN: Dangers of introducing iodized oil into the tracheobronchial system. J. amer. med. Assoc. 88, 1310 (1927).
[3] MOLL, TH.: Mercks Jahresber. 43, 16 (1929).
[4] HOMMA, H.: Untersuchungen zum Nachweis der antiseptischen Wirkung jodierter Öle im Gewebe. Z. exper. Med. 102, 574 (1938).
[5] KORNICK, E., u. TH. MOLL: Über die Verträglichkeit und Resorption von 40proz. dünnflüssigem Jodipin ,,Merck" im Tierversuch. Mercks Jahresber. 43, 5 (1929).

Bergerhoff[1], der ein massives intraglutäales Jodipindepot noch nach $3^1/_2$ Jahren im Röntgenbild wiederfand.

Infolge dieser lang dauernden Berührung mit Gewebselementen tritt nach Verabreichung von Jodölen in verschiedene Körperhöhlen oder Gewebslücken ein lokaler Umwandlungsprozeß auf, der im einzelnen bei den betreffenden Anwendungsgebieten zu besprechen ist.

Allgemein sind dagegen zwei Gefahren zu erwähnen, die der Anwendung dieser Kontrastmittel prinzipiell anhaften, nämlich die Gefahr der Fettembolie

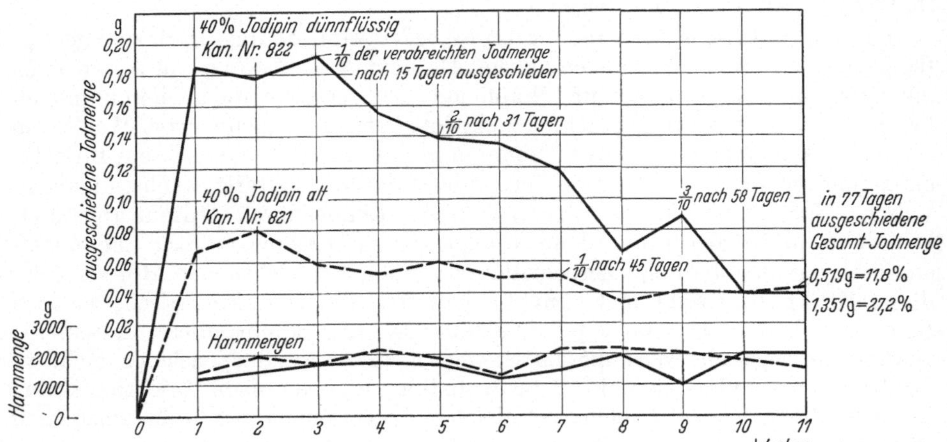

Abb. 28. Harnjodausscheidung nach subcutaner Gabe von Jodipin bzw. Jodipin dünnflüssig bei Kaninchen. (Nach Kornick und Moll.)

und die auf das abgespaltene Jod zurückzuführenden Überempfindlichkeitsreaktionen. Carmichael[2] berichtete über solche „Jodvergiftungen" durch Lipiodol, Landau[3] über 2 Fälle von leichtem Jodismus nach Jodipin, Gordonoff[4] über eine nach Lipiodolanwendung aufgetretene Hyperthyreose, Goldstein[5] über ein tödliches Jododerma ebenfalls nach Lipiodol. Diese mit der Jodabspaltung verknüpften Nebenwirkungen kommen den bromierten Ölen naturgemäß nicht zu, so daß sie im ganzen als verträglicher angesehen werden (Tabern, Hansen, Volwiller und Crandalli[6], Iglauer und Kuhn[7]). Die Gefahr der Fettembolie durch Übertritt in das Venensystem besteht insbesondere bei Anwendung der Jodöle zur Darstellung der Organe des Urogenitaltractus.

Bei Versuchstieren führen intravenöse Ölgaben meist erst nach Dosen von 1—2 ccm pro kg Körpergewicht zu tödlicher Fettembolie. Es ist aber keine Frage, daß beim Menschen bereits relativ viel kleinere Mengen zu bedrohlichen und tödlichen Embolien führen können, wenn sie die Durchblutung lebens-

[1] Bergerhoff, W.: Spätschädigung durch Jodipin. Fortschr. Röntgenstr. 36, 374 (1927).

[2] Carmichael, D. A.: Jodvergiftung und Jodismus nach Lipiodol. Canad. med. Assoc. J. 26, Nr 3 (1932).

[3] Landau, W.: Die intratracheale Verwendung von Jodipin zur Kontrastdarstellung in der Röntgendiagnostik der Atmungsorgane. Klin. Wschr. 4, 1861 (1925).

[4] Gordonoff, T.: Jodvergiftung, verursacht durch Lipiodol zur Bronchographie. Schweiz. med. Wschr. 1933, 229 u. Slg Vergiftgsf. Abt. A 5, 3 (1934).

[5] Goldstein, D. W.: Fatal Jododerma following injectionof iodized oil for pulmonary diagnosis. J. amer. med. Assoc. 106, 1959 (1936).

[6] Tabern, D. L., N. A. Hansen, E. H. Volwiller u. L. A. Crandalli: Halogen oils in Roentgenology. Radiology 14, 364 (1930).

[7] Iglauer, S., u. H. Kuhn: Advantages of bromised oil in bronchography in tuberculous patients. J. amer. med. Assoc. 90, 1278 (1928).

wichtiger Organe verlegen[1]. In diesem Zusammenhang sei an die Häufigkeit des offenen Foramen ovale erinnert, das bei mehr als 20% aller Erwachsenen gefunden wird.

b) Bronchographie.

Die Methode der Kontrastdarstellung des Bronchialbaumes durch Einführung von Jodölen wurde 1922 von SICARD und FORESTIER[2] angegeben und hat bald ein sehr breites Interesse gefunden. In der klinischen Literatur über die Methode finden die verschiedenartigen vorgeschlagenen Applikationswege eine breite Erörterung, auf die hier nicht einzugehen ist. Durchgesetzt hat sich die Einführung mittels Trachealkatheter (s. z. B. PARADE[3], ANTON[4] u. a.).

Das Volumen des eingefüllten Jodöles beträgt bei den meisten Autoren 20 ccm für den Erwachsenen, gelegentlich ist diese Menge aber auch um mehr als das Doppelte überschritten worden. Im Verhältnis zur Vitalkapazität der Lungen spielt diese Dosis zweifellos keine große mechanische Rolle. Man kann bei Tieren relativ weit größere Mengen applizieren, ohne durch Verstopfung der Bronchialverzweigung Erstickung zu erzielen. Nach GORDONOFF und MERZ[5] sind bei Kaninchen erst Dosen von 1,5 ccm 40proz. Lipiodol pro Tier gefährlich und können unter heftigen Krämpfen rasch zum Exitus führen, wahrscheinlich infolge atelektatischen Lungenkollapses. Dagegen sind 0,2—0,5 ccm pro Tier harmlos. Trotzdem wird klinisch in den meisten Fällen sofort nach der Einbringung des Jodöls das Auftreten dyspnoischer Beschwerden beobachtet, die aber meist rasch und ohne Folgen überwunden werden. Liegen aber bereits Stenosen der Bronchien vor, so ist die Erstickungsgefahr bedeutend größer (SCHILLING[6], LICKINT und HIPPE[7], PINCHIN und MORLOCK[8]).

Die Hauptmenge des Öles wird bereits in den ersten Stunden nach der Einbringung durch Aushusten wieder entleert, dabei spielt die Tätigkeit des Flimmerepithels eine wesentliche Rolle (ANTON[9]). Reste bleiben aber auch in der normalen Lunge noch sehr lange röntgenologisch nachweisbar (LENK[10], SCHILLING[6], FLAMM[11]). Auch im Tierversuch konnten BETTMANN, KELLY und CROHN[12] noch nach 7 Monaten Reste nachweisen. Diese Reste können zur Entwicklung von Granulationsbildungen in der Lunge führen (MORVAY[13]).

SICARD und FORESTIER und viele der späteren Autoren meinten, daß irgendwelche beachtlichen mechanischen oder histologischen Folgen bei der Bronchographie nicht auftreten. Die feinere Analyse hat dann aber doch ergeben, daß

---

[1] Vgl. dazu Dangers of the injection of iodized oils. Report of the Conncil on Pharmacy und Chemistry. J. amer. med. Assoc. **99**, 1946 (1932).

[2] SICARD u. FORESTIER: Bull. Soc. méd. Hôp. Paris **1922**, Nr 10, 463 — Röntgenuntersuchungen mit Jodöl. [Presse méd. **31**, 44 (1923).] Ref. in Fortschr. Röntgenstr. **31**, 797 (1923/24).

[3] PARADE, G. W.: Bronchographie. Med. Klin. **30**, 1483 (1934).

[4] ANTON, G.: Zur Technik der Bronchographie. Dtsch. med. Wschr. **61**, 1875 (1935).

[5] GORDONOFF, T., u. H. MERZ: Über den Nachweis der Wirkung der Expektorantien. Klin. Wschr. **10**, 928 (1931).

[6] SCHILLING, K.: Darstellung des Bronchialbaumes durch intratracheale Lipiodol- bzw. Jodipinfüllung. Fortschr. Röntgenstr. **36**, 301 (1927).

[7] LICKINT u. HIPPE: Krankheit und Tod nach Bronchographie. Med. Klin. **30**, 937 (1934).

[8] PINCHIN A. J. S., u. H. V. MORLOCK: Brit. med. J. **1931**.

[9] ANTON, G.: Über Grundlagen, Grenzen und Verträglichkeit der endobronchialen Jodölbehandlung. Münch. med. Wschr. **85**, 919 (1938).

[10] LENK: Diskussionsbemerkung. Fortschr. Röntgenstr. **33**, Kongreßheft 60 (1925).

[11] FLAMM, G.: Retention of lipiodol in lungs with 2 case reports. J. Allergy **9**, 593 (1938).

[12] BETTMANN, R. B., J. KELLY u. N. CROHN: Arch. surg. **19**, 471 (1929).

[13] MORVAY: Röntgenprax. **3**, 581 (1931).

es durch Verstopfung enger Bronchialverzweigungen zu Atelektasen kommt, die Grill und Kling[1] noch 6 Monate nach Einbringung von 1 ccm Lipiodol in die Kaninchenlunge nachweisen konnten. Sullivan, Friedbacher und McKinley[2] sahen bei Hunden nach wiederholter Jodipineinführung in die Luftwege keine makroskopischen und nur bei einem Teil der Tiere mikroskopische Veränderungen, bestehend in geringer Bindegewebsvermehrung und Stauung.

Außer der Eliminierung des Hauptanteils des Jodöles durch die Trachea und der Retention in den Bronchialverzweigungen findet aber zweifellos auch eine, wenn auch geringfügige, Resorption von Jodöl statt. Dabei wird dieses in Form feinster Tröpfchen, wohl ähnlich wie bei der Pneumonokoniose, in die Lymphspalten aufgenommen, jedenfalls konnten Archibald und Brown[3] bei Katzen nach intratrachealer Jodöleinbringung solche Tröpfchen histologisch im interstitiellen Lungengewebe nachweisen. Man darf erwarten, daß die Jodöle sich in dieser Hinsicht ähnlich verhalten wie nicht jodierte Öle, bei denen Costa und Parenti[4] bei Kaninchen feststellen konnten, daß sie nach intratrachealer Einbringung in gewissen Zellen (wahrscheinlich Wanderzellen) der Alveolarscheidewände erscheinen, ohne in den Epithelien der Alveolen oder der feineren Bronchien nachweisbar zu werden. Dagegen speichert das Trachealepithel der Kaninchen Fette tropfenförmig. Es kann wohl keine Frage sein, daß dabei auch ein gewisser Teil des Jodöls chemisch abgebaut und sein Jod mineralisiert wird. Diesen Anteil hat man anfangs auf Grund der erheblichen im Harn auftretenden Jodmengen, die nach Landau[5] bis zu 50% des eingeführten Jodes innerhalb von 5 Tagen betragen können, wesentlich überschätzt. Der Grund für diesen Irrtum liegt in der Tatsache begründet, daß bei der Expektoration des Jodöles eine erhebliche Menge verschluckt wird und nach Resorption im Darmkanal einem bedeutend stärkeren Abbau unterliegt. Knipping und Ponndorf[6] wiesen aber im Tierversuch nach, daß die Verhältnisse ganz anders liegen, wenn das Verschlucken verhindert wird. Sie führten einen Versuch an einem Hunde durch, bei dem nach Tracheotomie der obere Trachealstumpf fest verschlossen wurde. Innerhalb von 12 Stunden nach der Einbringung von 10 ccm 40proz. Jodipin fanden sie nur in der Harnprobe nach 4 Stunden eine Jodspur, alle anderen Proben waren jodfrei (Abb. 29). Cole, Dunn und Curtis[7] fanden in Übereinstimmung damit bei Untersuchung des Blutjodgehaltes von Hunden nach intratrachealer Jodöleinbringung in den ersten 18 Stunden keinen sicheren Anstieg, wenn bei Tracheotomie der Kehlkopfteil der Trachea verschlossen wurde. Der höchste Blutjodwert danach war 60 γ% gegenüber Ausgangswerten von 4,3 bis 41 γ%. Bei normalen Hunden, denen das Jodöl durch Trachealkatheter verabreicht war, stellten sie dagegen am 7. Tage bedeutend höhere Werte (270 bis 500 γ%) fest, was auch sie auf verschlucktes Jodöl zurückführen.

---

[1] Grill, C., u. F. G. Kling: Die Gewebsreaktion bei Lipiodolretention in der Kaninchenlunge. (Upsala Läk.för. Förh. **1928**, 34/1—2, 459.) Ref. in Fortschr. Röntgenstr. **38**, 447 (1928).

[2] Sullivan, W. E., K. F. Friedbacher u. E. McKinley: Proc. Soc. exper. Biol. a. Med. **25**, 751 (1922).

[3] Archibald u. Brown: Zit. S. 149.

[4] Costa u. Parenti: Formen und Grenzen der Fettresorption in den Tracheal-, Bronchial- und Alveolarepithelien sowie in den mesodermischen Epithelien. (Mesothelien.) Z. exper. Med. **93**, 402 (1934).

[5] Landau, W.: Die intratracheale Verwendung von Jodipin zur Kontrastdarstellung in der Röntgendiagnostik der Atmungsorgane. Klin. Wschr. **4**, 1861 (1925).

[6] Knipping, H. W., u. W. Ponndorf: Über die Füllung der Lungen mit Jodöl. Beitr. Klin. Tbk. **63**, 329 (1926).

[7] Cole, V., R. Dunn u. G. Curtis: The intrapulmonic absorption of iodine. J. of Pharmacol. **53**, 327 (1935).

Wenn in der Literatur eine ganze Anzahl von Fällen berichtet werden, bei denen es nach Bronchographie mit Jodölen zu leichten und schwereren Erscheinungen von Jodüberempfindlichkeit gekommen ist, so z. B. bei LANDAU[1], BEL-COTE[2], LIBERT und BARIÉTY[3], O'DONOVAN[4], GOR-DONOFF[5], GOLDSTEIN[6], GIRARD und GRIMAULT[7], so liegt es demnach zweifellos näher, diese Nebenwirkungen dem verschluckten Anteil des Jodöles zuzuschreiben, als sie mit dessen Resorption in der Lunge in Zusammenhang zu bringen.

Daß die Methode der Bronchographie bei der tuberkulös erkrankten Lunge besondere Gefahr mit sich bringt, ist naheliegend und von BALLON[8] auch in Versuchen an Kaninchen nachgewiesen worden. Auch dabei mag die nach Verschlucken resorbierte und mineralisierte Jodmenge eine Rolle spielen.

Da die Jodöle keine antibakteriellen Wirkungen besitzen, kann es ferner auch bei der Einbringung in den Bronchialbaum zur Verschleppung pathogener Keime in feine Verästelungen kommen, wo sie sich

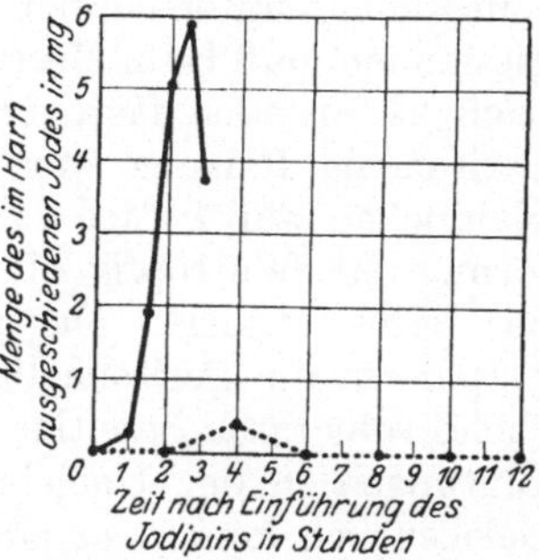

Abb. 29. Jodausscheidung im Harn beim Hund nach Jodipingaben von ————: 1,7 ccm in den Magen bzw. - - - - -: 10,0 ccm in die Lunge unter Verhinderung des Verschluckens. (Nach KNIPPING und PONNDORF.)

unter dem Einfluß der auftretenden Atelektasen ansiedeln können. Es ist über mehrere Fälle berichtet worden, bei denen es im Anschluß an die Bronchographie zu Pneumonien gekommen ist und die in diesem Sinne gedeutet wurden (PICCININO[9], GRILL[10], RAD[11], LICKINT und HIPPE[12]).

c) Hysterosalpingographie.

Die Benutzung des völlig wasserunlöslichen Öles für die Kontrastauffüllung von Uterus und Tuben ließ erwarten, daß die Methode praktisch keine schädlichen Einwirkungen auf die Schleimhäute mit sich bringt. Histologische Untersuchungen an Tuben, die nach Hysterosalpingographie operativ entfernt wurden, haben dies auch im allgemeinen bestätigt (SCHNEIDER und EILER[13], ZIMMERMANN und NAHMMACHER[14]). Ein wichtiges diagnostisches Ziel der Hysterosalpingographie

---

[1] LANDAU, W.: Die intratracheale Verwendung von Jodipin zur Kontrastdarstellung in der Röntgendiagnostik der Atmungsorgane. Klin. Wschr. **4**, 1861 (1925).

[2] BELOTE, G. H.: Jododerma from iodized oil. J. amer. med. Assoc. **89**, 882 (1927).

[3] LIBERT, E., u. M. BARIÉTY: Jodismus im Anschluß an die intratracheale Lipiodolinjektion. (Presse méd. **1927**, Nr 40, 631.) Ref. in Fortschr. Röntgenstr. **36**, 480 (1927).

[4] O'DONOVAN, W.: Allgemeine Joderuption und Tod nach intratrachealer Lipiodolinjektion. Brit. Med. J. **1927**, Nr 3489, 935.

[5] GORDONOFF: Zit. S. 150.   [6] GOLDSTEIN: Zit. S. 150.

[7] GIRARD, J., u. GRIMAULT: Rev. méd. de l'est **63**, 449 (1935).

[8] BALLON, H. C.: Lipiodol bei Lungentuberkulose. Experimentelle, klinische und pathologische Studie. [Frankf. Z. Path. **36**, 207 (1928).] Ref. in Fortschr. Röntgenstr. **37**, 594 (1928).

[9] PICCININO, G.: Zufälle bei Lipiodoleinspritzungen. (Arch. di Radiol. **1927**, 3/3, 591.) Ref. in Fortschr. Röntgenstr. **38**, 221 (1928).

[10] GRILL, C.: Betrachtungen über die Gefährdungsmöglichkeiten bei Lipiodolinstillation in die Luftwege aus Anlaß eines beobachteten Falles. (Upsala Läk.för. Förh. **1927**, 33, 3—4, 355.) Ref. in Fortschr. Röntgenstr. **37**, 442 (1928).

[11] RAD, A.: Die Füllung des Bronchialbaumes mit Jodölen und Bromipin. Wien. klin. Wschr. **39**, 1011 (1926).

[12] LICKINT u. HIPPE: Krankheit und Tod nach Bronchographie. Med. Klin. **30**, 937 (1934).

[13] SCHNEIDER, P., u. F. EILER: Hysterosalpingographie. Fortschr. Röntgenstr. **35**, 1007 (1927).

[14] ZIMMERMANN, R., u. H. NAHMMACHER: Ist bei der Hysterosalpingographie eine lokale oder eine allgemeine Schädigung durch das Jodipin als Kontrastmittel zu befürchten? Fortschr. Röntgenstr. **36**, 572 (1927).

ist die Feststellung der Durchgängigkeit des abdominalen Tubenostiums, infolgedessen ist der Übertritt eines kleinen Teiles des Kontrastmittels in die freie Bauchhöhle dabei ein häufiger Vorgang. Das Schicksal des Jodöles in der Peritonealhöhle untersuchten Zimmermann und Nahmmacher[1] in Tierversuchen. Sie fanden, daß beim Meerschweinchen 0,5 ccm intraperitoneal injiziertes Jodipin nach 24 Stunden fast verschwunden sind, 4,0 ccm aber erst nach 4 Wochen. Peritoneale Reizung war bei Sektion der Tiere nicht feststellbar. Bei einem Kaninchen war 4 Tage nach intraperitonealer Verabreichung das Jodipin staubförmig bis feintropfig emulgiert und stellenweise in Fibrinniederschlägen auf der Serosa fixiert. Die verhältnismäßig weit kleineren bei Hysterosalpingographie in die Peritonealhöhle übertretenden Jodölmengen werden dementsprechend sehr rasch beseitigt. Trotzdem werden beim Menschen leichte peritoneale Blutungen in der Umgebung der abdominalen Tubenostien gesehen (Thiel[2]). Gelegentlich kommt es auch vor, daß ins kleine Becken herabgesunkene Jodöltropfen dort encystiert werden. Aus dem Cavum uteri entleert sich das Jodöl naturgemäß rasch. Anders ist es mit Resten, die in dem faltenreichen Tubenlumen zurückbleiben. Sie bleiben dort bisweilen monatelang röntgenologisch nachweisbar (Rubin[3], Jones[4]), allerdings wohl nur, wenn Störungen der Tubendurchgängigkeit vorliegen (Eldering[5]). Auf Grund einer solchen Retention kann es zur Ausbildung von Lipoidzellgranulomen kommen (Stein und Arens[6], Neumeyer[7], Büngeler[8], Binet und Canel[9]). Auf der anderen Seite ist aber auch ein therapeutisch günstiger Einfluß der Jodölfüllungen bei Sterilität beobachtet (Schultze[10]).

Über zwei Gefahren der Hysterosalpingographie mit Jodölen ist in der Literatur häufiger berichtet. Die eine ist die der Keimverschleppung, von der schon oben bei der Bronchographie die Rede war. Das Auftreten von Fieber und Perimetritiden oder die Verschlimmerung bereits bestehender beobachteten Haselhorst[11], Lecène und Béclère[12], Sicard, Solal und Duval[13], Hoffmann[14] u. a. Die andere Gefahr ist der Übertritt des Jodöles in das Venensystem. Er setzt eine Zerreißung der Schleimhaut voraus, die besonders bei unzweckmäßiger

[1] Zimmermann, R., u. H. Nahmmacher: Zit. S. 153.

[2] Thiel, W.: Die Gefahren der Hysterosalpingographie und ihre Verwendung. Dtsch. med. Wschr. 62, 2077 (1936).

[3] Rubin, J. C.: Diagnostische Anwendung der Kombination von intrauteriner Jodölinjektion mit Röntgenstrahlen, im Vergleich mit peruteriner CO_2-Einblasung. Radiology 11, 115 (1928).

[4] Jones: Röntgenographie des Uterus. (Brux. méd. 1928, 8/23, 789.) Ref. in Fortschr. Röntgenstr. 38, 208 (1928).

[5] Eldering, B.: Über die Röntgendarstellung des weiblichen Urogenitaltractus. Diss. Köln 1929.

[6] Stein u. Arens: Radiology 8, 450 (1927).

[7] Neumeyer, G.: Lipoidzell-Granulom der Tubenschleimhaut nach Hysterosalpingographie mit Jodipin. Zbl. Path. 64, 241 (1936).

[8] Büngeler, W.: Gefahren der Hysterosalpingographie. Dtsch. med. Wschr. 63, 557 (1937).

[9] Binet, A., u. R. Canel: Réaction fibrineuse peritonéale après hystéro-salpingographie au Cipiodol. Bull. Soc. gynec. et d'obstr. 27, 475 (1938).

[10] Schultze, K.: Die heilende Wirkung von Jodölfüllungen des Uterus und der Tuben bei sterilen Frauen. Zbl. Gynäk. 58, Nr 3 (1934).

[11] Haselhorst, G.: Zbl. Gynäk. 51, 1821 (1927).

[12] Lecène u. Béclère: Ein Fall von Exacerbation einer Salpingitis im Anschluß an eine intrauterine Lipiodolinjektion. (Bull. Soc. nat. Chir. Paris 1928, 54/35, 1458.) Ref. in Fortschr. Röntgenstr. 39, 553 (1929).

[13] Sicard, Solal u. Duval: Zwischenfälle im Anschluß an uterine Lipiodolinjektion. (Bull. Soc. nat. Chir. Paris 1928, 54/34, 1423.) Ref. in Fortschr. Röntgenstr. 39, 553 (1928).

[14] Hoffmann, R. St.: Schädigung durch Salpingographie. [Zbl. Gynäk. 52, 1201 (1928).] Ref. in Fortschr. Röntgenstr. 38, 208 (1928).

Füllungstechnik eintreten kann. Zur Durchtreibung des viskösen Öles durch die abdominalen Tubenostien ist ein gewisser Druck notwendig, der zu Einrissen der Schleimhäute über oberflächlichen Venen führen kann. Es scheint aber, daß sich dies Vorkommnis auch bei vorsichtigem Vorgehen nicht mit aller Sicherheit ausschließen läßt, insbesondere wenn eine Erweiterung des Venenplexus vorliegt. GAJZÁGÓ[1] teilte einen Todesfall als Folge solchen „uterovenösen Refluxes" mit, weitere Beobachtungen dieser Art machten LIN und TSOU[2], EFFKEMANN[3], WEITZNER[4], HEMMELER[5].

Es hat nicht an Versuchen gefehlt, die Möglichkeit solcher Nebenwirkungen durch Anwendung wasserlöslicher Kontrastmittel auszuschalten. TITUS, TAFEL, McCLELLAN und MESSER[6] schlagen z. B. eine 40proz. Abrodillösung mit Zusatz von 20% Gummi arab. vor.

d) Myelographie.

SICARD und FORESTIER[7] teilten 1923 unter den vielen verschiedenen Kontrastverwendungsmöglichkeiten der jodierten Öle auch die Methode mit, sie nach „subarachnoidealer" Injektion zur Darstellung des Rückenmarkskanals zu benutzen (SICARD, HAGUENAU und LAPLANE[8]). Das von SICARD und Mitarbeitern zuerst benutzte Lipiodol mit 0,54 g J pro Kubikzentimeter ist spezifisch schwerer als der Liquor cerebrospinalis. Nach Einbringung durch Suboccipital- oder Lumbalpunktion sinkt es bei entsprechender Lagerung des Patienten soweit herab, bis eine etwaige Verengung ihm den Weg verlegt. Die Feststellung des Sitzes und — bei beiderseitiger Einbringung — der Ausdehnung einer solchen Verengung ist das wesentliche diagnostische Ergebnis der Methode. Sie hat rasch ausgedehnte Anwendung erfahren (BESANÇON[9], BIANCHINI[10], DENK[11], ERDASZ[12], KRAFFT[13], LANCE[14], RADOVICI und Mitarbeiter[15], ROBINEAU[16], ROGER[17], VINCENT[18] u. a.). Um bei lumbaler Einführung des Kontrastmittels die lästige Tieflagerung zu ersparen, wurde der Jodgehalt des Öles so weit herabgesetzt,

---

[1] GAJZÁGÓ: Ein im Anschluß an Hysterosalpingographie durch Ölembolie verursachter Todesfall. Zbl. Gynäk. **55**, 543 (1931).

[2] LIN, Y. Y., u. S. H. TSOU: The escape of lipiodol into the utero-ovarian venous system in Hysterosalpingography. With special emphasis on the pulmonary complications. Chin. med. J. **49**, 1241 (1935).

[3] EFFKEMANN, G.: Uterovenöser Reflux bei Hysterosalpingographie. Arch. Gynäk. **160**, 586 (1936).

[4] WEITZNER, G.: Jodized oil entrance into circulatory system during uterography. N. Y. State J. Med. **36**, 1961 (1936).

[5] HEMMELER, G.: Lipiodolembolie in Gehirn und Lungen nach Hysterosalpingographie. Schweiz. med. Wschr. **68**, 717 (1938).

[6] TITUS, P., R. E. TAFEL, R. H. McCLELLAN u. F. C. MESSER: A new, nonirritating opaque medium for uterosalpingography. Amer. J. obst. gyn. **36**, 889 (1938).

[7] SICARD u. FORESTIER: Röntgenuntersuchungen mit Jodöl. (Presse méd. 2. 6. **1928**.) Ref. in Fortschr. Röntgenstr. **31**, 797 (1923).

[8] SICARD, HAGUENAU u. LAPLANE: Revue neur. **1924**, Nr 1, 1.

[9] BESANÇON: Presse méd. **1924**, Nr 6, 64.

[10] BIANCHINI, A.: Die Röntgendiagnostik des Rückenmarks nach SICARD. (Radiol. med. **11**, Nr 4, April 1924, 235.) Ref. in Fortschr. Röntgenstr. **32**, 473 (1924).

[11] DENK, W.: Ergebnisse der Anwendung von Lipiodol zur Lokaldiagnose von Rückenmarkstumoren. (Wien. med. Wschr. **1924**, 1525.) Ref. in Fortschr. Röntgenstr. **32**, 689 (1924.)

[12] ERDASZ: Gyogyaszat (ung.) **1924**, Nr 28, 453.

[13] KRAFFT: Schweiz. med. Wschr. **1924**, 792.

[14] LANCE: Bull. Soc. Pédiatr. Paris **22**, 258 (1924) — Presse méd. **1924**, Nr 18, 196.

[15] RADOVICI, DRAGANESCO, GEORGESCO: Bull. Soc. méd. Hôp. Paris **1924**, 27 — Brit. med. J. **1924 II**, Epitome S. 11.

[16] ROBINEAU: Presse méd. **1924**, Nr 22, 450.

[17] ROGER: Presse méd. **1924**, Nr. 13, 143.

[18] VINCENT: Presse méd. **1924**, Nr 12, 123.

daß es eben spezifisch leichter ist als Wasser (Schuster[1]). Anfangs ließen die diagnostischen Erfolge die sonstigen Effekte des Eingriffes unbeachtlich erscheinen. Peiper und Klose[2] haben diese dann in eingehenden Tierversuchen an Kaninchen zu klären gesucht. Bei diesen Tieren wirkt die intrazisternale Injektion von 2 ccm Jodipin sofort tödlich. Die Sektion ergab, daß die Ursache eine rein mechanische ist, es treten Zerreißungen in der Rückenmarksubstanz ein, das Jodöl dringt in den Zentralkanal ein, auch kommt es zu Fettembolien in den Lungen, gewöhnliches Öl hat die gleichen Folgen. Die auf 0,5 ccm herabgesetzte Dosis wird äußerlich symptomlos vertragen, histologisch lassen sich aber auch dabei noch Öltröpfchen im Zentralkanal nachweisen, die entzündliche Reaktionen der Umgebung auslösen sowie Degenerationen an Vorderhornzellen und Markzylindern. Erst bei Mengen von 0,1—0,05 ccm ließen sich keine sicheren pathologischen Folgen mehr nachweisen. Bei subduraler Injektion größerer Mengen beobachtete Lindblom[3] bei der gleichen Tierart akute Leptomeningitis mit ausgebreiteten Zellinfiltrationen, die in 2—3 Wochen abklingt. Mixter[4] untersuchte die Liquorreaktion von Katzen nach intralumbaler Injektion von 1—2 ccm Lipiodol und fand nach 24—48 Stunden eine maximale Vermehrung des Zellgehaltes auf etwa 1000 pro Kubikmillimeter, ähnliche Resultate hatten Frazier und Glaser[5] bei Hunden nach intrazisternaler Gabe von 1 ccm Campiodol.

Bei der Myelographie wird das Jodöl meist in einer Menge von 1—2 ccm angewandt, also in einer relativ viel kleineren Dosis, als im Tierversuch zu den genannten Störungen führt. Trotzdem sind dabei Symptome meningitischer Reizung nichts Außergewöhnliches, von manchen Beobachtern werden sie sogar als regelmäßige Folge angesehen (Elbangh und Mella[6]), sind aber im allgemeinen so leicht, daß sie nicht als erhebliche Kontraindikation der Methode bewertet werden. Doch können sie zur Verstärkung bereits bestehender spinaler Reizerscheinungen führen (Stölzner[7], Nonne[8], s. ferner Davis, Haven und Stone[9], Forsel[10]). Daß die Jodöl-Myelographie zu tödlicher, steriler, eitriger Meningitis führt (Schönbauer[11]), ist jedenfalls etwas ganz Außergewöhnliches. Andererseits ist gelegentlich auch therapeutisch günstige Wirkung bei chronischer Meningitis beschrieben (Harrower[12]).

[1] Schuster, J.: Ventrikulographie mit Lipjodol ascendens und descendens. Klin. Wschr. **4**, 2064 (1925).

[2] Peiper u. Klose: Über die röntgenographische Darstellbarkeit des Rückenmarks (Myelographie). Klin. Wschr. **3**, 2227 (1924).

[3] Lindblom, A. F.: Über die Wirkung des Lijodols auf die Meningen. Acta radiol. (Stockh.) **5**, Nr 2, 129. Ref. in Fortschr. Röntgenstr. **34**, 1000 (1926).

[4] Mixter: Der Gebrauch von Lipiodol bei Rückenmarkstumoren. (Arch. of Neur. **14**, Nr 1, 35.) Ref. in Fortschr. Röntgenstr. **34**, 795 (1926).

[5] Frazier, C. H., u. M. S. Glaser: Jodized rapeseed oil (campiodol) for cerebrospinal visualisation. J. amer. med. Assoc. **91**, 1609 (1928).

[6] Elbangh, F. G., u. H. Mella: Die lokalen und allgemeinen Wirkungen der Lipiodol-Injektion in den subarachnoidalen Raum. [Amer. J. med. Sci. **172**, Nr 1, 117 (1926).] Ref. in Fortschr. Röntgenstr. **35**, 804 (1927).

[7] Stölzner, H.: Ist die Myelographie mit Jodipin unbedenklich? Zbl. Chir. **51**, 3274 (1927).

[8] Nonne: Kritische Bemerkungen zur Jodipin-Diagnostik bei Rückenmarkserkrankungen. [Dtsch. Z. Nervenheilk. **102**, 1/4, 6 (1928).] Ref. in Fortschr. Röntgenstr. **37**, 429 (1928).

[9] Davis, L., A. H. Haven u. T. T. Stone: The effect of injections of iodized oil in the spinal subarachnoid space. J. amer. med. Assoc. **94**, 772 (1930).

[10] Forsel, M.: Über sterile Meningitis nach Jodipin-Kontrastfüllung. Wien. klin. Wschr. **47**, 994 (1934).

[11] Schönbauer, F. u. L.: Lipiodol und Liquor. (Dtsch. Z. Chir. **211**, 410.) Ref. in Fortschr. Röntgenstr. **38**, 938 (1928).

[12] Harrower, G.: Lipiodol as a therapeutic agent in certain inflammatory conditions. Lancet **1935**, 229, 715.

Das in den Liquorraum eingebrachte Jodöl bleibt dort liegen, sofern es nicht bei einer nachfolgenden Operation entfernt wird. Das spezifisch schwere Öl sammelt sich — in Tropfen zerteilt — am Lumbalende des Durakanals in Form einer konischen Plombe. Im Verlaufe von Monaten verliert es seine Beweglichkeit bei Lagewechsel (SHARPE und PETERSEN[1]), ferner neigt es dazu, sich entlang der Nervenscheiden der Cauda equina auszubreiten (REISER[2], BERNHARDT und STRAUCH[3], KRUCHEN[4]), womit vielleicht gelegentliche Ischiasbeschwerden in Zusammenhang stehen. Gelegentlich einer Operation 5 Monate nach Myelographie fand HEYMANN[5] am Unterende der Cauda das Jodöl in eine kittähnliche, blaurote, gelbgefleckte Masse verwandelt vor. Entsprechend sammelt sich das aufsteigende Jodöl an der Hirnbasis und am Dach der Seitenventrikel, wo es in eine gelbliche, krümelige Masse verwandelt wird, die als linsengroße, bisweilen träubchenförmig angeordnete Knötchen längs der Gefäße und am Plexus der Pia mehr oder weniger fest anhaften (PINÉAS[6], GORTAN und SAIZ[7], BRANDT[8]), ohne daß ihre Anwesenheit klinische Störungen bedingen muß. ALBRECHT[9] beobachtete allerdings einen Fall, in dem schmerzhafte Augenmuskelnervenparesen auftraten.

Das beschriebene Umwandlungsprodukt ist wohl durch Verseifung entstanden. BRANDT[8] fand es mikroskopisch aus sudanfärbbaren Nadeln bestehend, es enthielt keine zelligen Elemente. Es dürfte sich um freie Jodfettsäure, vielleicht um deren Kalkseife, handeln.

e) Arthrographie.

Die Kontrastfüllung der Gelenkspalten mit Jodöl ist von SIEVERS[10] angegeben (ferner KREUSCHER und KELIKAN[11]). Auch hier erwies sich das Jodöl als reizlos für die Synovialschleimhaut. Eine Besonderheit ist wiederum das lange Verweilen der jodierten Fette in der Gelenkhöhle. Bei Verwendung von Immetal beobachtete KÖNIG[12] dabei sogar eine günstige Beeinflussung der Arthritis deformans, was ihn zu einer hier nicht zu erörternden therapeutischen Verwendung dieser Gelenkauffüllung veranlaßte.

f) Pyelographie.

Die Kontrastfüllung des Nierenbeckens mit Jodöl hat den allgemeinen Nachteil, daß dieses sich nicht mit dem Harn mischt und so keine vollständige Abbil-

<hr>

[1] SHARPE, W., u. C. A. PETERSEN: Gefahren des Lipiodols bei der Diagnose von Obstruktionen des Rückenmarkskanals. Ann. Surg. **83**, Nr 1, 32 (1926). Ref. in Fortschr. Röntgenstr. **34**, 1014 (1926).

[2] REISER, E.: Theoretisches und Kasuistisches zur Myelographie. Fortschr. Röntgenstr. **34**, 443 (1926).

[3] BERNHARDT, H., u. C. B. STRAUCH: Über parenterale Resorption von Fettstoffen. [Z. klin. Med. **106**, Nr 5/6, 671 (1927).] Ref. in Fortschr. Röntgenstr. **37**, 92 (1928).

[4] KRUCHEN, C.: Fortschr. Röntgenstr. **49**, Heft 2.

[5] HEYMANN, E.: Über Erstarrung von Kontrastöl im Durakanal. [Z. Neur. **109**, Nr 4/5, 635 (1927)]. Ref. in Fortschr. Röntgenstr. **36**, 883 (1927).

[6] PINÉAS, H.: Eigenartiger, auf voraufgegangener Encephalographie mit Jodipin ascenden (MERK) zu beziehender Hirnbefund. [Z. Neur. **120**, Nr 3/4, 337 (1927)]. Ref. in Fortschr. Röntgenstr. **36**, 869 (1927).

[7] GORTAN u. SAIZ: Das Schicksal des aufsteigenden Lipiodols. [Z. Neur. **112**, Nr 5, 772 (1928).] Ref. in Fortschr. Röntgenstr. **37**, 756 (1928).

[8] BRANDT, M.: Über Jodöl-Ablagerungen am Großhirn. Fortschr. Röntgenstr. **47**, 463 (1933).

[9] ALBRECHT, H. U.: Mschr. Psychiatr. **1928**, 68. Zit. nach MAYER, E. G.: Fortschr. Röntgenstr. **38**, 619 (1928).

[10] SIEVERS, R.: Röntgenographie der Gelenke mit Jodipin, Fortschr. Röntgenstr. **35**, 16 (1927).

[11] KREUSCHER, P. H., u. H. KELIKAN: Surg. etc. **50** (1930).

[12] KÖNIG, W.: Eine neue Gelenkschmiere zur Behandlung der Arthritis deformans. Zbl. Chir. **59** (1932).

dung des Hohlraumes ermöglicht. Sie wurde von Neuswanger[1] eingeführt (s. a. Sigl[2] u. a.), als die Reizwirkung der damaligen wäßrigen Kontrastmittel noch ein ungelöstes Problem war und bot in dieser Hinsicht gewiß Vorteile. Der genannte Nachteil wurde später durch Schaffung einer wäßrigen Emulsion von Jodöl in gewissem Grade ausgeschaltet (Neuswanger[3], Glaser und Kutzmann[4]). Da nach Neuswanger auch im Nierenbecken längere Zeit zurückgehaltenes Jodöl keine Reizwirkung entfaltet, sind Schäden offenbar nicht zur Beobachtung gekommen.

g) Sonstige Verwendung jodierter Öle.

Die Verwendung von Jodölen zur Darstellung anderer als der bisher genannten Hohlräume bietet keine über das bisher Gesagte hinausgehenden pharmakologischen Gesichtspunkte. Erwähnt sei die Darstellung der Tränenkanäle (Wollenberg[5]), der Speicheldrüsenausführungsgänge (Kimm, Spiess und Wolfe[6]), der Nasennebenhöhlen (Kelvie[7]), der Samenblasen (Valverde[8]), von Fisteln. Sogar der Herzbeutel ist zu diagnostischen Zwecken mit Jodöl gefüllt worden (Fiessinger und Lemaire[9], Castex[10]).

Die Benutzung der Jodöle zur Arteriographie dürfte heute verlassen sein.

11. Gase.
a) Chemisches und Pharmakologisches.

Die Benutzung von Gasen zur Auffüllung von Hohlorganen, um ihnen einen negativen Kontrasteffekt zu verleihen, geht bereits auf die erste Zeit der Röntgenologie zurück. Die einfache Luftaufblähung des Magens ist ja ein sehr naheliegendes Verfahren und diejenige des Dickdarms auch heute noch eine vielgeübte diagnostische Methode. Bei anderen Organen aber treten bei der Einführung von Gasen besondere pharmakologische Probleme auf, die im wesentlichen in folgenden drei Punkten liegen:

1. die Frage der Resorptionszeit des benutzten Gases;
2. die bei der Gasfüllung sich entwickelnden Druckverhältnisse;
3. die Gefahr der Gasembolie beim Übertritt des Gases in die Blutbahn.

Das Nächstliegende ist immer, als Füllungsgas gewöhnliche Luft zu verwenden. Wo aber der Wunsch auftritt, durch möglichst rasche Resorption des Gases die Wiederherstellung des physiologischen Zustandes zu beschleunigen oder aber die Gefahr einer Luftembolie möglichst gering zu halten, ist es vorteilhafter, solche Gase zu wählen, die möglichst rasch resorbiert werden und sich im Blute lösen. Teschendorf[11] hat ausgiebige Versuche über die Resorptionszeit verschiedener Gase in der Peritonealhöhle des Kaninchens angestellt. Seine Resultate sind in der Tabelle 9 wiedergegeben.

[1] Neuswanger: Zit. S. 149.

[2] Sigl, A.: Die Pyelographie mit Jodipin. Münch. med. Wschr. **73**, 617 (1926).

[3] Neuswanger, C. H.: Iodized oil as pyelographic medium. Amer. J. Surg. **5**, 263 (1928).

[4] Glaser, M. A., u. A. A Kutzmann: Ann. Surg. **90**, 270 (1929).

[5] Wollenberg, A.: Jodipin als Kontrastmittel in der Radioskopie der Tränenwege. Klin. Mbl. Augenheilk. **77**, 188 (1926).

[6] Kimm, H. T., J. W. Spies u. J. J. Wolfe: Sialography, with particular reference to neoplastic diseases. Amer. J. Roentgenol. **34**, 289 (1935).

[7] Mc. Kelvie, B.: Brit. med. J. **1926**, 58.

[8] Valverde: Fortschr. Med. **1933**, Nr 36, 803.

[9] Fiessinger u. Lemaire: Bull. Soc. méd. Hôp. Paris **1925**, Nr 26, 1135.

[10] Castex, M. R.: Lipiodol bei der Röntgenuntersuchung der inneren Organe. Med. Klin. **23**, 129 (1927).

[11] Teschendorf: Über die Resorptionszeit von Gasen in der Bauchhöhle. Naunyn-Schmiedebergs Arch. **92**, 302 (1922) — Zur Verwendung eines leicht resorbierbaren Gases (Stickoxydul) für die Darstellung der Gelenke und des Pneumoperitoneums. Fortschr. Röntgenstr. **53**, 476 (1936).

Tabelle 9[1].

Gas bzw. Dampf	Absorptions-koeffizient α bei 0°	Dichte δ bei 0°	$\dfrac{\alpha}{\sqrt{\delta}}$	Beobachtete Resorptionszeit von 100 ccm in der Bauch-höhle des Kaninchens
Ätherdampf . . .	12,17	2,5464	7,629	etwa 2 Minuten
Schwefelwasserstoff .	4,3706 (SCHÖNFELD)	1,17664	4,0293	etwa 3—5 Minuten
Chloräthyldampf . .	3,0	2,225	2,0	etwa 5 Minuten
Kohlensäure	1,7967 (BUNSEN)	1,5198	1,4574	45—90 Minuten
Stickoxydul	1,3052 (CARRIUS)	1,52292	1,0576	60—150 Minuten
Äthan	0,0946 (BUNSEN)	1,03675	0,09468	7—9 Stunden
Wasserstoff	0,02148 (WINKLER)	0,069255	0,0816	22—24 Stunden
Methan	0,05499 (BUNSEN)	0,553	0,07327	24—26 Stunden
Sauerstoff	0,04903 (DITTMAR)	1,10531	0,046636	20—24 Stunden
Pentandampf. . . .	0,08	3,2114	0,04524	25—28 Stunden
Kohlenoxyd	0,03537 (WINKLER)	0,96715	0,03596	16—18 Stunden
Stickstoff	0,02348 (WINKLER)	0,97026	0,023837	3—4 Tage

Danach verschwindet die Kohlensäure am raschesten aus der Körperhöhle, so rasch, daß TESCHENDORF[1] befürchtet, daß man nicht genügend Zeit zur röntgenologischen Beobachtung hat. Außerdem ist damit zu rechnen, daß die Kohlensäure für die Gewebselemente nicht reizlos ist. Günstiger verhält sich daher das Stickoxydul. Auch das Äthylen ist nach Versuchen von AIRD[2] und NEWMAN[3] lokal reizlos und rasch resorbierbar.

Über die Frage, welche Mengen der verschiedenen Gase zur Erzeugung einer tödlichen Luftembolie notwendig sind, liegen keine Vergleichsversuche vor.

Eine besondere Art, die Gasfüllung eines Hohlorgans vorzunehmen, ist die der Verabreichung von chemischen Reagentien, die an Ort und Stelle zur Gasentwicklung führen. Benutzt wurde hierzu einerseits das Wasserstoffsuperoxyd, das im Kontakt mit der Blutkatalase zu Sauerstoffentwicklung führt und Gemische von Bicarbonaten und schwachen Säuren, aus denen sich an Ort und Stelle Kohlensäure entwickelt. Praktisch kommen solche Gasentwicklungen nur innerhalb des Magen-Darm-Kanals in Frage. Eine weitere Möglichkeit ist die, in die betreffenden Hohlräume eine kleine Menge einer unterhalb der Körpertemperatur siedenden Flüssigkeit einzubringen. FÜHNER[4] hat die Erzeugung des Pneumoperitoneum durch intraperitoneale Injektion von Pentan (Kp. 30 bis 35°) vorgeschlagen.

b) Magen-Darmaufblähung.

Diese bietet im allgemeinen kein pharmakologisches Problem. Neben der Aufblähung des Magens kann man seine Gasfüllung nach EISLER[5] z. B. dadurch er-

---

[1] TESCHENDORF: Zit. S. 158.

[2] AIRD, R. B.: Experimental encephalography with anesthetic gases. Arch. Surg. **32**, 193 (1936).

[3] NEWMAN, H. W.: Encephalography with anesthetic gases in man. Proc. Soc. exper. Biol. a. Med. **34**, 289 (1936).

[4] FÜHNER, H.: Pneumoperitoneum durch Pentandampf an Stelle von Sauerstoff. Dtsch. med. Wschr. **47**, 205 (1921).

[5] EISLER, F.: Zur Röntgenuntersuchung des künstlich geblähten Magens. Fortschr. Röntgenstr. **49**, 644 (1934).

zielen, daß man 1 g Weinsäure und danach 2 g Natriumbicarbonat in je 20 ccm Wasser gelöst, auf leeren Magen trinken läßt.

Die Reaktion des Wasserstoffsuperoxyds, durch die bei der Berührung mit Blut Sauerstoffentwicklung auftritt, hat DINKIN[1] ausgenutzt, um blutende Affektionen des Magendarmkanals durch lokale Gasentwicklung röntgenologisch zu lokalisieren. Er verabreichte dazu eine Suspension von 75 g Bariumsulfat in 200 ccm Wasser und 50—70 ccm 3proz. Wasserstoffsuperoxyd. Nach seiner Angabe tritt nach Verabreichung von bis zu 1% H_2O_2 enthaltenden Lösungen zwar kurzes Brennen auf, aber keine ernsthaften schädlichen Folgen.

c) Pneumothorax und Pneumoperitoneum.

Die Gasfüllung der Pleurahöhle ist ein zu therapeutischen Zwecken viel geübtes Verfahren. Im Gegensatz zu dem dabei entstehenden Wunsch, die Gasfüllung möglichst stabil zu halten, ist bei dem rein diagnostischen Pneumothorax (BRAUER[2], STAHL[3]) die Benutzung eines rasch resorbierten Gases, also z. B. des Stickoxyduls natürlich zweckmäßiger.

Das Pneumoperitoneum (RAUTENBERG, GOETZE[4]) wird nur zu diagnostischen Zwecken angelegt und bietet durch die großen notwendigen Gasmengen besondere Gefahren. Über Todesfälle dabei berichten CASE[5], LOREY[6], JOSEPH[7]. Die Schwierigkeiten bestehen aber im wesentlichen in der Technik. Ferner sind häufig Beschwerden damit verbunden, da durch das Eindringen von Gas unter die Zwerchfellkuppe der Aufhängemechanismus der großen Bauchorgane gestört ist und Zerrungen der Bänder eintreten. Nach BOLLER[8] kommt es nach Anlegung eines Pneumoperitoneums sehr häufig zu Leukocytose, die der Verf. mit Sympathicusreiz deutet. Bei Benutzung von Stickoxydul ist aber nach TESCHENDORF[9] die Resorption der Hauptmenge des Gases nach 3—4 Stunden beendet, so daß bei diesem Gas mit den genannten Störungen kaum zu rechnen ist, sofern die Patienten bis zur Beendigung der Resorption in Rückenlage gehalten werden. Sauerstoff ist dagegen nach LE WALD[10] noch 8 Tage nach der Injektion im Abdomen nachweisbar.

d) Gelenke.

Auch die Kontrastfüllung der Gelenke mit Gasen ist schon sehr früh geübt worden (ALBERS-SCHÖNBERG[11], HOLZKNECHT, HOFFA), und zwar meist mit Sauerstoff, aber auch die gewöhnliche Lufteinblasung wird heute noch benutzt (SCHUM[12]).

---

[1] DINKIN, M. L.: Röntgenuntersuchungsverfahren mit Wasserstoffsuperoxyd. Klin. Wschr. **6**, 2454 (1927) — Röntgenuntersuchung blutender Affektionen des Magen-Darmkanals mittels einer Wasserstoffsuperoxyd-Kontrastaufschwemmung. Fortschr. Röntgenstr. **41**, 446 (1930).

[2] BRAUER, L.: Exakte Diagnose der Pleuratumoren. Dtsch. med. Wschr. **1912**, 1768.

[3] STAHL, R.: Über den diagnostischen Pneumothorax. Fortschr. Röntgenstr. **29**, 169 (1922).

[4] GOETZE: Die Röntgendiagnostik bei gasgefüllter Bauchhöhle; eine neue Methode. Münch. med. Wschr. **65**, 1275 (1918) — Ein neues Verfahren der Gasfüllung für das Pneumoperitoneum. Münch. med. Wschr. **68**, 233 (1921).

[5] CASE, I. T.: Drei Jahre Pneumoperitoneum. Amer. J. Roentgenol. **8**, H. 12. (Dez. 1921).

[6] LOREY: Über einen eigenartigen Zwischenfall bei Anlegung eines Pneumoperitoneums. Münch. med. Wschr. **69**, 86 (1922).

[7] JOSEPH: Ein Todesfall nach Pneumoperitoneum. Berl. klin. Wschr. **58**, 1361 (1921).

[8] BOLLER, R.: Der Einfluß des Pneumoperitoneums auf die Leukocyten im peripheren Blut. Wien. klin. Wschr. **41**, 810 (1928).

[9] TESCHENDORF: Zit. S. 158.

[10] LE WALD, L. F.: Experimentalstudie über die Dauer des künstlichen Pneumoperitoneums. Amer. J. Roentgenol. Okt. **1920**.

[11] ALBERS-SCHÖNBERG, H. E.: Sauerstoffeinblasungen in das Kniegelenk. Ärztl. Verein Hamburg **1907**.

[12] SCHUM, H.: Die röntgenologische Diagnostik der Meniskusverletzung. Röntgenprax. **9**, H. 6 (1937).

Auch hier ist aber die Resorption bei anderen Gasen, wie z. B. Kohlensäure (BERNSTEIN und ARENS[1]) oder Stickoxydul (TESCHENDORF[2]) rascher beendet. Die von ARNDT[3] vorgeschlagene Gasentwicklung innerhalb des Kniegelenks durch Einbringung von Wasserstoffsuperoxyd oder Äther ist demgegenüber zweifellos weniger harmlos.

e) Urographie.

Die Aufblähung der Harnorgane erfordert stets die Anwendung eines gewissen Druckes, womit angesichts der bereits beschriebenen geringen Widerstandsfähigkeit dieser Organe gegen Druckzerreißungen die Gefahr der Luftembolie gegeben ist. Über die Frage des dazu notwendigen Druckes liegen Tierversuche von LEWIN[4] vor. Vgl. ferner FUCHS und BÜRGER[5], SPÖRL[6], NEUWIRT[7]. Werden nur die Nierenbecken aufgefüllt, so ist angesichts der geringen angewendeten Gasmenge ein Übertreten derselben in die Blutbahn kaum gefährlich. Anders ist es bei der Luftfüllung der Blase, hierbei beobachtete JOCKISCH[8] eine tödliche Embolie.

f) Hystrosalpingographie.

Gas als Kontrastmittel in der Hysterosalpingographie ist nur selten benutzt worden und besonders von RUBIN[9] propagiert, der für diesen Zweck die rasch resorbierbare Kohlensäure benutzte.

g) Encephalographie und Ventrikolographie.

Die Kontrastdarstellung der Liquorhöhlen des Gehirns ist zuerst von DANDY[10] angegeben, dessen Verfahren in Trepanation und Ventrikelpunktion besteht („Ventrikulographie"). Kurz darauf wurde von BINGEL[11] die Methode der „Encephalographie" eingeführt, die durch Ablassen des Liquors mittels Lumbal- oder Suboccipitalpunktion und Ersatz desselben durch Luft vorgenommen wird. Beide Verfahren sind nicht ungefährlich, Erbrechen, Kopfschmerzen, Temperatursteigerung, Pulsveränderung, Schweißausbrüche und Kollapse werden vielfach beobachtet. Ihre Deutung sah BRINKMANN[12] in mechanischen Änderungen der Druckverhältnisse bei der Öffnung der Foramina. Wie sich die Druckänderungen hier auswirken, ist nicht völlig klar. KLEIN[13] gab an, dann geringere Beschwerden

<hr>

[1] BERNSTEIN, M. A., u. R. A. ARENS: Diagnostische Aufblähung des Kniegelenks. [Radiology 7, Nr 6, 500 (1926).] Ref. in Fortschr. Röntgenstr. 35, 1086 (1927).

[2] TESCHENDORF: Leicht resorbierbares Gas N_2O zur Arthrographie. Fortschr. Röntgenstr. 53, 476 (1936).

[3] ARNDT: Die Darstellung der Gelenke durch Röntgenstrahlen. Korresp.bl. Schweiz. Ärzte 1916, Nr 34, 1075.

[4] LEWIN: Der Übertritt von festen Körpern und Luft aus der Blase in die Nieren und in entferntere Körperorgane. Dtsch. med. Wschr. 1897, Nr 52. — Arch. f. exper. Path. 40 (1898).

[5] BÜRGER, M., u. F. Fuchs: Zur Frage der Gasfüllung des Nierenbeckens (Pneumopyelographie). Wien. klin. Wschr. 40, 183 (1927).

[6] SPÖRL, H. J.: Über die Zulässigkeit der Gasfüllung des Nierenbeckens und der Blase. Z. urol. Chir. 36, 404 (1933).

[7] NEUWIRT, K.: Pneumopyelographie. (Z. urol. Chir. 25, Nr 5/6, 409.) Ref. in Fortschr. Röntgenstr. 39, 172 (1929).

[8] JOCKISCH, G.: Luftfüllung der Blase und tödliche Embolie. Zbl. Chir. 57, Nr 29 (1930).

[9] RUBIN, J. C.: Diagnostische Anwendung der Kombination von intrauteriner Jodölinjektion mit Röntgenstrahlen, im Vergleich mit peruteriner CO_2-Einblasung. Radiology 11, 115.

[10] DANDY: Ann. Surg. 1919.

[11] BINGEL: Encephalographie, eine Methode zur röntgenologischen Darstellung des Gehirns. Fortschr. Röntgenstr. 28, 205 (1921) — Med. Klin. 1921.

[12] BRINKMANN, F.: Nebenerscheinungen bei der Encephalographie und ein Versuch zu ihrer Erklärung. (Zbl. Chir. 1925.) Ref. in Fortschr. Röntgenstr. 33, 607 (1925).

[13] KLEIN, H.: Neben- und Nachwirkungen bei intraspinaler Lufteinblasung. Münch. med. Wschr. 1923, 984.

gesehen zu haben, wenn er um so viel weniger Gas verabreichte, als Liquor entnommen war wie durch die erwartete Wärmeausdehnung des Gases zu berechnen ist. Nach von Storch[1] ist es dagegen eher günstiger, mehr Luft einzuführen als Liquor entnommen ist, um durch einen gewissen Überdruck den sonst vorhandenen hydrostatischen Liquordruck gewissermaßen zu ersetzen.

Bei der Encephalographie steigt die Luft in feinen Bläschen auf, füllt zunächst die Basiszisternen und Ventrikel und steigt zuletzt strahlenförmig von der Basis zur Hirnoberfläche empor. Die Resorption von Luft verläuft anfänglich rasch, dann langsamer und benötigt im ganzen 10—18 Tage (Jakobi und Winkler[2]). Die Folge des Eindringens von Luft in die Meningen ist stets eine gewisse aseptische Meningitis, die sich durch eine Zellvermehrung der Liquorzellen und des Liquoreiweißes wie auch durch Steigerung des Liquordruckes zu erkennen gibt (von Thurzo und Nagy[3], Tschugunoff[4]). Die Folge dieser Meningitis sind feine Verwachsungen im Subarachnoidealraum, wodurch nach Jakobi und Winkler[5] bei wiederholter Füllung nach $^1/_4$ Jahr das Röntgenbild der Oberflächen der Liquorräume undeutlicher wird.

Bei Benutzung anderer Gase als Luft hat Sauerstoff nach Bingel[6] keinen Vorteil, Kohlensäure soll dagegen erstaunlicherweise gut vertragen werden. Aird[7] stellte Hundeversuche mit Sauerstoff, Wasserstoff, Cyclopropan, Divinyläther, Äthyläther, Chloräthyl, Äthylenchlorid, Stickoxydul und Äthylen an. Danach sind die beiden letztgenannten am besten verträglich und rufen weder klinisch noch pathologisch-anatomisch Störungen hervor. Auch Newman[8], der diese beiden Gase klinisch benutzte, kommt zu den gleichen Schlußfolgerungen und betont, daß sich die rasche Resorbierbarkeit in angenehmer Weise geltend macht; 24 Stunden nach der Injektion ist in den Hirnkammern kein Gas mehr nachweisbar. Die narkotische Wirkung dieser beiden Gase macht sich bei dieser Applikationsart nicht bemerkbar.

12. Kontrastmittel in der tierexperimentellen Technik.

Wie die klinische Diagnostik, so hat auch das Tierexperiment durch die Anwendung von Röntgenkontrastmitteln eine wertvolle Bereicherung erfahren. Im allgemeinen kann man sich der im Vorstehenden beschriebenen Verfahren bedienen, wobei zudem die durch zweifelhafte Verträglichkeit bedingten Beschränkungen weitgehend fortfallen. Es kann daher darauf verzichtet werden, hier alle experimentellen Verfahren aufzuzählen, die sich der Anwendung von Kontrastmitteln bedienen, doch sei auf einige Methoden aus neuerer Zeit hingewiesen, die besonderes bieten, diagnostisch aber nicht in Frage kommen.

---

[1] von Storch, Th. J. C.: Clinical application of the cranio-vertebral dynamics to encephalography. Brain **59**, 250 (1936).

[2] Jakobi, W., u. H. Winkler: Luftaufstiegswege und Resorption bei Luftfüllung der Hirnkammern. [Dtsch. Z. Nervenheilk. **103**, Nr 1/2, 1928 (1928).] Ref. in Fortschr. Röntgenstr. **37**, 756 (1928).

[3] Thurzo u. Nagy: Die Wirkung der pneumocephalischen Lufteinblasungen auf Liquor und Liquorläsion. (Dtsch. Z. Nervenheilk. **79**, 6.) Ref. in Fortschr. Röntgenstr. **31**, 503 (1923).

[4] Tschugunoff, S. A.: Zur Frage über die Veränderungen der cerebrospinalen Flüssigkeit nach der Encephalographie. Z. Neur. **122**, 452 (1929).

[5] Jakobi u. Winkler: Encephalographische Studien. [Dtsch. Z. Nervenheilk. **99**, Nr 4/6, 241 (1927).] Ref. in Fortschr. Röntgenstr. **37**, 97 (1928).

[6] Bingel, A.: Neben- und Nachwirkungen bei Gaseinblasungen in den Lumbalkanal. [Dtsch. Z. Nervenheilk. **75**, 230 (1922).] Ref. in Fortschr. Röntgenstr. **30**, 580 (1922).

[7] Aird, R. B.: Experimental encephalography with anaesthetic gases. Arch. Surg. **32**, 193 (1936).

[8] Newman, H. W.: Encephalography with anaesthetic gases in man. Proc. Soc. exper. Biol. a. Med. **34**, 289 (1936).

Hier ist besonders die vielseitige Verwendung zu nennen, die das Thoriumdioxydsol gefunden hat. So hat die Hepatosplenographie Gelegenheit geboten, Untersuchungen über die Volumreaktionen von Milz und Leber auf verschiedene Pharmaca und sonstige Eingriffe vorzunehmen (NAEGELI und VON SCANZONI[1], BAUMANN und SCHILLING[2], PFAFFENHOLZ und SCHÜRMEYER[3], KÖNIG und WEBER[4]). BOTTERMANN[5] benutzte dasselbe Verfahren in Wachstumsstudien an jungen Tieren. Durch subcutane Injektion von Thorotrast kann man — infolge des bereits beschriebenen Transportes auf den Lymphwegen — Lymphgefäße und Lymphknoten zur Darstellung bringen (MENKES[6], DOTTI[7], MENVILLE und ANÉ[8]).

Von EHRHARDT[9] wurde die Placentographie entdeckt, d. h. die Möglichkeit, durch intravenöse Thorotrastinjektion die Placenten verschiedener trächtiger Tiere zur Darstellung zu bringen. Die dazu notwendige Dosis ist bei der Maus 0,1, bei der Ratte 1—1,5, beim Meerschweinchen 0,3—0,5 ccm. Der Placentarschatten tritt zu derselben Zeit auf wie der Milz- und Leberschatten, d. h. nach $^1/_2$ bis 1 Stunde, ist aber nicht so stabil, sondern beginnt schon am 2. Tage deutlich abzuklingen. Bei einem Teil der Tiere kommt es nach der Placentographie zum Abort oder — in der ersten Hälfte der Trächtigkeit — zum Fruchttod, obwohl ein Übertritt von Thoriumdioxyd auf die Frucht nicht nachweisbar ist.

Eine neue und für Sonderzwecke sicherlich wertvolle Methode zur Darstellung von Teilen des Magen-Darm-Kanals ist die von STEGGERDA und GIANTURCO[10] angegebene Infiltration der Darmwand mit Thorotrast, das sich nach einigen Wochen relativ gleichmäßig darin ausbreitet.

Eine Methode zur pharmakologischen Untersuchung des puerperalen Uterus mittels Jodölfüllung ist von SCHÜBEL und TESCHENDORF[11] beschrieben.

Endlich sei auf die orale Verabreichung jodierter Fette als Methode zum Studium der Fettverdauung hingewiesen (PANSDORF[12]).

Wie die Weiterentwicklung der Röntgenkontrastmittel die Mitarbeit des Pharmakologen nicht entbehren kann, so wird auch die Physiologie und Pharmakologie durch die Mithilfe des Röntgenologen noch manche Förderung erfahren können. Diese Zusammenarbeit zu fördern, möge die vorliegende Arbeit beitragen.

---

[1] NAEGELI, TH., u. C. VON SCANZONI: Experimentelle Untersuchungen der Milzfunktion an Hand der Röntgendarstellbarkeit der Milz. Dtsch. Z. Chir. **228**, 397 (1930); **232**, 147 (1931).

[2] BAUMANN, H., u. K. SCHILLING: Zur Kontrastuntersuchung von Milz und Leber. Klin. Wschr. **10**, 1249 (1931); **11**, 201 (1932).

[3] PFAFFENHOLZ, W., u. A. SCHÜRMEYER: Änderungen der Milz- und Lebergröße im Röntgenbild unter verschiedenen Kreislaufbedingungen. Klin. Wschr. **10**, 2076 (1931).

[4] KÖNIG, W., u. F. R. WEBER: Die Darstellbarkeit der Milz im Röntgenbild als Untersuchungsmethode für die Milzfunktion. Klin. Wschr. **10**, 2123 (1931).

[5] BOTTERMANN, E.: Wachstumsstudien mit Hilfe der Hepatolienographie bei jungen Tieren. Mschr. Kinderheilk. **59** (1934).

[6] MENKES. B.: Zit. S. 137.

[7] DOTTI, E.: Erforschung der Funktion der Lymphgefäße und Lymphdrüsen mittels Röntgendarstellung nach subcutaner Injektion von Thoriumoxyd (Tierexperimente). Fortschr. Röntgenstr. **50**, 615 (1934).

[8] MENVILLE, L. J., u. J. N. ANÉ: Roentgenray visualization of part of the lymphatic system. Radiology **23**, 327 (1934).

[9] EHRHARDT, K.: Zbl. Gyn. **1932**, 847 — Klin. Wschr. **11**, 332 (1932) — Zur Biologie der intravenösen Placentographie. Fortschr. Röntgenstr. **48**, 405 (1933).

[10] STEGGERDA, F. R., u. C. GIANTURCO C.: A method for visualizing different organs in the normal animal. Anat. Rec. **67**, 405 (1937).

[11] SCHÜBEL, K., u. W. TESCHENDORF: Röntgenuntersuchungen zur Physiologie und Pharmakologie des Kaninchen- und Katzenuterus. Fortschr. Röntgenstr. **36**, 1004 (1927) — Klin. Wschr. **6**, 360 (1927).

[12] PANSDORF: Fortschr. Röntgenstr. **36**, 1095 (1927).

Namenverzeichnis.

Sachverzeichnis.

Inhalt der Ergänzungsbände 1—8.

I. Namenverzeichnis.

II. Sachverzeichnis.